先道求真

国家级名老中医邢月朋学术传承经验集

主　编　于慧卿　张子帮　张建强　李武卫　李永新

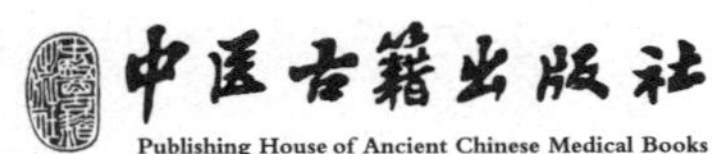

图书在版编目（CIP）数据

先道求真：国家级名老中医邢月朋学术传承经验集 / 于慧卿等主编 . — 北京 : 中医古籍出版社，2025.1
ISBN 978-7-5152-2807-5

Ⅰ . ①先… Ⅱ . ①于… Ⅲ . ①中医临床－经验－中国－现代 Ⅳ . ① R249.7

中国国家版本馆 CIP 数据核字（2024）第 045502 号

先道求真：国家级名老中医邢月朋学术传承经验集
于慧卿　张子帮　张建强　李武卫　李永新　主编

责任编辑　张　磊
封面设计　皓　月
出版发行　中医古籍出版社
社　　址　北京市东城区东直门内南小街 16 号（100700）
电　　话　010-64089446（总编室）010-64002949（发行部）
网　　址　www. zhongyiguji. com. cn
印　　刷　河北文盛印刷有限公司
开　　本　710mm × 1000mm　1/16
印　　张　15.75
字　　数　234 千字
版　　次　2025 年 1 月第 1 版　2025 年 1 月第 1 次印刷
书　　号　ISBN 978-7-5152-2807-5
定　　价　98.00 元

《先道求真：国家级名老中医邢月朋学术传承经验集》

编委会名单

主　编

于慧卿　张子帮　张建强　李武卫　李永新

副主编

高立威　许志会　唐　静　郭秋红

高　慧　魏运湘　时慧霞　苏莉莉

编　委

（按姓氏笔画排序）

于　爽　于慧卿　邢玉敏　许世强　许志会

苏莉莉　李永新　李武卫　时慧霞　张　墉

张子帮　张建强　张富国　孟　萍　祝　华

晏　青　高　慧　高立威　郭秋红　唐　静

梅命珠　常滢滢　韩　杰　戴琳琳　魏运湘

序言

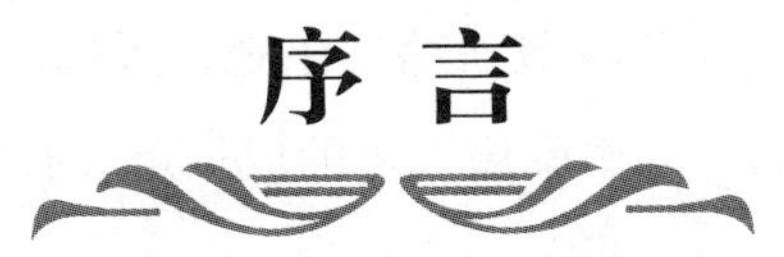

中医药学是中华文化的瑰宝，是以中国古代哲学为基础，指导人类正确认识生命，并与疾病斗争的实践科学。在中华民族长期的防病、治病、追求健康的活动中，其独特的学术价值得到了充分验证，特别是新冠疫情发生以来，中医药全程参与，应用经典防疫理论辨证施治，发挥了中医药历久弥新、不可替代的独特作用。

党和政府一直以来高度重视中医药工作，以习近平同志为核心的党中央把中医药工作列入国家战略，指出要“切实把中医药这一祖先留给我们的宝贵财富继承好、发展好、利用好”。作为新一代中医人，我们要坚持中医药在疾病预防、治疗、康复中的独特优势，重视古典医籍精华的梳理和挖掘，强化中医药特色人才培养，继承名老中医临床经验和学术思想，弘扬中医药文化，为中医药传承创新发展赓续力量。

邢月朋老先生师承魏省一、于振洋、胡东樵等华北名医，从事中医临床工作 50 余年，被评为全国老中医药专家学术经验继承指导老师和河北省首届名中医。其擅长治疗心脑血管病、急慢性气管炎、风湿病、脾胃病、肝胆病、糖尿病等内科病诊治，尤其在心脑血管病、肺脏疾患的治疗与研究领域，积累了丰富的临床经验。

邢老主张辨证论治以气血为先，虚实为要，病在气者，以虚为多，病在血者，以实为多，强调治病求本，标本兼顾，甚者独行，间者并行。全书共分五章（第一章为名医传记，第二章为学术思想，第三章为专病论治，第四章为医话医论杂谈，第五章为疑难杂症验案解析），均为邢月朋老先生的弟子和学生长期跟师学习，所搜集整理的邢老多年的医案、医论、医话及授课讲义。书中全面研究其历年发表的论文、论著及科研成果，系统总结了他的临床经验和学术思想，是邢月朋老先生读经典、勤临证、跟名师、深思考历程的真实记录。

抚今追昔，不忘来路，承先辈之精神，创吾辈之未来。邢老医术精湛，治学严谨，勤勉敬业，思想开放，豁达乐观，医德高尚，乃我辈之楷模。相信本书的出版，对后辈中医临床人才的成长定会有诸多启迪。

在本书即将出版之际，欣然为之作序。

吴海明

吴海明简介：

吴海明，主任医师，教授，硕士生导师。原石家庄市中医院党委书记，石家庄市第十四届政协常务委员，石家庄市中医药学会会长，石家庄市中医医疗联合体理事会理事长，国家中医药文化评审专家，大型中医院巡查国家专家库成员。在公立医院党建、医疗卫生管理方面有着丰富的经验，在国家级及省级学术期刊公开发表学术论文 10 余篇，主编或参编学术专著 4 部。

前言

邢月朋，男，主任中医师，全国第二、三、四、五批老中医药专家学术经验继承工作指导老师，河北省首届名中医，河北省著名中医内科临床专家，石家庄市中医院名誉院长，先后担任石家庄市中医院业务副院长、石家庄市中医学会理事长、第六届石家庄市人大代表、石家庄市科协委员、石家庄市专家咨询团理事、《中华临床实用医学》杂志及《河北中医》杂志编委。从事中医内科临床、教学、科研工作50余年，擅长内科病的诊治，在心脑血管病、肺脏疾患的治疗与研究领域，积累了丰富的临床经验，他还悉心研究了糖尿病、脾胃病、风湿病等内科杂病以及部分外科疾病，临床治疗独具特色，长期致力于中医内科临床、科研、教学、授徒及医院管理工作。

邢月朋老师倡导精研医理，勤求古训，圆机活法；主张辨证论治以气血为先，虚实为要，病在气者，以虚为多，病在血者，以实为多；强调辨证与辨病、辨症相结合，方证对应；主张治病求本，标本兼顾，甚者独行，间者并行；倡导参融西学，体用有序，提出将西医辨病的优势引入中医，主张以中医为体、西医为用的辨证论治观，主张中医经验与科学进展大联合，实现理论突破。

本书以邢月朋老师临床经验学术思想为主线，结合其日常诊疗典型医案、平日讲课及授徒的医话、医论，系统全面地阐述了邢月朋老师对心脑血管病、肺脏疾患及内科疑难杂病的认识，比较全面地总结阐述了邢月朋老师的诊疗经验和学术思想。全书共分五章，第一章为名医传记，详细介绍邢月朋老师从事中医事业的经历及其爱好修养；第二章为学术思想，介绍了邢月朋老师始终坚持认为传统中医博大精深，倡导以中医为体、西医为用的辨证论治观等；第三章为专病论治，围绕冠心病、心悸、慢性心力衰竭、高血压、中风病、慢性支气管炎、脾胃病及外感疾病等临床常见病展开论述，以体现邢月朋老师辨病、辨证、辨症相结合的学术思想；第四章为医话医论杂谈，摘录邢月朋老师平时讲课授徒的讲义及临证心法要诀；第五章为疑难杂症验案解析，摘录邢月朋老师临床工作中的杂症验案20例，涉及呼吸系统疾病、周围血管病、消化系统疾病、风湿免疫系统疾病等多个领域，系统地介绍邢月朋老师在临床方面的经验心得。书后附邢月朋名老中医传承工作室建设概况。

本书可作为广大中医药专业人士临床工作的参考，同时也可作为有志于中医事业的中医药院校学生、中医药爱好者的参考。

本书自规划到统稿出版历时1年余，期间得到河北医科大学李彬之教授及原河北医科大学副校长、河北省中医院院长、河北中医药学会常务副会长、河北省首届名中医王彦田教授的悉心指导，以及石家庄市中医院领导及全院员工的全力支持、配合，同时吴海明教授为本书亲自作序，在此一并表示衷心感谢！

全书本着来自临床、回归临床、指导临床的原则，努力做到对广大中医药工作者有所启发和帮助，为中医事业发展贡献绵薄之力。但是由于编者能力所限，未能对邢月朋老师的临床经验学术思想深刻领悟，书中难免存在瑕疵，敬请各位读者斧正。

编　者

目录

第一章　名医传记

第一节　名家小传

邢月朋，1940 年 6 月出生于河北省无极县，1959 年 6 月参加工作，先后师从名中医魏省一、于振洋、胡东樵等，1964 年 8 月出师于河北省石家庄中医进修学校附属中医院。第二、三、四、五批全国老中医药专家学术经验继承指导老师，石家庄市中医院名誉院长，主任医师，河北省首届名中医。兼任河北省中医学会理事，石家庄市中医学会理事长，第六届石家庄市人大代表，石家庄市科协委员，石家庄市专家咨询团理事，《中华临床实用医学》杂志及《河北中医》杂志编委。

第二节　学医历程

邢月朋老师初中毕业后起初在家乡无极县务农，无极县有一位著名的针灸医师魏省一，魏省一在诊病过程中看中了这个踏实、勤奋的少年，邢月朋老师遂拜魏省一为师，开始了跟师学习侍诊，从此踏上了一条边跟师、边读书、边临证的漫漫学医之路。

魏省一老师课徒甚严，要求弟子不仅要读医书，更要抄医书、背医书，如陈修园的《医学三字经》、汪昂的《汤头歌诀》以及《药性赋》《针灸大成》等都要求能够背诵得滚瓜烂熟，这就为邢月朋老师日后行医打下了坚实的基础。作为一名针灸中医师，魏省一老师更强调弟子要敢于动手、勤于动手。

20 世纪 50 年代的农村缺医少药，当时邢月朋老师学医不到一年，某日的清晨，有乡邻催促其出诊，虽自觉学识无几，但老乡找来，不敢怠慢，遂急奔患家，见一壮年男性，直挺挺仰卧，问而不答，家属叙述患者整夜巅顶疼痛，呻吟不已，叫而不应，急需救治。

在这紧急关头，邢月朋老师突然想到《针灸聚英·肘后歌》记载的两句话，“顶心头痛眼不开，涌泉下针定安泰”。于是他点刺涌泉穴，下针用法，不时即应手取效，患者神醒，头痛立止。正如《标幽赋》所说：“拯救之法，妙用者针。”杨继洲注解曰：“劫病之功，莫捷于针灸。”一针中穴，病者应手而起，其家属当然高兴，当时邢月朋老师亦欣喜异常，如释重负，感叹针灸取效之快，从此对中医学产生了浓厚的兴趣。

邢月朋老师跟随魏省一医师学习一年半后，经过严格的考试，来到藁城中医进修学校学习中医基础理论。8 个月后又考入河北省中医进修学校附属医院（后更名为石家庄市中医学校，其后又更名为石家庄市中医院），并拜著名中医于振洋为师学习中医临床，他每日上午抄方侍诊，下午上课学习中医经典理论，理论联系实际，充分体现了传统师承教育的优势。后又拜河北省名中医胡东樵为师，胡东樵老先生将自己平生所学毫无保留地传授给了邢月朋老师。邢月朋老师总结自己的学习过程为“拜师三位，跟师八年”。他回忆说：“1959 年刚到附属医院就被当作大夫使用，身体健康强壮，不怕吃苦，领导叫干什么就干什么，随即参加医疗队下乡进行卫生防疫，治疗肠伤寒，也就是中医的湿温病，治好了许多患者，积累了大量的临床经验，心里既高兴又自豪，有成就感，进一步激起了学习中医的浓厚兴趣，并树立起毕生从事中医事业的决心。”

邢月朋老师当时学习十分努力，如饥似渴地读书学习，总感觉时间不够用，当时有一个真实的想法——我要把医书全读完。

邢月朋老师读书完全是“乐在其中、不知疲倦”，不仅仅是中医书籍，诸子百家、人文地理也有涉猎。邢月朋老师自制“杂咏感怀一篇”悬挂在书房西墙，甚是自慰：

“东壁圣书可通神，西厢翰墨射清芬，

南台花卉悦人性，北苑方便称我心。

一生囊涩未有虑，微藏生术不为贫，

却因满架书常读，吾乃世间幸福人。”

广博的学识、丰富的阅历、豁达乐观的性格成为邢月朋老师在中医学领域不断取得成就的要素。

邢月朋老师在学习上如饥似渴，在中医临床实践中乐此不疲，在工作上勇挑重担，从不畏惧困难和艰苦，积极参加下乡防疫、支援基层街道工厂企业义诊、抗震救灾、抗洪救灾等活动，凭着健康的身体和不怕吃苦的精神，百炼成钢，终成具有扎实理论功底和丰富临床经验的一代名医。

第三节　专业特长与成就

邢月朋老师擅长内科病的诊治，在心脑血管病、肺脏疾患的治疗与研究领域积累了丰富的经验，还悉心研究了糖尿病、脾胃病、风湿病，临床治疗独具特色。他在长期医疗实践中总结了“冠心病分型辨证论治经验”“慢性支气管炎分型辨证论治的规律”，创制了“益气升降汤”“葶苈生脉五苓散”“养心定悸汤”“羚玳熄风丸（原方神农羚羊丸）”“参连宁心胶囊（原方神支精胶囊）”“祛风定晕汤”“桑家汤”“消烦汤”等 20 多个新型方药，在临床上运用自如，得心应手，并组织全院医疗力量，解决多种内科疑难病症的诊治，如帕金森综合征、真性红细胞增多症、顽固性心绞痛、慢性淋巴细胞白血病等，组织并参与抢救心脑血管危重患者，在中医心血管领域具有很高的声誉。

第四节　从医与治学思想

在邢月朋老师的专家诊室里，面对着办公桌悬挂着一幅用玻璃镜框装裱的字匾，名为《诊室铭》：“医无中西，治病则能，药无贵贱，有效则行。斯是诊室，相待至诚，仁术人为本，润心细无声，言行遵圣贤，往来谈病情。爱学以致用，调处方，阅医经。无絮繁之杂念，无劳乏之倦情。南阳仲景之誓言，孙思邈之精诚。世之云：何求之有？”这是邢月朋老师对自己的自勉之辞，同时也是他从医 50 余年的人生写照。

第二章 学术思想

第一节 强调“天人合一”的中医整体观，注重内因与外因的相互关系

整体观念是中医理论的重要组成部分，而重视天人相应更是中医历来所倡导的。邢月朋老师强调人体与周围环境的统一性，认为人与四时气候、地理位置、社会文化、经济、家庭等各方面的关系是密切相连的，即“天人合一”。因此在中医治病过程中，时刻把外界环境这一因素与人的生理、病理及辨证论治联系在一起。如治疗心系疾病，邢月朋老师认为心病患者往往因感受外邪而诱发或加重病情，并且也容易感受外邪而罹患感冒，特别是易感受寒邪。邢月朋老师认为心脏以阳为用，以血为本，心阳不足，心血空虚，为不耐外界寒冷气候的重要因素，心系疾病患者心气不足，肺气也亏，卫外不固，每易罹患感冒，而且因感邪使病情加重，疾病的标本情况是以心病为本，外邪为标，两者相互影响。风为百病之长，邢月朋老师认为外感时邪既是外感的主要原因，又是许多内伤杂病复发、加重和影响治疗的主要因素。张仲景所谓“外证不解，当先解外”的原则，实具普遍意义，外感、内伤，各科顽疾，概莫能外；不只风寒外感，感受暑湿燥热之邪亦当首先解除，再议治疗他病。总之，邢月朋老师认为凡有外感表证应先除之。

外感病风寒外束，表气闭郁，可以一汗而解，自不待言。内伤杂病复遭风寒外感，也须先解表、和表，使表气疏达，则里气不滞，有时不仅能愈外感证，还能促进原病好转，收一举两得之效。外感失于表散，以致表邪内陷，传变入里，造成变证、坏证，《伤寒论》用了大量的篇幅加以阐述，

内伤杂病失于表散，其结果是相同的。尤其是慢性病、老年病，多是气血亏虚，表卫不固，稍冒风寒，即患外感，原病往往因此复发，复发一次，病情加重一等；有的原病本已有很大好转，但因一次外感而前功尽弃；有的更因一次外感失治，表气闭郁，邪气稽留，正气不支，而导致死亡。所以此等患者，有外感之时，自当首先解表、和表，而无外感之时，也应始终注意固表实卫，避免冒风感寒。不少慢性疾病，防止了外感即可使原病逐渐好转。

如邢月朋老师在治疗冠心病时认为冠心病是旧病为本而缓，感冒是新病为标而急。感冒的病因是抵抗力低下时外邪侵袭而致，可以诱发疾病发生和发展，甚至恶变而导致死亡，所以在临床上无论冠心病处于任何阶段，对于感冒需首先重视和治疗，如疏忽迁延时日，病情则会日益加重。曾有某市交通局一老工人，患陈旧性心肌梗死，入冬前后则病情加重，心绞痛大发作，经查心电图无特殊改变，据其病情为瘀血停滞型，遂用化瘀血汤连服6剂，不但证势不减，反有加重之势，复查心电图仍无改变。按以往经验，用化瘀血汤效果往往是理想的，而今失败因何而来？需寻求病因病机，而结果是近日外感，心不介意，遂发绞痛而及胁肋疼痛，自觉乍寒乍冷，鼻时流清涕，口不渴，苔薄白而心前胸闷不畅，遂用香苏饮3剂，即是古人所形容：一剂知、二剂止、三剂愈，病情得以控制。所以此类病凡兼外感当首先除之。在临床上，邢月朋老师根据病情或先治其标，后治其本，或标本同治。治标祛邪多采用银翘散以祛邪解毒，伴咳嗽、痰多色黄者加黄芩、前胡、川贝母，咽痛者加山豆根、锦灯笼。

第二节 衷中参西、古为今用、洋为中用

一、将西医辨病的优势引入中医

邢月朋老师认为有必要将西医病名引入中医。比如腹痛，中医病名就是腹痛，但是腹部组织器官范畴很广，包括肝、胆、脾、胰、胃、肠道、

子宫等。有的腹痛只是单纯的胃肠炎，不会危及生命，有的腹痛若是治疗不及时，可能危及生命，如胰腺炎、宫外孕、脾破裂等。按目前中医病名诊断，若只诊断为“腹痛”，不但对诊治本身没有指导作用，反而可能延误诊治，导致严重后果。用现代医学病名，也是当今社会和大众普遍认知的需要，目前即使是农民来就诊看病，主诉“头痛”“腰痛”就做出“头痛”“腰痛”的中医诊断，恐怕也难以被接受了。因此，明确西医疾病诊断，有利于临床治疗及判断患者的预后。

二、以“中医为体、西医为用”的辨证论治观

邢月朋老师一向反对“中药西用”，提倡“西药中用”。邢月朋老师认为，某些在实验室里证明能改善理化检查指标的中药，当移用到患者身上时不一定能应手取效。这些现象的实质乃是中西医两门学科的理论和指导治病的出发点不同。中药的治疗并不单纯着眼于祛除或杀灭致病的微生物来取得疗效，而主要是通过调整机体整体功能的不协调来达到祛除致病因素和修复病灶的目的。五味子可以降低谷丙转氨酶，于是有些人临证处方时不辨寒热虚实，而是直接应用，倘若效不应手，便束手无策。日本用小柴胡汤治疗胆囊炎致肝损伤一案，就是违背了辨证论治原则的结果。对高血压的治疗，用生地黄、珍珠母、石决明、钩藤、菊花、黄芩等滋阴平肝息风之药，已成通套之法。不否认这些药物有一定的降压作用，但此类方药并不是对所有高血压患者均有效果。在临床上除用凉血、滋阴、息风等法外，邢月朋老师还常用祛风（如羌活、防风、秦艽之属）、补气（如黄芪、党参、太子参之属）、化湿（如苍术、薏苡仁、茯苓之属）等方法以及附桂等药治疗高血压也同样取得了较为满意的疗效，单纯研究这些药物并不一定具有降压作用。邢月朋老师认为，西药和中药并非水火不能相容，用了西药不能表明我们不是铁杆中医，完全可以西药中用。一百年前的张锡纯可以做到，我们为什么做不到？我们可以用中药的基本理论来研究西药，明确它的四气、五味、归经、升降浮沉、有毒无毒，在中医理论指导下来应用。如复方降压胶囊，具有清热利湿之功，对于高血压患者，我们辨证属于湿

热内盛者即可使用，辨证为阴虚者就不宜使用该药。

例如患者关某，男性，16 岁，于 1990 年在我院（注：石家庄市中医院。下同）住院，双下肢烧灼疼痛甚急，昼夜得在凉水盆中泡浸双腿，否则疼痛难忍，且焦躁不安。病势甚是让人心惊。患者双下肢皮肤较红赤，扪之灼热，神情不安，二便尚属正常，舌质红少苔，脉弦细数，120 次 / 分。经用降火养阴、清营凉血之剂，患者神情稍有安静，但疼痛依然如故。病属红斑性肢痛症，病机为火旺阴虚，营血毒热，以大剂玉女煎、犀角地黄汤加黄连解毒汤三方合用，另加 110 愉心丹（院内制剂，清热凉血安神药加普萘洛尔）1 丸，每日 3 次。患者服药 1 周后脉率已降至每分钟 70 次左右，双下肢疼痛已基本控制。撤去水盆，能安静入睡，又用药 2 周病告痊愈出院。

β 受体阻滞药性味基本上属苦寒，有清热降火之效，在本病治疗中联用普萘洛尔以折火势，却显优势。1996 年方有人报道普萘洛尔可治疗红斑性肢痛症，但不用联合中医药养阴凉血解毒之剂则病不能痊愈。本病案用西药也是拿来为我辨证所用。

第三节　治病求本、标本兼顾，危疾慢病各统其法

邢月朋老师在治疗错综复杂的临床病证中，强调要探求疾病的根本原因，针对疾病根本原因确定正确的治本方法，也就是治病求本，正如《素问·阴阳应象大论》所言，“治病必求于本”。这是几千年来中医临床辨证论治一直遵循的基本准则。

“甚者独行，间者并行”出自《素问·标本病传论》。邢月朋老师在长期的临床实践中体会到这句经典的深刻含义。

对于危重疾病和证候，强调药专力猛，直达病所；对于相对稳定的慢性复杂疾病和证候，强调照顾全面。如患者周某，男，58 岁，患风湿性心脏病，行换瓣术后患感染性心内膜炎，于 2008 年再次行换瓣手术，术后

在恢复时不能脱机，属病之“甚”者。会诊所见，神情淡漠，面色萎黄，脉沉细欲绝，这时的主要矛盾为“气血亏虚”，遵“有形之血不能速生，无形之气所当急固”的原则，予黄芪 30g、西洋参 10g、红参 10g 水煎频饮，每日 1 剂，药后顺利脱机。

邢月朋老师认为“间者并行”有两层含义，其一为多法兼备，杂合以治。《素问·异法方宜论》曰：“圣人杂合以治，各得其所宜。”如病机错综复杂，以致多证相兼，以单法单方无法兼顾，就需要两法、三法，甚至多法兼而治之。现代疾病与以往大有不同，相对而言，可能要比以往复杂得多，一人多病同兼的情况极为普遍，所以临证时必须多法多方兼而用之，亦为思辨圆机之举，有时达五法六方治疗，方能取效。如一中年女性患者，因低热经多家医院治疗 2 个月未愈而来就诊，其主症是午后低热，寒热互作，而兼有太息症，自觉脑部晃荡摇摆，同时咳嗽吐咸痰。邢月朋老师选用益气升降汤加达原饮、银翘散、真武汤、益气聪明汤，五方合用，三剂药后，低热止，二诊平息，三诊痊愈，患者欣喜若狂，致谢不已，此即所谓“韩信将兵，多多益善”。其二为必治兼证，祛邪务尽。咽喉炎、鼻炎、牙周炎、肠炎、泌尿系感染、幽门螺旋杆菌感染、口腔炎、舌炎、上呼吸道感染等均属西医的所谓炎症或慢性炎症类疾病，但中医认为大多属外邪侵袭性疾病，即所谓“风”邪。如果这些疾病长期得不到根除，会诱发其他疾病特别是心血管疾病，无病则发，有病则重，重病至危，危可致死，即所谓“风为百病之长”，必须引起医者高度重视。中医治这类疾病极具优势，只要有信心，都可根除，或在心血管疾病中首先祛除这类患者的所谓炎症，待此类疾病好转或治好时，心血管疾病当然也会得到控制或基本好转。

第四节　气血为先、虚实为要

气血是构成人体最基本的物质，是脏腑经络等组织器官进行生理活动的物质基础，生命的本质在于气血，离开气血就无所谓生命，而气血失和不仅是脏腑、经络、形体、官窍等多种病变的基础，而且也是分析和研究各种临床疾病病机的基础，所以《素问·调经论》有“血气不和，百病乃变化而生”之说。

国家标准《中医病证分类与编码》中，气证类别有69个证名，血证类别有89个证名。从临床和基础研究成果来看，气血病证在心脑血管、呼吸、消化、泌尿、皮肤、骨骼系统疾病中大量存在，说明气血病证既有广泛性，又有复杂性。众多疾病发病情况和病机变化错综复杂，但在复杂的病机中大多涉及气血；另一方面，气血失调也会产生多种病变。因此可以说，气血失和是机体病变和脏腑失调的集中病理反应，它与任何一脏一腑的病理变化都可发生关系，气血失和，循行受阻，就会导致脏腑功能低下，进而出现功能失调和病理障碍，引起脏腑病变，疾病丛生。

所以从气血角度辨证，可以把握疾病在人体中的整个病机，可谓“得其要者”。

清代王清任尤为重视气血理论，他认为气血在人体中具有十分重要的地位，主张“治病之要诀，在于明白气血”。邢月朋老师非常推崇王清任提出的“活血化瘀、补气活血”法则及其所创活血补气方剂，在临床诊治心脑血管疾病时，多遵王清任“治病以气血为主”之说，判断病因病机的变化。

一、病在气者，以虚为多

1. 太息症从宗气不足论治　太息症又名善太息，是患者自觉胸间憋闷、有压迫感而迫使深吸气，然后以自然呼出为快的一种症状，临床每多见于冠心病、病毒性心肌炎、心脏瓣膜病、心力衰竭、心律失常等心血管系统疾病。关于太息症的治疗问题，因太息症多兼胸闷、胸痛、短气等症状，或因精神刺激而加重，似为肝气郁结之症，医家多治以疏肝理气，而每致病情加重者屡见不鲜。

善太息一词，首见于《灵枢·经脉第十》，其曰：“胆足少阳之脉……是动则病口苦，善太息。”足少阳胆经多气而少血，发生病变，则口苦，善太息。基于此，传统观念认为善太息证属肝胆气郁，是肝胆失于疏泄，气机郁滞所表现的证候，治宜疏肝解郁、调畅气机，选方常用四逆散、逍遥散、柴胡疏肝散等剂。而临床根据患者所述，善太息主要表现为长吸气，吸为虚，邢月朋老师认为其以深吸为需，以长出必然，宗气不足应为根本，并在《灵枢·口问》中找到理论依据："黄帝曰：人之太息者，何气使然？岐伯曰：忧思则心系急，心系急则气道约，约则不利，故太息以伸出之。补手少阴心主，足少阳留之也。"观此篇善太息应是现象，心系急、气道约是病机，忧思是诱因，治疗补手少阴心主，足少阳留之。心系急、气道约之根本应为宗气不足，气虚下陷，故治宜补手少阴心主，以补益宗气为主。宗气又名大气，是积于胸中之气，具有"走息道以行呼吸，贯心脉以行气血"的作用。因心在膈上，原悬于大气之中，大气既陷，而心无所附丽也，故心系急。大气虚而欲陷，不能紧紧包举肺外，人觉有呼吸之外气与内气不相接续，故气道约，气短不足以吸。张锡纯在《医学衷中参西录·医案》中论述"心与肺皆在胸中大气包举之中，其布护宣通之原动力实赖此气"。因此，宗气"走息道""贯心脉"的实现，实际上是通过激发心肺阳气，俾心气心阳温心脉、行气血，维持心力、心律和心率，使肺叶布举主司呼吸之气、一身之气，朝会百脉以辅助心血运行。受忧思等情绪变化影响，患者多见善太息症状加重，但情志因素应仅仅视作为诱因，是在宗气不足、无力推动气血运行的前提下而使症状加重，故应在补益宗气的前提下酌加理气解郁之品。

邢月朋老师受张锡纯升陷汤的启发，在临床中治疗善太息及因胸中大气不足所致胸闷、气短等症，总结出一有效方剂——益气升降汤，方药选用黄芪 30g、党参 15 ~ 30g、桔梗 10g、枳实 10g、麦冬 10g、五味子 10g、甘草 6g。方中重用生黄芪补宗气为主，生黄芪味甘、性温，脾肺之气兼顾，并具升阳之性，故对宗气不足、大气下陷者尤宜。党参味甘、微苦而温，大补肺脾心之气；党参、麦冬、五味子相配，重在补益心肺之气，加强宗气"贯心脉""走息道"的功能而使"生脉"之力益显。桔梗载药上行，枳实开气机之壅结而下行，两药一升一降，调畅气机，升清降浊，使宗气得以布散。甘草补中益气，调和诸药。养脾肺可助宗气之化源，护心肺可助宗气之充盈，以保证“走息道”和“贯心脉”功能的实现。

2. 心气虚为慢性心力衰竭始发之根本，并贯穿始终　慢性心力衰竭主要是由于心脏自身病变日久，或他脏疾病日久累及于心而导致心气亏虚，“气为血之帅”，气行则血行，心气虚弱则鼓动血脉运行无力，导致瘀血阻滞；心气虚日久致心肾阳虚，不能温化水湿则水溢肌肤，水邪泛滥，上凌心肺。因此，慢性心力衰竭的病机首推心气虚，心气虚为始发之根本，气虚易及阳，导致阳气亏虚，在此基础上又继发瘀血、水饮等病理产物。该病的病因病机为本虚标实，气虚、阳虚为本，瘀血、水泛为标，益气温阳、活血利水为其有效治法。

葶苈生脉五苓饮为邢月朋老师治疗慢性心力衰竭的基本方，该方由生晒参、黄芪、党参、麦冬、五味子、葶苈子、桂枝、茯苓、白术、猪苓、泽泻、车前子、郁李仁、丹参、川芎、枳实组成。诸药配伍，攻补兼施，扶正不碍邪，祛邪不伤正，补气而无温燥之弊，化瘀不伤血，利水不伤阴，共奏益气温阳、活血利水之效，可谓恰合病机。

二、病在血者，以实为多

1. 血府逐瘀汤治疗冠心病之灯笼热　冠心病患者经常出现心前区疼痛、胸骨后有烧灼感。王清任在《医林改错》血府逐瘀汤证的描述中提到“心里热（名曰灯笼热）：身外凉，心里热，故名灯笼病，内有瘀血。认为虚热，愈补愈瘀；认为实火，愈凉愈凝。三两付血活热退”。邢月朋老师根据临床经验及受王清任的启发，认为该证属于血脉瘀滞，瘀久化火，治宜活血化瘀，清热泻火。方选血府逐瘀汤活血化瘀、行气止痛，酌加川楝子、栀子、黄连、知母、郁金、丹参等寒凉之药以清热泻火。临证运用此法确实使许多危重患者转危为安。

2. 身痛逐瘀汤治疗冠心病之肩背痛　身痛逐瘀汤原为治疗瘀血痹阻于经络而致的肢体痹痛或关节疼痛等症，现代医家多用来治疗类风湿关节炎、强直性脊柱炎、增生性关节炎、肩关节周围炎、颈椎病等属瘀血痹阻型者，明确指出应用身痛逐瘀汤治疗冠心病未见报道。邢月朋老师认为，肩背痛、臂痛、胸痛均属身痛，不能因为心脏居于胸中，冠心病引起的肩背疼痛就归之于血府而一概应用血府逐瘀汤。于是邢月朋老师首次提出以身痛逐瘀汤治疗冠心病及心绞痛，证属瘀血痹阻且以肩背沉重疼痛为主症者，或胸闷、胸痛症状已缓解而肩背部症状持续较长时间者，其中以背沉、背痛症状为主，胸痛症状为辅。临床多为阵发性疼痛或痛有定处如针刺，肌肤青紫，多见口唇舌质紫暗或有瘀点，脉迟涩或弦涩。

3. 止麻消痰活血汤治疗脑动脉硬化性麻木症　王清任根据气为血帅的理论，活血往往与理气相联，补气又常与祛瘀结合。补气与活血同用体现了王清任标本同治的特点。特别是在祛瘀方中重用黄芪，乃其所独创。其在《医林改错》中指出："中风半身不遂、偏身麻木，是由气虚血瘀而成。"为治疗"因虚致瘀"之"半身不遂，口眼㖞斜、语言謇涩、口角流涎、下肢痿废、小便频数、遗尿不禁"，王清任创制了补阳还五汤。补阳还五汤由补气药与活血祛瘀药相配伍而成，主治中风之半身不遂，口眼㖞斜，语言謇涩，口角流涎，大便干燥，小便频数，遗尿不禁。临床应用至今疗效显著。

麻木症是现代医学动脉硬化症的一个主要症状，是中风的前驱临床表现，必须及早加以预防及治疗。邢月朋老师根据王清任的理论及麻木症的临床表现，在补阳还五汤的基础上创立了治疗动脉硬化性麻木症的经验方止麻消痰活血汤。药物组成：黄芪 15g、当归 15g、川芎 10g、赤芍 15g、丹参 15g、陈皮 8g、半夏 8g、胆南星 6g、鸡血藤 30g、桃仁 12g、红花 15g、全蝎 6g、乌梢蛇 6g、地龙 10g。此方类似王清任的补阳还五汤之意，但又不尽相同。补阳还五汤中黄芪用 120g，其他活血药仅用 3 ~ 6g；而止麻消痰活血汤，黄芪用 15g，其他活血药与黄芪相等，甚可过之，又有祛痰之品。很显然"补阳还五汤"是治疗中风之后，以补气为主，是补中寓消之剂；止麻消痰活血汤治中风之前，以祛邪为主，是消中寓补之方。所以止麻消痰活血汤与王清任的"补阳还五汤"既相同又不同。方中又有陈皮、半夏、胆南星祛痰之品，更说明是治虚中之实证，合用裨益。鸡血藤方书皆载是治麻木要药；全蝎、乌梢蛇、地龙通经活络，互配可相得益彰。此方确立后用于临床，对早期动脉硬化性麻木症有很好的疗效，轻症者 10

余剂即可奏效。

心主血，以气为动力，但心居胸中，胸中为宗气所聚之处，故心主血脉与宗气密切相关，宗气是后天的根本之气，贯通并温养心脉，资生心气而生血，宗气的生成来源于肺吸入的自然清气与脾胃运化转输至胸中的水谷之精气，两者相辅而成，故心主血的功能实质与肺、脾胃有十分密切关系。《素问·平人气象论》曰："胃之大络，名曰虚里，贯膈络肺，出于左乳下，其动应衣，脉宗气也。"左乳下（虚里）搏动现已知是心尖搏动，是足阳明经循行之所，被称为"胃之大络"，因此可以断定心主血脉与脾胃之气的盛衰有着特定的联系，可以说脾胃之气对心主血功能有着特殊作用。

心气是血液循行的原动力，心气虚则血行无力，往往导致血瘀。

血与气是相互化生的，因此说是异名同类，《灵枢·营卫生会》说："营卫者精气也，血者神气也，故血之与气，异名同类焉。"将把血看成是气的一种形式。

第五节　注重顾护后天之本"脾胃"，兼顾先天之本"肾"

脾胃为后天之本，是在肾为先天之本的基础上发挥作用的，先天既成，后天是不可改的。但人生之后呼吸饮食，采纳阴阳，仍在不断造化之中。后天的造化虽以先天为基础，但这种后天造化是不可小视的。若无后天造化，先天所禀虽足亦将夭折，因此人们对先天是无为的，而对后天可是大有可为的，后天有为的基本要素在于脾胃能摄纳水谷精微，化生气血津液，充养先天精气。张景岳对此说得更明白，"盖人之始生，本乎精血之源；人之既生，由乎水谷之养。非精血，无以立形体之基；非水谷，无以成形体之壮。精血之司在命门，水谷之司在脾胃。故命门得先天之气，脾胃得后天之气也。是以水谷之海本赖先天为之主，而精血之海又必赖后天为之资。故人自生至老，凡先天之有不足者，但得后天培养之力，则补天之功，亦可居其强半，此脾胃之气所关于人生者不小”。

由于先天、后天都是人生之本，不可互代，在临床上有重先天者，有重后天者，或曰补肾不如补脾，或云补脾不如补肾，各执所以。而百药入口，得脾胃运化，方能达到病所，故补脾固然在脾，补肾也不离于脾。肾虚可补肾，如精充可助脾，但补肾之药不经脾胃运化不能达于肾中。因此说临床治疗一切有为之法，皆应先视脾胃为首要前提。临床上不管遇到多么复杂的病情，只要患者尚能饮食，总可治之有功，若久病已虚而饮食不入，当视为重候。

如焦某案，因冠心病心绞痛 2 次下 4 枚支架，仍不能解病痛之苦，耗伤时日，来诊时中州已衰，遂用补中益气汤合香砂六君子汤，1 周脾启食进，化生气血，2 周则气血大复，痛退神安，3 周则行动自如，遂至恢复工作。

患者毕某，女，74 岁，冠心病完全性右束支传导阻滞，来时面色皖白，进食很少，稍有凉意则心胃气痛，小便乳糜白而稠厚如奶状，饮水较多时则小便尿出泡沫甚多，舌淡苔白，脉弦细，尿常规潜血（+++）、蛋白（+++），遂用香砂六君子汤加干姜合龙胆泻肝汤，治疗 1 周则饮食好转；2 周后食欲大增，乳糜尿减少，身感舒服；3 周后身体舒服愉快，进食如常人，泡沫尿基本控制；4 周后，身体无不适，情志舒畅，小便泡沫极少，继续服药巩固治疗。本例以治中州脾胃为主，稍佐以小量龙胆泻肝汤方，似是中寒下热之证，遂寒热并施而患者很快收功。所以临床上经常有学者报道要保胃气，甚则治疗冠心病以脾胃为轴心的辨证施治收效甚捷。还有一种保胃气之法，即如患者取药 1 周，大夫往往给予 6 剂汤药，让患者休息 1 天，缓保胃气而休息，这对中药的吸收运转是非常有利的。临床长期服药者以缓脾休胃法，每周 6 剂，患者很愉快，有的患者一连服用 25 年、13 年、12 年皆有之，这样得以长期保养胃气，方能长期服药不疲。此即所谓有胃气则生之意。

治病求本就是要维护胃气，开出方药需要有冲和之气，维护后天之本以治大病，是王道之法，临床上必是治上不犯中，治下不犯上，治表不犯里，不违土气之敦阜。疏肝温阳，也是调和脾胃最得当之处。缓肝可抑木扶土，温肾阳也可益火补土。有一患者心律失常病史30余年，结、代脉交替出现，应用补脾益肾之品半年后，脉结、代之象消失，医患双方皆大欢喜。

根据五行生克制化理论，缓肝可以运脾，达胆可以和胃。胆属少阳，十一脏取决于胆，胆中相火，如不亢烈，可通达和升发诸脏腑之气机，调节十一脏之功能活动。唐容川谓："清阳之木气上升于胃。"胆为枢机，主开合，脾升胃降，取决于胆。胆在阴阳升降甚至气血运行活动中起到少火作用，少火可以生气，发陈于外，主春生之气。少阳是功能活动的开端，少阳不升，胃往往失于和降。一般胃气不和常责之于肝。临床上其实胆胃不和者尤为多见，达胆和胃，胜于舒肝，如情绪不稳，怒气难消，致胃气不和而心神紧张之不寐症，于治冠心病方药中加龙骨、牡蛎、温胆汤，常能应手取效。还如湿热内蕴，胆失宁谧，睡眠不稳，心胸痛悸时而发生，予温胆汤加龙胆草、栀子、黄芩之属，以清胆热，往往药即下咽病情即稳（西医有胃冠反射、胆冠反射之说，亦可作参考）。济南四大名医之一的吴少怀说："人无胃气，则化源断绝；人无胆气，则生机停废。两者一是根本，一是开端。"临床上应本末为助，标本相得，常用六君子汤合温胆汤而达胆和胃，能取得较好的疗效。脾胃薄弱而胆气相怯，再加年高病远者情绪常有波动，尤为常见之证。

第三章　专病论治

第一节　冠心病

冠心病心绞痛是中医内科临床的常见病、多发病，属于中医“胸痹心痛”范畴，以胸痛、胸部憋满闷滞感、心悸为主要表现，病情常反复发作，长期迁延不愈。导致本病原因很多，一为七情内伤，情志郁结，或长期精神刺激导致气机不畅，血随气瘀，心血痹阻，发为本病；二为饮食失节，膏粱厚味，或久坐、多卧、缺乏运动而致肥胖气衰，使痰气互结，气血运行受阻，发为本病；三因年老肾精已亏，精不化血，脉道不充，血液流行乏力而不畅，发为本病。

张仲景《金匮要略·胸痹心痛短气病脉证并治第九》说：“胸痹，心中痞气，气结在胸，胸满，胁下逆抢心，枳实薤白桂枝汤主之，人参汤亦主之。”可见仲景已认识到胸痹有中焦虚寒、寒气上冲之虚证。后世医家将胸痹心痛之虚证进一步完善，分为心肾阴虚型、气阴两虚型、阳气虚衰型。对于阴血亏虚、心脉瘀阻之证，后人多选用张景岳的左归饮加减；对于胸痹日久，气阴两虚，气虚无以行血，阴虚脉络不利之证，后人多选用生脉散合人参养营汤加减；对于阳气虚衰，胸阳不运，气机痹阻，血行瘀滞之证，后人多选用参附汤和右归饮加减。

邢月朋老师在临床辨证施治过程中，一贯主张治病求本，固护人体正气。他认为，人体之所以发生疾病，其根本原因在于正虚，“邪之所凑，其气必虚”，只有人体正气虚，不足以抵抗外邪时，邪气才能乘虚而入，侵犯人体发生疾病。而且在疾病发展的过程中，正气的强弱也成为疾病转归的重要因素。因此，在治病时应注重补益人体正气。邢月朋老师一贯主张冠心病的基本病机为本虚标实，以虚为主。正如《金匮要略·胸痹心痛短气病脉证并治第九》曰："夫脉当取太过不及，阳微阴弦，即胸痹而痛，所以然者，责其极虚也。"一语道破了胸痹的根本是虚。所谓"虚"，邢月朋老师认为主要指宗气虚而言。宗气聚集于胸中，贯注于心肺之脉，《素问·平人气象论》曰："出于左乳下，其动应衣，脉宗气也。"宗气具有推动心脏搏动、调节心率和心律等功能，若宗气不足，不能推动血行，心脉痹阻，则胸痹而痛；不能行呼吸则气短、善太息，以深吸气为快。这一症状与肝气郁结不舒的善太息表现为以气呼出为快是不同的，临床上要鉴别清楚。由此可见，宗气虚是胸痹病发生的始因，邢月朋老师主张治病求本，多采用益气升阳法，创制了益气升降汤，方选张锡纯的升陷汤加减（黄芪、升麻、柴胡、枳实、桔梗、党参、麦冬、五味子、玉竹、甘草）。心悬若饥加黄精；乏力、气短加人参；失眠加酸枣仁、柏子仁；项背及肩背不舒加葛根；胸痛甚加郁金、甘松、降香。由于上焦宗气虚弱，每每影响肺气的宣发肃降，津液敷布失职，营血亏损，故冠心病患者中气阴两虚或阴液亏虚者也很多见。其辨证要点是：心悸、怔忡、口干欲饮、头晕、乏力、脉数或脉细数。此时邢月朋老师多用天王补心汤加减（沙参、元参、明党参、丹参、酸枣仁、柏子仁、天冬、麦冬、生地黄、熟地黄、远志、石菖蒲、五味子）。

冠心病迁延日久，势必伤及正气，而致人体气血匮乏，阴阳两虚，劳而发作，如劳力性心绞痛。中医辨证要点为：心胸憋闷疼痛，无力，行走或活动则症状加重。邢月朋老师认为，本病病机为气血阴阳不足，劳则更伤正气，故症状加重。治疗以补气养血、温助心阳为法，可用十全大补汤加减。如治疗一患者，胸部憋闷、疼痛阵发性发作，每因行走则发，尤以上楼梯症状明显，兼乏力、倦怠，舌质淡、苔薄白，脉缓。邢月朋老师认为，本患者病程日久，心阳不足，气血亏虚，动则更伤气血，故治以补气养血温阳法。服中药汤剂 5 剂后，患者行走时无症状发作，上楼稍有胸闷。在原方基础上调治，患者病情明显好转，活动时基本无胸闷、胸痛，心电图 ST-T 异常较前改善。通过此病例可以说明邢月朋老师治疗冠心病是本着治病求本、扶助正气的原则，从虚论治，以补为先。补虚但不壅滞，通而不损正气，通过补虚而治其本。对于临床上出现的虚实夹杂证，更要注意人体正气的调养。如在应用和解或祛邪的方剂中，加党参、黄芪类药物兼顾正气。邢月朋老师善用补气益气之品，在调整人体阴阳平衡的同时，时时注意正气的存亡，把扶助正气作为施治的指导思想。临床补气多参芪并用，气虚较甚者用人参、西洋参配伍，兼阳虚有热时用明党参。黄芪为补气之要药，较党参作用强，且善补胸中之大气，大气壮旺，则气滞者行，血瘀者通，痰浊得化。所以邢月朋老师不仅气虚用黄芪，对于血瘀、气滞、痰壅者也配伍黄芪扶正祛邪。

从另一角度看，阴阳互根，阳生阴长，补阳气也即补阴血。故补气可以补血行血，使全身血脉通畅。因此，邢月朋老师强调补气在治疗中的重要作用。关于冠心病的胸痛症状，邢月朋老师认为，疼痛确有很多因不通而痛，当行通利者，但并不是以此作为唯一的依据，临床有寒热邪气所引起的气血郁滞不通之实痛，也不乏素禀虚弱，或久病年高，气血阴阳不足，脏腑经脉失于营养滋润温煦而引起的疼痛，即“不荣则痛”。通过补气生血，从阳引阴，恢复人体正气，并且巧妙地进行配伍，也能使疼痛缓解。现代药理研究表明，益气药人参、黄芪可以提高心脏功能，增强心肌收缩力，并改善高凝状态，增加心排血量，降低血液黏稠度。所以，补气之中有行滞之意。在药物用量上，邢月朋老师主张当补则补，量大力宏，但也应因人而异，不可滥用补益之品。

一、冠心病从五脏论治

邢月朋老师多年潜心研究心系疾病，极为重视运用中医理论指导临床实践。在心系疾病的诊治方面，立足整体观念，强调治疗心系疾病要注重调整各脏腑功能，从五脏论治。

邢月朋老师认为人体是一个有机的整体，在辨证论治方面应注重各脏腑之间的联系。在一定的条件下，疾病可以发生传变，并且在疾病的发展过程中，某个脏腑的病变也要受其他脏腑的影响，尤其是心脏病变这一点更为重要。“心动则五脏六腑皆摇”。在临床的辨证论治过程中，邢月朋老师注重整体，善于抓住主要矛盾，并妥善处理其余的次要矛盾。他认为心病是个复杂的疾病，多为虚实夹杂，其病位在心。本虚标实的病机已经被同仁所公认，但辨证方法众所不一，辨证的着眼点不同，并且脏腑功能失调的病理产物也是不容忽视的重要病理基础。在治疗方面，邢月朋老师不仅着眼于心，而且根据不同的病情，从调整人体的整体功能入手，灵活运用不同的治疗方法，并且系统地结合辨证与辨病，进行针对性的治疗，寻求病因，结合证候，细审病情，综合治疗。

1. 从肝胆论治　邢月朋老师十分重视肝胆与心脏之间的关系。心与肝胆为相生关系，两者在生理上相互影响。肝的正常疏泄可以使血气和顺，血行通畅，心有所主。反之，肝疏泄功能异常，可影响于心，使心脏失其常度，也就是说，少阳之气机不畅，肝胆疏泄失常，郁久必由气及血，造成心脉气血痹阻。另外，肝胆疏泄失常，不能调畅情志，出现情志的异常变化，更易伤及于心。所以，郁怒伤肝，心血失调，进而影响心脏功能者更为多见。也就是说，肝之疏泄失常，情志的急剧变化是造成和诱发冠心病的重要原因。临床上由于七情过激导致冠心病加重和反复发作的屡见不鲜。对于这种情况，邢月朋老师必以疏肝解郁为原则，以遂其曲直之性，本得调达，横逆之气畅消，则心之气血调和，冠心病的病症也大为减轻。在临床上，如因七情因素致病或病情加重，伴有胸胁胀满疼痛、心烦易怒等症者，多从肝胆论治。邢月朋老师常用四逆补心汤、逍遥散、小柴胡汤、柴胡疏肝散等治疗。

早在《伤寒论》即有“厥阴之为病，消渴，气上撞心，心中疼热……”的记载，说明古人已经认识到厥阴肝病和心脏病症可以并见。临床上冠心病合并高血压者并非少见，邢月朋老师认为，肝为刚脏，体阴而用阳，由于各种原因引起的肝阳上亢、肝火上炎，可直接或间接导致冠心病发生或发作，临床常见胸闷、胸痛、心悸、怔忡等心脏病症的同时，可伴有眩晕、头痛、耳鸣、口苦、失眠等。在治疗冠心病合并高血压时，邢月朋老师非常重视从肝胆论治，多选用夏枯草、玄参、黄芩、决明子、泽泻、菊花等，或丹栀逍遥散与补心汤合用，平肝潜阳，滋阴养心，通过调理脏腑阴阳而治疗冠心病。

2．从脾胃论治　临床上很多冠心病患者伴有胃纳不佳，胃脘胀满、嘈杂，四肢无力、疲乏等，冠心病的发生和加重也多与饮食因素、脾胃不和有密切关系。针对这种情况，邢月朋老师认为，从脾胃论治，调理脾胃功能对治疗冠心病有极其重要的作用。中医认为，脾胃与心脏关系密切，足太阴脾经属脾络胃；其支者，复从胃，别上膈，注心中。胃之大络，名曰虚里，贯膈络肺，注于心前。

脾胃居于中焦，为气机升降之枢纽。胃主受纳，脾主运化，脾胃虚弱，健运失司，湿浊中生，循经上逆胸中，胸阳痹阻，可发生胸闷胸痛。脾胃为后天之本、气血生化之源，脾病则气血生化乏源，无以奉心化赤，心失荣养，不荣则痛。脾胃虚弱，宗气生化无源，胸中大气虚衰，不能贯心脉、行气血，影响心脉之血液运行，导致血脉凝涩不通，亦可发为胸痹。如某男，43岁，因心绞痛反复发作在省级医院确诊后服用西药仍不能控制病情，转来求助中医治疗。来时症见情绪不佳，诉进食则发作心下胃脘部憋胀，胸部憋闷，咽喉堵塞感，含化硝酸甘油十几分钟可缓解症状，进食虽非常谨慎，仍不断发作。邢月朋老师抓住进食发作这一特点，认为本病类似古书记载的胃心痛（腹胀满，心痛尤甚）及食痹（胃脘当心而痛，上支两胁里急，饮食不下，膈咽不通，病名食痹。食痹者，食已心下痛，吐出乃止）。从脾胃论治，结合舌脉二便等综合分析，辨证为脾虚食滞，应用益气升降汤、平胃散，另加消导和胃之焦三仙、鸡内金。5剂后症状发作明显减少，患者心情愉悦，饮食逐渐改善，经调理，餐后不再发作胸胃憋胀、咽喉堵塞等不适，复查心电图，心肌缺血亦有所改善。另有一男性患者，45岁，素有高血压、糖尿病、冠心病（冠脉支架植入术后病史），最近心绞痛发作频繁。查患者精神不振，面色㿠白无华，诉周身无力，食欲不振，进食少，活动及餐后发作心前区闷痛，舌淡苔白，脉沉无力。邢月朋老师辨为脾胃虚弱证，治以健运脾胃为主，方用香砂六君子汤加减治疗。药后症状逐渐改善，服用此方20剂后精神体力食欲明显改善，心绞痛亦控制。

临床脾胃疾病、心系疾病伴发并见者并不少见，治疗上不可固守一端，要据证而辨，视先后缓急、虚实所在，兼而治之。

3. 从肾论治　人体是有机的整体，冠心病的发生、发展也不是孤立、简单的，邢月朋老师经过多年临床发现，冠心病患者大多为老年人，从而说明冠心病的发生与人的衰老有密切关系，而人的衰老与否又取决于肾气的盛衰，由此表明肾虚是冠心病病因学重要的理论基础。邢月朋老师常说肾为先天之本，为五脏之本、阴阳之根，肾的阴阳亦为心阴心阳之源。正如《素问·五脏生成》曰："心之合脉也，其荣色也，其主肾也。"正常生理情况下，心主血脉的功能需要肾的资助，心与肾关系密切，心肾相交。如果肾虚，心无所滋生，必将影响心功能发生病变。肾中真阳不能温心阳而致血行迟缓，血脉瘀滞；不能温脾阳而生化无源，气血不足，心失濡养；脾阳虚水湿不化，痰浊内停，阻塞心脉，心阳被遏。所以，诸种病机的根本在于肾阳虚。肾阳不足，无以滋补心阴，心阴虚，心肝之火上炎，灼津为痰，痰热阻于心络。肾之阴阳不足，可直接或间接地导致冠心病的发生，故补肾为治疗冠心病的根本大法。邢月朋老师治疗冠心病的诸法中，从肾论治的法则占有重要地位。如在临床上，老年冠心病尤其对于无症状心绞痛患者，认为无证可辨者，当从肾论治，从虚论治，表现为肾阳虚多用金匮肾气丸、二仙汤、右归丸治疗。邢月朋老师更加注重和研究的是肾阴虚所致的冠心病，认为肾阴虚、心肾阴虚这一证型在目前临床上较为多见，由于肾阴不足，心肾不交，表现为心悸，怔忡，气短，失眠，健忘，腰膝酸软，口干，五心烦热，或胸痛发于夜间，脉细数。针对此证，要立足于心，着眼于肾，滋补肾阴，调节心肾。临床多采用天王补心丹加桑寄生、枸杞子、何首乌等，取得良好疗效，不仅可减轻症状，还能改善心电图的异常和左心室舒张功能。

4. 从肺论治　肺病可影响到心，若肺气虚，一方面，气虚则行血无力，血液运行迟缓，致心血瘀阻；另一方面，肺主宣发、肃降、通调水道，肺虚则通调水道功能失常，可引起痰湿、水饮之邪形成，痰湿、水饮之邪又可影响到心血的运行，此所谓肺病及心。此外心病可影响到肺，若心气不足或心阳不振，推动血运无力，心血瘀阻，又可影响到肺的宣降和呼吸功能，致痰湿、水饮内停。心绞痛属中医之"胸痹"，其因肺气不足，胸中阳气不足为本，继则心血瘀阻，寒凝心脉，痰浊内生之继发病变为标，以致瘀血、痰浊之邪阻塞胸中，致胸中闭塞，阳气不通，血行不畅，即所谓“心痹者，脉不通”。邢月朋老师临证中特别强调温补肺气，他常说，肺主一身之气，机体的各种气机活动，宗气、真气的生成盛衰都与肺密切相关，补益心肺之气是治疗心绞痛最基本的治法。

劳力性心绞痛，胸痛、胸闷发作多因劳累诱发，动则加重，休息或含化硝酸酯类药物缓解，对此邢月朋老师认为是宗气不足，不能贯心脉、行气血所致，故重视调补宗气。《灵枢·邪客》言：“宗气积于胸中，出于喉咙，以贯心脉，而行呼吸焉。”从生理角度言，其贯心脉、行呼吸，点明了宗气与心、肺的密切关系。喻嘉言有言：“五脏六腑，大小经络，昼夜循行不息，必赖胸中之气斡旋其间。大气一衰，则出入废，升降息，神机化灭，气立孤危矣。如之何其可哉，《金匮要略》亦尝一言之，曰：“营卫相得，其气乃行；大气一转，其气乃散。见营卫两不和谐，气即痹而难通。必先令营卫相得，其气并行不悖，后乃俟胸中大气一转，其久病驳劣之气始散。”如患者闫某，主要表现为左侧胸闷胸痛在快步行走或劳累时诱发，休息或含化硝酸甘油数分钟可缓解，结合患者面色㿠白无华，舌质淡暗、苔薄白，脉沉，辨证为宗气亏虚，血运不畅，以调补宗气为主，辅以活血通痹。应用益气升降汤化裁治疗后体力好转，胸痛胸闷发作减少并逐渐得到控制。此种病证邢月朋老师每每重用黄芪 30 ~ 120g，《本草求真》称黄芪为“补气诸药之最”，对一切气衰血虚之证，有强壮补益之功。或配以活血化瘀、通络宣痹之品，每获良效。《医宗金鉴》曰：“岐骨陷处痛，名心痛，横满连胸，名肺心痛。”五脏六腑任督之脉，皆络于心，是以各脏腑经脉，挟其淫气，自支脉上乘于心，皆能作痛，然必有各脏腑病形与之相应。《内经》曰：心痛、短气不足以息，取手太阴。该患者劳力则发作左侧胸闷胸痛。肺主气，司呼吸，气为血帅，气旺血行通畅，气虚运血无力，血脉痹阻，心脉失养发为胸痹。治以调补宗气，则血运畅通，症状逐渐控制。

心肺同居胸中，心为君主之官，肺为相傅之官，心主血，肺主气，两者相辅相成，相互为用。血液在脉管中运行，除依靠心脏的泵血作用外，更依赖肺气之相傅和治节。肺气推动血液流向百脉，故有“肺朝百脉”之说。治疗上要注意心肺同治，气血并调。

二、冠心病心绞痛分型论治

（一）实证类型

1．瘀血停着证

（1）主证：胸痛如绞如刺，定着不移或入夜更剧，舌质紫暗，脉沉涩。

（2）病机：瘀血停着，闭阻心脉。证属血瘀心胸，闭阻气血，脉道不通而疼痛定着不移，因血属阴，夜为阴时，阴得阴时则疼痛入夜更甚。

（3）诊断：真心痛（心绞痛）。

（4）治则：活血化瘀，通脉止痛。

（5）方药：以失笑散、活络效灵丹化裁。生蒲黄 12g，五灵脂 12g，当归 15g，丹参 15g，赤芍 15g，桃仁 15g，红花 15g，血竭 6g，没药 10g，甘草 6g。每日 1 剂，水煎服。

2．气滞血瘀证

（1）主证：心胸疼痛呈放射性，胸胁闷滞憋满感，舌暗边尖有瘀点，脉弦细。

（2）病机：气滞血瘀，心络受阻。气机受阻，脉络不畅，血遂不流，形成气滞血瘀证。

（3）诊断：胸痹心痛（心绞痛）。

（4）治则：开胸散结，活血化瘀。

（5）方药：血府逐瘀汤加减。川芎 10g，当归 15g，赤芍 15g，桃仁 12g，生地黄 10g，红花 12g，桔梗 10g，枳壳 10g，香附 15g，柴胡 10g，陈皮 10g，丹参 15g，甘草 6g。每日 1 剂，水煎服，或再加丹参饮。

3．瘀血入络证

（1）主证：胸痛兼背痛，或胸痛已罢背痛不已，甚或伴臂痛、腰痛、腿痛，周身疼痛，饮食二便如常人，舌质或暗，脉弦或涩。

（2）病机：瘀血停结，阻塞脉络。证属气滞血瘀、心气不畅。现代系统论认为结构决定功能，人是一整体，何况心主血脉，平时心跳是与血脉共舞的，其疼痛反应的部位虽然不一，但以心脉为主。

（3）诊断：胸痹。

（4）治则：活血化瘀，祛风通络。

（5）方药：身痛逐瘀汤。川牛膝 12g，地龙 10g，羌活 10g，秦艽 12g，香附 12g，甘草 6g，当归 10g，川芎 10g，苍术 10g，黄柏 10g，五灵脂 12g，桃仁 10g，红花 10g，没药 10g，黄芪 30g。每日 1 剂，水煎服。

4. 肝阳上亢证

（1）主证：胸痛，心烦，头痛眩晕，舌质红，脉多弦而数。多有高血压病史。

（2）病机：肝阳上亢，心血瘀结。本证患者多素患高血压，因肾虚阴精不能上承而致肝阳偏亢，后期导致津液亏乏，津血凝炼，流动不畅，使心脉瘀结。

（3）诊断：眩晕、心痛。

（4）治则：凉肝育阴，潜阳散瘀而通心脉。

（5）方药：夏枯草汤加减。夏枯草 15g，玄参 15g，黄芩 15g，丹参 30g，赤芍 15g，地龙 10g，桑椹 15g，何首乌 15g，决明子 15g，石决明 30g，珍珠母 30g，生牡蛎 30g，郁金 12g，黄连 10g。每日 1 剂，水煎服。

5. 痰湿壅盛证

（1）主证：心胸疼痛，满闷较重，脘腹不舒，痰多易吐，舌苔白腻，脉弦或缓。

（2）病机：脾虚聚痰，阻塞心络。多属体肥形实，湿多困脾，聚液成痰窜经走络，阻塞脉道。

（3）诊断：胸痹（多兼高脂血症）。

（4）治则：燥湿祛痰，开胸通络。

（5）方药：陈平汤加减。苍术 12g，茯苓 15g，厚朴 12g，清半夏 10g，薤白 15g，郁金 12g，石菖蒲 15g，佩兰 10g，豆蔻 10g，杏仁 10g，薏苡仁 30g，天南星 10g。每日 1 剂，水煎服。苏合香丸 1 丸，每日服 2 次。

6. 痰热内阻证

（1）主证：体胖形实，胸痛憋满，痰黏气促，心中懊侬，舌苔黄，脉滑实。

（2）病机：痰浊内热，上扰神明，甚则阻塞心络。

（3）诊断：胸痹心痛。

（4）治则：豁痰开结，宣痹通络。

（5）方药：瓜蒌薤白半夏汤加减。瓜蒌30g，薤白12g，胆南星10g，浙贝母10g，郁金12g，桔梗12g，枳实12g，丹参15g，半夏10g，栀子12g，竹沥30mL。水煎服，每日1剂。牛黄清心丸1丸，每日服2次。

7. 寒邪乘心证

（1）主证：胸闷憋气，阵发性心痛，畏寒胸冷，舌淡胖、苔白，脉沉缓。

（2）病机：寒凝血瘀，心络阻滞。

（3）诊断：厥心痛（心绞痛）。

（4）治则：温经祛寒，理气止痛，活血通络。

（5）方药：枳实薤白桂枝汤加减。枳实12g，细辛3g，丹参12g，桂枝12g，半夏10g，茯苓10g，荜茇10g，檀香10g，良姜10g，广木香10g，薤白10g，甘草5g。水煎服，每日1剂。

（二）虚证类型

1. 阴虚火旺证

（1）主证：胸间灼热而痛，五心烦热，咽干口渴，舌质红，脉弦细数。多合并糖尿病。

（2）病机：因精神刺激或长期郁怒，心气郁结，日久化火，消灼肺胃之阴，致肺燥胃热；肾阴亏耗，木少滋养，而导致阴亏火旺之证。

（3）诊断：真心痛、消渴。

（4）治则：滋阴降火。

（5）方药：地骨皮五参汤为主。地骨皮60～120g，沙参15g，玄参15g，明党参15g，丹参15g，苦参10g，知母20g，麦冬12g，石斛15g，玉竹30g，赤芍15g，黄连10g。每日1剂，水煎服，每日分3～4次温服。如口渴重可加入人参白虎汤。

2. 心肾阴虚证

（1）主证：心痛多发于夜间，心悸不安，腰痛膝软，舌质红，脉细数，多合并心动过速或阵发性心动过速。

（2）病机：因素体阴虚或耗精夺液而肾亏，阴精不能上乘，导致心肾阴虚证。

（3）诊断：胸痹心痛、惊悸。

（4）治则：滋阴养心，活血通络。

（5）方药：天王补心丹化裁。天冬20g，麦冬20g，生地黄20g，熟地黄20g，沙参12g，玄参12g，党参12g，丹参30g，当归10g，赤芍15g，五味子10g，酸枣仁15g，柏子仁15g，远志10g，石菖蒲10g，龙齿30g，黄连10g。如属阵发性房颤者加延胡索30g。每日1剂，水煎服，每日服2次。

3. 阴阳两虚证

（1）主证：胸间不畅，心悸、怔忡，疲乏无力，少气自汗，舌质红、少苔，脉结代。

（2）病机：气血两亏，血行不畅，心气不续，迁延时日而致阴损及阳，阳损及阴，导致阴阳两虚证。

（3）诊断：惊悸、怔忡（心律失常）。

（4）治则：调补阴阳，益气养血。

（5）方药：炙甘草汤。炙甘草10g，大枣6枚，阿胶10g，生地黄30g，生姜10g，党参30g，桂枝10g，麦冬10g，麻仁10g，黄酒500g。以水500mL，煎煮后去滓，内阿胶（烊化），每次服100mL，每日服3次。

4. 心脾两虚证

（1）主证：胸中隐痛，气短神疲，怔忡健忘，劳乏便溏，舌质红，苔薄白，脉细缓或结代。

（2）病机：素有情志不遂，思虑伤脾之因，加之年老气血不充而致脾气衰退、心营不足之心脾两虚证。

（3）诊断：胸痹。

（4）治则：益气补血，健脾养心。

（5）方药：归脾汤加味。黄芪30g，当归15g，党参15g，白术10g，茯苓12g，炒酸枣仁15g，龙眼肉12g，炙甘草6g，远志10g，丹参10g，广木香 10g。每日 1 剂，水煎服。

5. 气血虚寒证

（1）主证：年高体弱，心胸痛遇劳则发，甚者行动则犯，心悸，气短，脉细而迟。

（2）病机：属于病程较久或年老气血虚弱，阳气不能运行，血行不畅，心络瘀滞的本虚标实之证，古人认为“气盛则血充，气衰则血少”，血虚则百脉失养，而致新血不生，瘀血阻滞，临床屡见稍动则发心痛。

（3）诊断：胸痹。

（4）治则：大补气血，温助心阳。

（5）方药：十全大补汤。生晒参 10g，白术 12g，茯苓 12g，炙甘草 6g，当归 15g，白芍 10g，川芎 10g，熟地黄 20g，肉桂 10g，黄芪 30g。每日 1 剂，水煎服。

6. 脾胃气虚证

（1）主证：胸闷隐痛，面白语怯，饮食少思，精神不振，多卧肢乏，舌质淡嫩，脉较细缓。

（2）病机：脾胃气弱，君相乏力。脾者，后天之本，肺者，气之本。脾胃一虚，肺气先弱，相辅之力薄则君位震摇，故面部少华，语低多卧，精神不振；营卫无所滋养，因脾主四肢，故多乏力。

（3）诊断：胸痹。

（4）治则：益气健脾，滋养肺心。

（5）方药：四君子汤。生晒参 10g，白术 10g，茯苓 10g，炙甘草 6g。每日 1 剂，水煎服。

（6）按语：脾胃为后天之本，参术苓草，虽然甘温而不燥不热，从容和缓，具冲和之德，故为君子，补中宫土气，达于上下四旁，而五脏六腑皆以受气。四君子因能益气健脾，使运化生化功能得到加强恢复，把精微化生为气，还可转化为血，故一切虚证皆以此方为主。

7. 中气虚弱证

（1）主证：胸闷隐痛，短气似喘，年高气弱，病程较长，懒惰倦怠，语言轻微，表情淡漠，肌肤松软，体力疲乏，四肢无力，食量减少，夜晚不欲睡，白昼目欲闭，如有干扰，浮烦不已，大便溏干无时，舌淡苔薄，脉虚软无力，如似长期打斗瘫软在地，或一派霜打落汤之象。

（2）病机：仓廪不足，中气软弱。多由于年高虚损，病程较长，整体功能衰退，尤以中气不足而四旁少力，阳气内陷所致。

（3）诊断：胸痹。

（4）治则：补中益气，升阳举陷。

（5）方药：补中益气汤。黄芪 30g，白术 10g，陈皮 10g，升麻 10g，柴胡 10g，生晒参 10g，甘草 6g，当归 6g。每日 1 剂，水煎服。

8．宗气不足证

（1）主证：胸闷，胸痛引胁，气短，善太息，动则加重，脉沉迟，微弱或参伍不调。

（2）病机：宗气不足，心脉失养。宗气是由自然界吸入之气和脾胃消化而来之水谷之精气结合而成，形成于肺，藏于胸中，具有助肺脏以行呼吸和贯心脉以行营血的作用。在病变情况下，宗气不足可以引起血脉凝滞的病变，故《灵枢·刺节真邪》曰：“宗气不下，脉中之血凝而留止。”

（3）诊断：胸痹。

（4）治则：补益心肺，贯盈心脉。

（5）方药：益气升降汤。黄芪 30g，党参 15 ~ 30g，桔梗 12g，枳实 12g，麦冬 12g，五味子 10g，甘草 6g。每日 1 剂，水煎服。

总之，冠心病的发生、发展和转归，从中医角度来看不是一个单纯而孤立的情况，古人有“有诸内必形诸外”的说法，这一理论是千真万确的。因此，在诊断上是从外察内，由表及里，去分析冠心病的主因，进而辨证治疗，立法分型是根据其异法方宜而来。

（三）医案列举

1．胸痹（气滞血瘀证），治以行气活血、祛风通脉案

张某，女性，56 岁，2006 年 12 月 9 日初诊。

主诉：胸痛牵彻肩背 3 个月，加重 1 周。

现病史：患者诉 3 个月前因生气后出现胸闷胸痛，牵彻肩背，持续 2 小时左右，后逐渐缓解。此后上述症状时有发作，多因情志不遂诱发，发

作时胸痛牵及背部闷痛，部位较固定，未就医行系统治疗，自行服用复方丹参滴丸后症状明显减轻。近 1 周因生气上述症状再次发作且较前加重，口服复方丹参滴丸不能很快缓解，发作次数增多，为进一步诊治而就诊。刻下症：发作性胸闷胸痛，痛引肩背，饮食可，二便调，睡眠安，无口干、口苦。舌暗红、苔白，脉涩。

西医诊断：冠状动脉粥样硬化性心脏病，劳力性心绞痛。

中医诊断：胸痹，证属气滞血瘀，经络痹阻。

治法：行气活血，祛风化瘀通脉。

方药：身痛逐瘀汤合丹参饮化裁。处方：川牛膝 12g，地龙 10g，羌活 10g，香附 12g，甘草 10g，当归 12g，川芎 15g，黄芪 30g，五灵脂 12g，桃仁 12g，红花 12g，没药 10g，檀香 10g，砂仁 10g，秦艽 10g。5 剂，水煎服，每日 1 剂。

二诊：2006 年 12 月 14 日。服药期间胸痛牵彻肩背发作 1 次，症状较前减轻，20 分钟后可自行缓解。饮食二便正常，舌质暗、苔白，脉沉涩。上方加枳实 10g，以消痞利气。7 剂，水煎服，每日 1 剂。

三诊：2006 年 12 月 21 日。服药后症状明显改善，无胸背疼痛发作，偶尔稍感胸闷。二诊方 7 剂，水煎服，每日 1 剂。

四诊：2006 年 12 月 28 日。服药后胸痛彻背症状消失，胸闷等症状未发作。舌质淡红、苔薄白，脉沉。心电图示窦性心律，大致正常心电图。继予上方 7 剂，水煎服，每日 1 剂。

按语：身痛逐瘀汤为王清任治疗瘀血痹阻经络名方，原方常用于治疗肩痛、臂痛、腰痛、腿痛，或周身疼痛经久不愈者。邢月朋老师常用本方治疗胸痹症见胸痛伴有肩背疼痛者，临床效果很好。肩痛、臂痛、腰痛、腿痛或周身疼痛在中医看来均属身痛，虽然心脏居于胸中，但其疼痛病机属瘀血阻络，中医的精髓在于辨证论治，凡是胸痹病，病机为瘀血阻络的肩背疼痛，当归之于血府。程国彭云："凡背痛多属于风，胸痛多属于气……背为诸腧之所伏，凡风邪袭人，必从腧入，经络之病也。间有胸痛连背者，气闭其经也。亦有背痛连胸者，风鼓其气也。治胸痛者理痰气，治背痛者祛风邪，此一定之理。"故选用身痛逐瘀汤理气活血、祛风通痹。

方中在活血理气药物基础上，另有秦艽、羌活、地龙，通络宣痹止痛。方中秦艽辛散苦泄，润而不燥，舒筋络，又善“活血荣筋”；地龙性善走窜，善于通行经络而止痛；羌活祛风通络，善入足太阳膀胱经，以除头项肩背之痛见长，引药直达病所，效如桴鼓。另外，血液的运行需要气帅，对于此类病证，邢月朋老师每用黄芪益气行血，以助疗效。

2. 胸痹（痰热痹阻证），治以清热祛湿、化痰解毒、宽胸通痹案

苏某，男性，48 岁，2009 年 9 月 2 日初诊。

主诉：胸骨后至心下烧灼憋闷间断发作半年，加重半个月。

现病史：患者于半年前在快速行走中出现胸骨后至心下烧灼憋闷，后背沉重，双前臂不适，伴有汗出，休息约 10 分钟后症状逐渐缓解。后间断发作，于 3 个月前在某省级医院诊治，行冠状动脉造影示：前降支、回旋支、右冠状动脉可见斑块，冠脉血流缓慢。静息负荷心肌灌注断层显示：左心室下壁心肌血流灌注“可逆性减低”，提示心肌缺血。心脏彩超示：心内结构及血流未见异常。上消化道造影示：反流性食管炎。诊断为：①冠心病心绞痛；②反流性食管炎；③酒渣鼻。给予鲁南欣康、肠溶阿司匹林、倍他乐克、辛伐他汀、双嘧达莫口服，住院治疗 10 天症状未发作而出院，出院后仍继续服用西药巩固治疗。最近半个月患者感胸骨后至心下烧灼憋闷、后背沉重发作频繁，伴双前臂不适，汗出，经休息或含化硝酸甘油约 10 分钟左右症状逐渐缓解，半个月来约发作 12 ~ 13 次，欲求中医治疗而就诊。刻下症：面色红润，鼻头较肿大、色赤有红疹，胸骨后至心下烧灼憋闷反复发作，伴后背沉重、双前臂不适、汗出，休息或含化硝酸甘油约 10 分钟左右症状逐渐缓解，白天晚上均有发作，气短，善太息，饮水较多，进食可，睡眠可，二便正常。舌质暗红、苔黄腻，脉沉弦。

西医诊断：①冠状动脉粥样硬化性心脏病，不稳定型心绞痛；②反流性食管炎；③酒渣鼻。

中医诊断：胸痹，证属痰热痹阻。

治法：清热祛湿，化痰解毒，宽胸通痹。

方药：方选小陷胸汤、瓜蒌薤白半夏汤、橘枳姜汤化裁。处方：瓜蒌 15g，薤白 10g，半夏 10g，橘红 10g，枳实 12g，黄连 10g，栀子 10g，

厚朴 10g，麦冬 12g，生晒参 6g，瓦楞子 15g，牡蛎 30g，桂枝 6g，金银花 15g，连翘 15g，板蓝根 15g。7 剂，水煎服，每日 1 剂。

二诊：2009 年 9 月 9 日。诉仅发作 1 次胸骨后烧灼憋闷感，可迅速自行缓解，鼻头红赤变淡。上方加野菊花 15g 以清热解毒。5 剂，水煎服，每日 1 剂。

三诊：2009 年 9 月 14 日。胸骨后烧灼憋闷感未发作，稍感疲劳，精力不足，鼻头仍有红疹，二便正常，舌质暗红、苔根部薄黄腻，脉沉缓。患者标实之证渐去，本虚渐露，治以益气化痰、清热解毒。上方改生晒参 10g、瓜蒌 12g，加蒲公英 15g、紫花地丁 15g、野菊花 15g、黄芪 30g。4 剂，水煎服，每日 1 剂。

四诊：2009 年 9 月 18 日。胸骨后烧灼憋闷感未发作，仍有轻度疲劳感，鼻头仍有红疹，二便正常，舌质暗红、苔根部薄黄腻，脉沉缓。治以益气健脾、清热解毒。上方野菊花加至 20g，加白术 12g。7 剂，水煎服，每日 1 剂。

五诊：2009 年 9 月 25 日。胸骨后烧灼憋闷感未发作，体力正常，无疲劳感，鼻头红疹减轻，二便正常，舌质暗红、苔根部薄黄腻，脉沉缓。上方野菊花加至 30g。5 剂，水煎服，每日 1 剂。

按语：心绞痛属于中医学“胸痹心痛”的范畴，由正气亏虚、痰浊、寒凝、气滞、血瘀等引起心脉痹阻，运行不畅所致，是正气亏虚为本、寒凝痰浊气滞血瘀为标的本虚标实之病。治疗上不外扶正祛邪。本例患者以胸骨后至心下烧灼憋闷间断发作伴后背沉重、双前臂不适、汗出为主症，且舌质暗红、苔黄腻，脉沉弦，故属胸痹痰热内蕴型。方选小陷胸汤、瓜蒌薤白半夏汤、橘枳姜汤三方合方化裁治疗。诚如徐灵胎所言：“药有个性之专长，方有合群之妙用。”其中黄连、栀子、半夏、橘红辛开苦泄、清热化痰，宣畅气机；瓜蒌、枳实、厚朴行气宽胸；桂枝、薤白通阳宣痹，疏滞散结，此乃《金匮心典》所谓“去邪之实，即以安正”；加入生晒参辅助正气鼓舞心气，振奋心阳，以行血脉；瓦楞子、牡蛎制酸；邢月朋老师认为，有一分舌苔，即有一分邪气，金银花、连翘、板蓝根、蒲公英、紫花地丁、野菊花清热解毒透邪。诸药合用，痰去热清，气机宣通，阳气舒展，血脉通调，诸症缓解。

3. 胸痹（风寒阻络、气血痹阻证），治以祛风散寒、活血通络案

高某，女性，68 岁，2009 年 10 月 12 日初诊。

主诉：胸闷间断发作 3 年，胸背疼痛 1 周余。

现病史：患者于 3 年前出现胸闷，曾在省级医院诊治，明确诊断为“冠心病心绞痛”，经服药及输液治疗后病情缓解。3 年来胸闷气短间断发作，含化硝酸甘油数分钟可缓解，平时常服复方丹参片、肠溶阿司匹林、消心痛维持治疗，病情相对稳定。1 周来无明显诱因出现胸部、脊背正后心持续性疼痛，曾认为是感受风寒，自行拔罐治疗，疼痛不减。查心脏彩超示：二尖瓣轻度关闭不全、左室舒张功能减低。心电图示：窦性心律，59 次 / 分，广泛前壁 ST–T 缺血性改变。为求进一步诊治而就诊。刻下症：胸部、脊背疼痛，喜暖恶寒，食欲欠佳，吞咽时无疼痛，无烧心泛酸，口干，睡眠可，大便 2 日一行，质偏干，舌暗红、苔白厚，脉弦缓。

西医诊断：①冠心病心绞痛；②高血压 3 级，极高危。

中医诊断：胸痹，证属风寒阻络，气血痹阻。

病机分析：患者年事已高，正气渐亏，藩篱不固，风寒之邪乘虚外侵，阻滞经络，气血运行不畅，不通则痛，故出现胸背及脊背疼痛。本病病位在血脉，属本虚标实。

治法：祛风散寒，活血通络。

方药：身痛逐瘀汤加减。处方：羌活 10g，秦艽 10g，炒香附 10g，当归 10g，川芎 12g，黄芪 30g，苍术 10g，五灵脂 12g，炒桃仁 10g，红花 10g，没药 10g，焦三仙 30g，鸡内金 12g，川牛膝 12g，地龙 10g，甘草 6g。7 剂，水煎服，每日 1 剂。

二诊：2009 年 10 月 21 日。服药后胸、脊背正后心疼痛明显减轻，纳可寐安，大便 2 日一行，偏干，昨日小腿抽筋（已多年）。舌红、苔薄黄，脉缓。经治疗脊背后心疼痛明显减轻，诉时有小腿抽筋多年，上方加木瓜、白芍、牡蛎柔肝息风通络。7 剂，水煎服，每日 1 剂。

三诊：2009 年 10 月 28 日。服药后胸、脊背正后心已无疼痛，小腿抽筋减少，纳可寐安，二便调，精神佳，面色较前红润。舌淡红、苔薄白，脉缓。诸症进一步好转，继续目前治疗以巩固疗效。

按语：身痛逐瘀汤首载于《医林改错》，主要用于治疗瘀血痹阻不通而致之周身疼痛的痹症，邢月朋老师临床注重方证对应，异病同治，对于肩痛、背痛、肢体疼痛、周身疼痛证属瘀血痹阻脉络不通，临床常用此方化裁治疗，疗效满意。本案是身痛逐瘀汤治疗胸痹的案例。方中秦艽、羌活、苍术祛风寒除湿通络止痛；桃仁、红花、当归、川芎、五灵脂、没药活血化瘀、通络止痛；牛膝、地龙通经活络；香附理气；焦三仙、鸡内金消导健胃、顾护胃气；黄芪益气固表、宣通气血；甘草调和诸药。全方祛风散寒，宽胸散结，宣畅气血，通络止痛。

邢月朋老师认为小腿抽筋乃风之象也，主要责之于肝的功能失调，诚如《素问·至真要大论》曰："诸风掉眩，皆属于肝。"《素问·六节藏象论》曰："肝者，罢极之本，……其充在筋。"《灵枢·九针论》的"肝主筋"和《素问·六节藏象论》的"肝主身之筋膜"，说明筋膜有赖于肝血的滋养。《素问·经脉别论》曰："食气入胃，散精于肝，淫气于筋。"肝的血液充足，才能养筋，筋得其所养，才能运动有力而灵活。《素问·痿论》指出，"筋主束骨而利关节也"。肝阴不足，阳亢化风或肝之阴血不足，筋失所养，可出现肢体筋脉抽搐拘挛、屈伸不利等症。治疗上常应用白芍滋阴柔肝，木瓜舒筋活络，牡蛎潜阳息风。

4. 胸痹（肝阳上亢、宗气亏虚证），治以平肝潜阳、清心除烦、调补宗气案

周某，女性，51 岁，2009 年 9 月 25 日初诊。

主诉：间断头晕头胀 10 年，加重伴胸闷气短 2 个月。

现病史：患者于 10 年前无明显诱因出现头晕头胀，测血压 160/100mmHg，诊断为"高血压"，间断服用"吲达帕胺、卡托普利"等治疗，头晕头胀间断发作。2 个月前症状加重，血压偏高且不稳定，服用"尼群地平、卡托普利"仍不能控制血压，并伴胸闷、气短、善太息，心烦喜静，时有心慌，倦怠懒言等，曾服用中药治疗症状无改善，舌红、苔薄黄，脉弦，欲求中医调理而就诊。刻下症：头晕、头胀伴胸闷、气短、善太息，心烦喜静，时有心慌，倦怠懒言，舌红苔薄黄，脉弦。

既往史：1991 年、2002 年行脑胶质瘤手术，术后遗留健忘、语言不

流利、面肌痉挛。糖尿病病史 3 年，曾服二甲双胍，血糖控制后自行停药，现饮食控制，近日查血糖 6.7mmol/L。

西医诊断：①高血压 2 级；② 2 型糖尿病；③脑胶质瘤术后；④面肌痉挛。

中医诊断：眩晕、太息症。证属肝阳上亢，宗气亏虚，本虚标实。

治法：平肝潜阳，清心除烦，调补宗气。

方药：方选夏枯草汤合益气升降汤合栀子豉汤加减。处方：夏枯草 12g，黄芩 12g，玄参 12g，黄芪 30g，枳实 12g，桔梗 12g，生晒参 6g，麦冬 10g，五味子 10g，甘草 6g，白芍 30g，钩藤 20g，胆南星 10g，牡蛎 30g，珍珠母 30g，栀子 10g，淡豆豉 10g，知母 12g。水煎服，每日 1 剂。

治疗经过：上方加减服用 14 剂，心烦急躁、胸闷气短明显减轻，周身较前有力，能干些家务，面肌痉挛较前减少，仍头晕、头蒙不清亮，夜寐梦多。血压 120/90mmHg。经治疗，肝阳得潜，烦热渐除，宗气渐旺，肝风渐息，以上方合小柴胡汤和解少阳，加龙骨安魂定志，再服 7 剂，头晕消失，无明显胸闷气短，周身有力，面肌痉挛减少，进食可，心烦轻微，睡眠好转。后症状逐渐好转，治则不变，加大栀子用量，并加黄连清心除烦以善后。

按语：本案患者病情复杂，西医主要存在高血压、糖尿病、脑胶质瘤术后、面肌痉挛 4 种疾病。临床表现虚实夹杂，既有肝阳上亢而引起的头晕头胀，肝阳化风引起的颜面肌肉痉挛，又有阴虚内热，热扰心神之心烦急躁、口干、夜寐多梦，另有宗气亏虚之胸闷、气短、善太息、周身无力、倦怠嗜卧之太息症，虚实夹杂。治疗采用间者并行。夏枯草汤清肝潜阳，益气升降汤调补宗气，栀子豉汤清心除烦，芍药甘草汤养阴柔肝息风，钩藤、胆南星、牡蛎、珍珠母镇肝息风。药证相应，病情逐渐好转。肝为刚脏，体阴用阳，主筋，对于筋脉拘挛、抽动、震颤等风动之证，邢月朋老师喜用芍药甘草汤而重用白芍滋阴柔肝息风，效果很好。此病例是邢月朋老师方证对应治疗之典型范例，有高血压病史故用夏枯草汤清肝潜阳，有太息症故用益气升降汤调补宗气，有心烦焦躁不安故用栀子豉汤清心除烦，有面肌痉挛之风动之证故用芍药甘草汤养阴柔肝息风，患者近期血压不稳定，肝阳亢旺，故用钩藤、胆南星、牡蛎、珍珠母镇肝潜阳。

5．胸痹（宗气不足、心阳不振证），治以补益宗气、升降气机案

宋某，男性，43 岁，2003 年 3 月 16 日初诊。

主诉：间断胸闷、气短半年，加重 2 周。

现病史：患者于半年前因劳累出现胸闷、气短、善太息，活动后加重，休息后好转，间断性发作。近 2 周症状加重，善太息，气短，乏力，偶有心悸，饮食差，睡眠尚可，舌淡、苔薄白，脉细。心电图示：下壁心肌缺血。心脏彩超示：左室舒张功能减低。刻下症：胸闷、气短，善太息，乏力，偶有心悸，饮食差，睡眠尚可，舌淡苔薄白，脉细。

西医诊断：冠心病。

中医诊断：太息症。证属宗气不足、心阳不振。

治法：补益宗气，升降气机。

治疗经过：方选益气升降汤加减。黄芪加量至 60g，加白术 12g、茯苓 15g，4 剂。服上方后气短稍减轻，但仍太息，气短，胸闷，自觉肢体手足冷，畏寒，舌淡、苔薄白，脉细。上方加桂枝 10g、淫羊藿 10g，14 剂。药后症状大减。心电图示：下壁缺血明显改善。患者自觉有力，可以正常工作。

6．胸痹（脾胃虚弱、痰浊痹阻证），治以益气宽胸、化湿和胃案

郭某，男性，43 岁，2009 年 8 月 29 日初诊。

主诉：胸闷胸痛间断发作 3 年，加重半年。

现病史：患者于 3 年前因劳累出现胸闷胸痛发作，就诊于某省级医院，查冠状动脉造影具体结果不详，诊断为“冠心病、心绞痛”，予“单硝酸异山梨酯、美托洛尔、肠溶阿司匹林、卡托普利”口服，胸闷胸痛仍间断发作，最近半年症状逐渐加重，胸闷胸痛发作多在快速行走及进食后，伴咽喉堵塞感、双上肢酸胀。2 个月前在某院复查冠状动脉造影提示三支病变，加服地尔硫䓬、氯吡格雷、阿托伐他汀钙，胸闷胸痛仍频繁发作。刻下症：饭后发作胸闷胸痛，含化硝酸异山梨酯 10 ~ 15 分钟缓解，进食多少均有发作，发作时伴双上肢酸胀、气短、咽喉堵塞感，患者惧怕进食，胃脘胀满，睡眠可，咽中有痰，二便正常，舌质淡红、苔薄白，脉沉细。

既往史：高血压病史 3 年。

西医诊断：①冠心病，劳力性心绞痛；②高血压。

中医诊断：胸痹。证属脾胃虚弱、痰浊痹阻。

治法：益气宽胸，化湿和胃。

方药：方选夏枯草汤、益气升降汤、平胃散化裁。处方：夏枯草 10g，黄芩 10g，玄参 10g，苍术 12g，厚朴 12g，陈皮 10g，党参 15g，枳实 12g，桔梗 12g，麦冬 10g，五味子 10g，甘草 3g，瓜蒌 12g，生麦芽 30g，焦三仙 30g，鸡内金 12g，莱菔子 30g，黄芪 30g。5 剂，水煎服，每日 1 剂。

二诊：2009 年 9 月 2 日。服药后诉饭后发作胸闷胸痛减轻，进食后胃脘胀满减轻，咽中有痰，睡眠可，二便正常，舌质淡红、苔薄白润泽，脉沉细。上方加前胡 10g 以下气化痰。7 剂，水煎服，每日 1 剂。

三诊：2009 年 9 月 9 日。药后诉最近 3 天饭后胸闷胸痛未发作，进食后胃脘胀满减轻，咽中有痰，睡眠可，二便正常，舌质淡红、苔薄白润泽，脉沉细。血压 130/90mmHg。上方加槟榔 10g 以行气除胀、消食行痰。7 剂，水煎服，每日 1 剂。

四诊：2009 年 9 月 16 日。药后诉饭后胸闷胸痛未发作，进食后胃脘胀满基本不显，咽中无痰，食欲增加，进食可，睡眠可，二便正常，舌质淡红、苔薄白润泽，脉沉细。血压 120/80mmHg。上方黄芪加至 40g、党参加至 20g，另加甘草 6g，以益气扶正，促进元气恢复。7 剂，水煎服，每日 1 剂。

按语：《证治准绳·心痛胃脘痛》曰“胃脘之受邪，非止其自病者多；然胃脘逼近于心，移其邪上攻于心，为心痛者亦多”。邢月朋老师根据多年临床经验和不断探索认为，五脏六腑皆可令人心痛，非独心也。胸痹心痛之病证，大多以治疗心脏调理气血为原则，活血化瘀为一般的治疗方法。但该患者主要表现为饭后发作胸闷胸痛，双上肢酸胀，气短，咽喉堵塞感，胃脘胀满，其病位在心，但表现为脾胃病变，当辨证论治，非独治心，应从脾胃论治。故用平胃散、生脉散化裁之夏枯草汤、益气升降汤治疗。

夏枯草汤是邢月朋老师治疗高血压的基础方，凡高血压患者均加用此方。“治痰者不治其痰而治其气，气顺则一身津液亦随之而顺矣”。应用益气升降汤调补宗气，调畅胸中气机。平胃散出自《太平惠民和剂局方》，具有燥湿化痰、行气除满、调和脾胃之功。《医宗金鉴》曰："一切伤食脾胃病，痞胀呕吐不能食，吞酸恶心并噫气，平胃苍朴草陈皮。"充分说明了该方的作用。另加瓜蒌化痰通痹，黄芪、生麦芽、焦三仙、鸡内金、莱菔子益气消食和胃以助疗效。诸药合用，气运痰消，胸阳舒展，诸症消除。

7. 胸痹（心气不足、瘀血痹阻证），治以益气活血、化瘀通脉案

李某，男性，76岁，2005年3月28日初诊。

主诉：阵发性左侧胸痛2年，加重1周。

现病史：患者于2年前因与人发生争执，情绪激动后出现胸痛，以左侧为主，为压榨性疼痛，持续10分钟左右，伴有汗出、憋闷，立即到某医院诊治，检查心电图示前壁心肌缺血，诊断为"冠心病心绞痛"，随即到上级医院治疗，经服用硝酸异山梨酯等药物后症状好转。患者一直服药治疗，病情尚稳定，偶有胸部疼痛，休息后可以缓解。近1周无明显诱因症状加重，继续服药仍有胸痛发作，为求进一步诊治而就诊。刻下症：胸部憋痛，疼痛向左肩背放射，伴有灼热感，自汗，可持续10分钟左右，口干，纳可，二便调，睡眠欠佳，舌质暗、苔薄白，脉沉涩。

既往史：糖尿病史3年。

西医诊断：①冠心病心绞痛；②2型糖尿病。

中医诊断：胸痹。证属心气不足、瘀血痹阻。

病机分析：患者岁过七旬，年老体衰，病情日久，致正气不足，气为血之帅，气虚无以行血致血脉瘀结，阻滞心脉，不通则痛，故出现胸痛。少阴心经之脉循其左肩背，瘀血阻滞，经脉不通，故疼痛向左肩背放射。病久郁而化热，故伴有灼热感，自汗。舌质暗、苔薄白，脉沉涩，为瘀血痹阻心脉之象。

治法：益气活血，化瘀通脉。

方药：血府逐瘀汤合丹参饮加减。处方：当归10g，生地黄10g，桃仁10g，红花10g，桔梗12g，赤芍10g，柴胡10g，川芎12g，枳实12g，川牛膝12g，甘草6g，丹参10g，檀香10g，砂仁6g，黄芪30g，生晒参10g。7剂，水煎服，每日1剂。

二诊：2005年4月4日。服药后胸闷灼热消失，睡眠较前好转，但活

动后仍有胸痛。舌质暗淡、苔薄白，脉沉滑。症虽减，但瘀血阻络仍在，不通则痛，故疼痛较甚。在上方基础上加延胡索、三七粉以增活血通络之力。7剂，水煎服，每日1剂。

三诊：2005年4月11日。服药后自感诸症减轻，胸痛次数明显减少，稍感乏力，精神佳，口唇紫暗减轻，睡眠可，二便正常。14剂，水煎服，每日1剂。

四诊：2005年4月25日。服药后胸闷、胸痛已经消失，但乏力、气短无明显改善，尤以活动后加重，饮食正常，面色及口唇较红润，精神欠佳，语声低沉。舌质暗淡、苔薄白，脉沉细。本病证经益气活血通脉治疗病情好转。但患者年老体衰，又久病耗伤正气，瘀血实邪当去，但目前正气不足为主。邢月朋老师倡导有是证则用是药，治疗以补益宗气为主，方选益气升降汤加味。处方：黄芪30g，生晒参10g，党参15g，升麻10g，柴胡10g，枳实12g，麦冬12g，五味子10g，当归15g，川芎10g，赤芍12g，生地黄10g，桔梗10g，甘草6g。5剂，水煎服，每日1剂。

五诊：2005年4月29日。服药后自觉诸症明显减轻，已无胸痛憋闷等，疲乏无力症状消失。饮食二便正常，精神佳，面色及唇色红润。心电图示大致正常心电图。上方继续服5剂，以巩固疗效。

按语：胸痹心痛病的发生多与寒邪内侵、饮食不节、情志失调、年老体虚诸多因素有关，病机不外虚实，实为寒凝、气滞、血瘀、痰浊等阻于心络，心脉不畅，虚为心肝脾肺肾等脏腑亏虚，心络失养。临床上气虚血瘀所致胸痹是最为常见的证型之一。邢月朋老师认为，患者老年体衰，正气亏虚，又久病耗伤正气，气虚运血无力，而致瘀血阻滞心脉，不通则痛，故出现胸痹疼痛。本证为本虚标实。根据临床经验，选用血府逐瘀汤合丹参饮治疗。方中加用生晒参、黄芪以补益元气，扶助正气，益气而行血。方中四物汤活血化瘀而养血，四逆散行气活血而舒肝，桔梗开肺气载药上行，枳实则降上焦之气而宽胸，尤以牛膝通利血脉，引血下行，丹参饮活血祛瘀，行气止痛。诸药配伍，共奏益气活血通脉之功。但活血通脉之品久服可耗气伤阴，故后期根据患者病机改变以心肺气虚为主，鉴于中医“急则治其标，缓则治其本”的原则，治疗亦改为以益气固本之益气升降汤而收功。

8. 胸痹（气血亏虚、心阳不足证），治以益气养血、温补心阳案

崔某，男性，79 岁，2009 年 3 月 30 日初诊。

主诉：胸闷、胸痛间断发作 10 年，加重 1 个月。

现病史：患者 10 年前因劳累出现胸闷、胸痛，休息后可以缓解，曾在某院诊治，查心电图、冠状动脉造影等诊断为“冠心病三支病变”，经常口服药物治疗，偶有胸部憋闷、疼痛。1 个月前胸闷、胸痛加重，每因行走则发，尤以上楼时症状明显，兼乏力、倦怠，经服西药后症状不减，为求进一步诊治而就诊。刻下症：阵发性胸闷、胸痛，活动后加重，每因行走则发，尤以上楼症状明显，乏力，畏寒肢冷，倦怠，饮食可，睡眠好，舌质暗淡、苔薄白，脉沉细。

既往史：高血压病史 15 年。

西医诊断：①冠心病，劳力性心绞痛；②高血压。

中医诊断：胸痹。证属气血亏虚、心阳不足。

治法：益气养血，温补心阳。

方药：方选十全大补汤。处方：生晒参 10g，白术 12g，茯苓 12g，炙甘草 6g，当归 15g，白芍 10g，川芎 10g，熟地黄 20g，肉桂 10g，黄芪 30g。4 剂，水煎服，每日 1 剂。

二诊：2009 年 4 月 3 日。服药后自觉畏寒症状好转，胸痛、胸闷发作次数减少，能够步行上 3 楼。患者精神好，面色稍有红润，舌质淡暗、苔薄白，脉沉细。辨证准确，方药有效，上方加西洋参 10g、丹参 12g 以益气通脉。7 剂，水煎服，每日 1 剂。

三诊：2009 年 4 月 10 日。服药后胸闷胸痛症状明显减轻，自觉较前有力，舌质淡红、苔薄白，脉沉细。心率 82 次 / 分。上方继服 7 剂，水煎服，每日 1 剂。

四诊：2009 年 4 月 17 日。服药后胸闷、胸痛症状消失，乏力、倦怠明显减轻，大便干燥不易排出，精神好，面色红润，舌质淡红、苔薄白、脉沉细。心率 80 次 / 分，心电图示窦性心律，下壁、前壁心肌缺血的 ST–T 异常较前明显改善。上方当归加至 20g，白术加至 15g，黄芪加至 40g，益气扶正，促进元气恢复；加枳壳 10g 以通便。7 剂，水煎服，每日 1 剂。

按语：本案为邢月朋老师应用十全大补汤治疗冠心病的案例。冠心病发病日久，势必伤及正气，导致人体气血匮乏，阴阳两虚，劳而发作，多属西医冠心病劳力性心绞痛。中医辨证要点为心胸憋闷疼痛，无力，行走或活动则症状加重。邢月朋老师认为，本病病机为气血阴阳不足，劳则更伤正气，故症状加重。治疗以补气养血、温助心阳为法，可采用十全大补汤方加减。通过本案可以说明邢月朋老师治疗冠心病是遵照“治病求本、扶助正气”的原则，从虚论治，以补为先。补虚但不壅滞，通而不损正气，通过补虚而治其本。邢月朋老师在治疗冠心病时，注意人体正气的调养，多用党参、黄芪类药物固护正气；调整人体阴阳平衡的同时，特别注意正气的存亡，把扶助正气作为施治的指导思想，善用补气益气之品，临床上补气多参芪并用。气虚较甚者，用人参、西洋参配伍。黄芪为补气之要药，较党参作用强，且善补胸中之大气，而大气壮旺，则气亦行，血亦行，瘀才通。所以邢月朋老师不仅气虚用黄芪，对于血瘀、气滞、痰壅者也配伍黄芪扶正祛邪。

9．胸痹（宗气不足、气机不畅证），治以补益宗气、调畅气机案

王某，女性，61 岁，2009 年 9 月 18 日初诊。

主诉：胸闷气短间断发作 10 余年，加重 1 周。

现病史：患者于 10 年前无明显诱因出现胸闷气短，无胸痛、汗出，无晕厥黑矇、恶心呕吐等症状，社区医院给予复方丹参滴丸口服，症状逐渐缓解，但胸闷气短症状仍反复发作，多因劳累、情绪激动而诱发，持续数分钟至一两个小时，多次在社区输液治疗，不规律服用“肠溶阿司匹林、硝酸异山梨酯、复方丹参滴丸、速效救心丸”等。最近 1 周因情志不遂致胸闷气短发作频繁，程度较前加重，并伴左侧背部沉痛不适，周身乏力，胃脘胀满，收入我院心血管科，经抗凝、抗血小板聚集、改善心肌供血等综合治疗后症状仍无明显减轻，要求邢月朋老师会诊。刻下症：胸闷气短阵发性发作，伴左侧背部沉痛不适，含化硝酸甘油或速效救心丸数分钟可缓解，精神不振，少气懒言，不喜言语，周身乏力，善太息，纳寐可，二便调，舌质淡、苔薄白，脉沉细无力。

既往史：慢性胃炎病史 1 年，间断服用调胃冲剂；2006 年因子宫肌瘤

行子宫卵巢全切术。

西医诊断：①冠状动脉粥样硬化性心脏病，不稳定型心绞痛；②慢性胃炎；③子宫卵巢全切术后。

中医诊断：胸痹，太息症。证属宗气不足，气机不畅。

病机分析：患者素体虚弱，加之手术病史，正气复损，胸中大气不足，斡旋无力，又情志不遂，气机郁滞，故见胸闷、气短，背部沉痛，善太息；宗气不足，不能贯心脉、行呼吸，故见精神困倦，不善言语，倦怠乏力；舌质淡、苔薄白，脉沉细无力，亦为气虚之证。综观舌脉症，本病气虚为本、气郁为标，病位在心、肝，为本虚标实之证。

治法：补益宗气，调畅气机。

方药：益气升降汤合四逆散加减。处方：黄芪 30g，生晒参 10g，党参 30g，枳实 12g，桔梗 12g，麦冬 10g，五味子 10g，甘草 6g，白芍 10g，柴胡 10g。7 剂，水煎服，每日 1 剂。

二诊：2009 年 9 月 25 日。服药后面色无华，精神好转，胸闷气短、背部沉痛等症明显减轻，自觉气力不足，仍善太息，纳寐可，二便调。舌淡红、苔微黄，脉沉细。患者病情明显改善，但仍有气虚不足之象，加大益气之力。舌苔黄，为肝郁化热之象，应佐以清热泻火之品，有一分舌苔即有一分病邪，故上方加连翘、板蓝根清热解毒。5 剂，水煎服，每日 1 剂。

三诊：2009 年 9 月 30 日。服药后精神好，面色红润，阵发性胸闷气短、背部沉痛症状未发作，太息症状明显减少，纳寐可，二便调，舌淡红、苔薄白，脉沉细。患者病情明显改善，上方减连翘、板蓝根。7 剂，水煎服，每日 1 剂。

按语：邢月朋老师对太息症颇有研究，并有独到之处，认为善太息是由两类病机而引起，其一表现为“深吸为需，长出必然”，系宗气不足或宗气下陷引起的一种自然症状，辨证应为虚证；其二是由于情志不舒而导致肝气郁结，患者出现的善太息是以长气排出为快，因此在四诊过程中应判断其病机属实属虚，分别采用不同的治法才能取得满意疗效。邢月朋老师根据《灵枢·口问》“黄帝曰：人之太息者，何气使然？岐伯曰：忧思则心系急，心系急则气道约，约则不利，故太息以伸出之。补手少阴心主，足少阳留之也”的论述，结合临床实际，确立了以补益宗气为主治疗太息症的原则，并借鉴张锡纯之升陷汤，创制了益气升降汤治疗太息症，效如桴鼓。本病的临床表现包含了2个病证——胸痹和太息症。患者素体虚弱，加之手术病史，正气复损，胸中大气不足，斡旋无力，又情志不遂，气机郁滞，见胸闷、气短，背部沉痛、善太息；宗气不足，不能贯心脉、行呼吸，见精神困倦，不善言语，倦怠乏力；舌质淡、苔薄白，脉沉细无力，亦为气虚之证。综观舌脉症，本病气虚为本、气郁为标。病位在心肝，为本虚标实之证。治疗上标本兼顾，应用益气升降汤、四逆散调补宗气、调畅气机。

10. 胸痹（宗气不足、寒热错杂证），治以寒热平调、消痞散结、调补宗气案

邢某，女性，64岁，2012年8月1日初诊。

主诉：阵发性剑突下紧束感8年，加重伴胸闷气短3个月。

现病史：患者于8年前无明显诱因出现阵发性剑突下紧束、憋闷、痞满感，自述如同贴膏药感，与活动及饱餐无明显关系，进食正常，但吃凉后以上症状有所加重。无胸痛、放射痛，无汗出、周身无力，无劳力性呼吸困难，无夜间阵发性呼吸困难，无卧位性呼吸困难。发作时自测血压多为140～150/70～80mmHg，自扪脉率多为68～74次/分。曾多处求医，被多家医院诊断为“冠心病心绞痛，高血压”，间断服用“单硝酸异山梨酯、左旋氨氯地平”等药物，以上症状仍时有发作。3个月前因情志不畅，上症加重，并伴胸闷、气短、善太息，心中烦乱不安，少气倦怠懒言，急躁易怒，发作时自测血压多为125～130/60～70mmHg，自扪脉率多为72～76次/分。曾服用中药治疗效果欠佳，欲求中医调理而就诊。刻下症：剑突下紧束痞满憋闷感，胸闷气短善太息，心中烦乱不安，急躁易怒，少气懒言，喜静倦怠嗜卧，纳可，寐欠佳多梦，二便正常，舌暗红、苔薄白，脉沉细。

既往史：3年前查头颅CT示腔隙性脑梗死，经治疗未遗留明显后遗症状。有慢性浅表性胃炎及十二指肠球炎病史，曾行中药汤剂治疗后症状好转，现无胃灼热、泛酸及腹痛症状。

西医诊断：①冠心病心绞痛；②高血压2级（极高危）；③陈旧性脑梗死；④慢性胃炎；⑤十二指肠球炎。

中医诊断：胸痹、太息症。证属寒热错杂之痞证、宗气亏虚证，本虚标实。

治法：寒热平调，消痞散结，调补宗气。

方药：半夏泻心汤合益气升降汤加减。处方：半夏 10g，黄连 10g，人参 10g，麦冬 10g，五味子 10g，知母 10g，黄芩 12g，桔梗 12g，枳实 12g，干姜 6g，甘草 6g，黄芪 30g，牡蛎 30g，龙骨 30g。7 剂，水煎服，每日 1 剂。

二诊：2012 年 8 月 8 日。服药后剑突下痞满、心烦寐差、胸闷气短善太息均有减轻，周身较前有力，精力较前明显好转，舌暗红、苔薄白，脉沉。经寒热平调、消痞散结、调补宗气治疗症状明显减轻，继续目前治则。上方加焦三仙 30g、炒栀子 15g、淡豆豉 10g 以消食导滞、清热除烦。9 剂，水煎服，每日 1 剂。

三诊：2012 年 8 月 17 日。服上药后剑突下痞满症状基本消失，心烦、胸闷气短明显减轻，周身较前有力，精力进一步好转，可胜任日常家务，夜寐可，但梦仍偏多，纳可，二便调。经治疗痞消结散、烦热渐除、宗气渐旺，合小柴胡汤和解少阳，加酸枣仁、柏子仁以进一步养心安神。上方改黄芩为 10g，加柴胡 10g，酸枣仁 30g，柏子仁 15g，减焦三仙。处方如下：半夏 10g，黄芩 10g，人参 10g，黄连 10g，麦冬 10g，五味子 10g，知母 10g，淡豆豉 10g，干姜 6g，甘草 6g，黄芪 30g，牡蛎 30g，龙骨 30g，柴胡 10g，酸枣仁 30g，桔梗 12g，枳实 12g，栀子 15g，柏子仁 15g。7 剂，水煎服，每日 1 剂。

四诊：2012 年 8 月 24 日。服药后未再出现心下痞满症状，无明显胸闷气短，周身有力，能够进行散步等体育锻炼，纳可，心烦基本消失，夜寐可，梦较前减少，二便正常，舌质红、苔薄白，脉沉。患者症状逐渐好转，治则不变，上方继服 7 剂。

按语：本例患者病情复杂，西医主要存在的疾病为冠心病、高血压、慢性胃炎、十二指肠球炎。临床表现为虚实夹杂，既有寒热错杂之痞证而见的剑突下痞满不舒，又有阴虚内热、热扰心神之心烦急躁、口干、寐差多梦；另有宗气亏虚所见之胸闷气短、善太息、周身无力、心烦喜静、少气懒言、倦怠嗜卧之太息症。故予和中降逆、化痰消痞的半夏泻心汤以辛开苦降，寒温并用，阴阳并调，使寒热去、脾胃健、气机畅，则痞气自消；

益气升降汤以调补宗气、畅达气机，贯盈心脉；栀子豉汤清心除烦。药证相应，故症状逐渐好转。此病例是邢月朋老师方证对应治疗之范例，有心下痞满者用泻心汤以调和阴阳消痞满，有太息症故用益气升降汤调补宗气，有心烦寐差故用栀子豉汤清心除烦，配以酸枣仁、柏子仁以养心安神。

11．胸痹（宗气亏虚、肝胃郁热证），治以补益宗气、清肝泄热、降逆和胃案

朱某，女性，56岁，2012年12月25日初诊。

主诉：阵发性胸闷2年，加重1周。

现病史：患者于2年前因与人发生争执，情绪激动后出现胸闷，伴有轻微胸痛，以左侧为主，为隐隐作痛，持续10分钟左右，并出现胃脘部及两胁肋部胀满、嘈杂吞酸，有汗出、周身无力感。立即到社区医院诊治，检查心电图提示下壁心肌缺血，诊断为“冠心病心绞痛”。随即到某市级医院治疗，经治疗好转（具体治疗经过不详）。后患者一直服用“硝酸异山梨酯、阿司匹林”等药物，病情时轻时重，多于情志不畅及进食不节后出现或加重。近1周患者再次因情志不畅致上述症状再发加重，继服以上药物后仍有发作。刻下症：阵发性胸部憋闷、隐痛，向左肩背放射，咽部堵塞感，易恶心，伴有灼热感，心悬若饥，胃脘部及两胁肋部胀满，嘈杂吞酸，口干，不欲饮，口淡无味，口苦，纳可，寐欠佳，二便调。脉率90次/分，血压130/85mmHg。舌质淡红、花剥苔，脉沉细数。

既往史：反流性食管炎、胃溃疡及十二指肠球炎病史约5年，间断服用“甲硝唑、克拉霉素、兰索拉唑”，仍时有腹部不舒症状；糖尿病病史3年。

西医诊断：①冠心病心绞痛；②慢性胃炎；③反流性食管炎；④糖尿病。

中医诊断：胸痹。证属宗气亏虚、肝胃郁热。

治法：补益宗气，清肝泄热，降逆和胃。

方药：拟益气升降汤合左金丸化裁。处方：人参10g，麦冬10g，竹茹10g，橘红10g，枇杷叶10g，黄连10g，五味子6g，炙甘草6g，黄芪30g，枳实12g，桔梗12g，知母12g，沙参15g，玄参15g，明党参15g，牡蛎15g，吴茱萸3g。5剂，水煎服，每日1剂。

二诊：2012 年 12 月 30 日。服药后胸闷、胸痛及胃脘部不舒症状好转，但仍时有胃脘部痞满嘈杂不舒，咽部仍有堵塞感，仍寐差，舌质淡红、花剥苔，脉沉细数。服药后症减，故守上方，加入白术以助脾气健运，使补而不留滞。7 剂，水煎服，每日 1 剂。处方调整如下：人参 10g，麦冬 10g，竹茹 10g，橘红 10g，枇杷叶 10g，白术 10g，五味子 6g，炙甘草 6g，黄芪 30g，枳实 12g，桔梗 12g，知母 12g，黄连 12g，沙参 15g，玄参 15g，明党参 15g，牡蛎 15g，吴茱萸 3g。7 剂，水煎服，每日 1 剂。

三诊：2013 年 1 月 6 日。服药后自感诸症减轻，胸部不适发作次数明显减少，仍感周身乏力，但精神明显好转，寐好转，二便正常，舌质淡红、花剥苔，脉沉细数。上方黄芪加至 40g 以助补益肺脾之功。7 剂，水煎服，每日 1 剂。

四诊：2013 年 1 月 13 日。患者自行服药 2 周，胸闷、胸痛已经消失，胃脘部不舒亦明显好转，精力较前佳，寐进一步好转，但稍过劳累时仍感乏力，舌质淡红、花剥苔明显好转，脉沉细。本病证经补益宗气、清肝泄热、降逆和胃治疗后好转，但患者病久体衰，目前以正气不足为主。邢月朋老师倡导有是症则用是药，加大黄芪用量至 50g，以补益后续宗气为主。7 剂，水煎服，每日 1 剂。

按语：冠心病心绞痛是冠状动脉因粥样硬化斑块而致供血不足，心肌需血量及冠脉供血不匹配时发生的临床综合征，为临床常见病、多发病。其劳力性心绞痛中胃部症状，如饱餐、进食寒凉等出现胃部不适可作为诱发因素而导致心绞痛发作。冠心病心绞痛属于中医学“胸痹心痛”的范畴。病机不外虚实，实为寒凝、气滞、血瘀、痰浊等阻于心络，心脉不畅或痹阻，虚为心肝脾肺肾等脏腑亏虚，心络失养。该患者老年体衰，气血亏虚，久病耗伤正气，宗气亦亏虚，宗气源于肺脾，藏于胸中，故养脾肺，可助宗气之化源，护心肺可助宗气之盈。该患者平素脾胃虚弱，饮食不节及情志不畅，导致肝气犯胃证、肝胃郁热证，则心与胃相互影响，故邢月朋老师予补益宗气之益气升降汤合清泻肝火、降逆止呕之左金丸治疗冠心病。在解除胸痹致病因素的同时可滋宗气之化源，有利于宗气旺盛，从而保证走息道和贯心脉功能的实现。

益气升降汤重用黄芪以补宗气为主，黄芪味甘、性温，可补脾肺之气，并具升阳之功，对宗气不足、大气下陷尤为适宜；人参味甘、微苦而温，大补肺脾心之气；人参、麦冬、五味子构成的生脉饮可有效补益心肺之气，从而加强宗气的贯心脉、走息道之功；桔梗可载诸药之力上达胸中；枳实理气中之滞，与桔梗配伍一升一降，则气机调畅，助宗气布散；甘草补中益气，调和诸药。左金丸出自《丹溪心法》，在原书中一名回令丸，由黄连 180g、吴茱萸 30g 组成，主治肝火犯胃，症见嘈杂吞酸、脘痞嗳气等。方中黄连性苦寒，归心、脾、肝、胆、大肠经，重用黄连清热燥湿、泻火解毒为君药；吴茱萸药性味辛、苦、热有小毒，归肝、脾、胃、肾经，少佐吴茱萸散寒止痛、疏肝下气、燥湿为佐使。其花剥苔主阴虚，故方中加用沙参、玄参及明党参三参共奏补益心气、养阴生津、清热泻火及收敛浮阳之功效。加入竹茹、白术以助脾胃运化，从而补而不留滞。治疗辨证准确，组方精当，临床使用效如桴鼓。

12. 胸痹（气虚血瘀、肝胃不和证），治以理气和胃案

邢某，男性，62 岁，2012 年 11 月 12 日初诊。

主诉：阵发性胸闷胸痛 2 年，加重 10 天。

现病史：患者缘于 2 年前无明显诱因出现持续性胸闷胸痛，伴后背部疼痛，向左肩部放射，心悸出汗，持续 1 小时不缓解，呼叫“120”后就诊于石家庄某市级医院，诊断为“冠心病，急性非 ST 段抬高性心肌梗死”，行冠脉造影提示三支病变，于前降支、回旋支置入支架 2 枚。常规口服“阿司匹林、氯吡格雷、单硝酸异山梨酯”等药物。后又因胸闷胸痛发作就诊于该院，经抗凝、抗血小板、扩冠、降脂等治疗后好转。10 天前患者因活动过多后出现阵发性胸闷，咽喉部至剑突下烧灼感，后背疼痛，双上肢乏力，休息或含化速效救心丸，持续 20 秒至 1 分钟可缓解，口服常规药物无明显缓解。现主症：阵发性胸闷，咽喉部至剑突下烧灼感，后背疼痛，双上肢乏力，休息或含化速效救心丸，持续 20 秒至 1 分钟可缓解，口干、胃灼热反酸，食后腹胀，二便大致正常，寐可，舌质暗、苔白，脉滑。

既往史：高血压病史 7 年，血压最高 190/110mmHg，近期服用硝苯地平缓释片 20mg，2 次 / 日，血压情况不详。慢性胃炎、十二指肠球炎病史

10余年，平素易出现胃灼热反酸，治疗情况不详。

辅助检查：心电图示窦性心动过缓，Ⅰ度房室传导阻滞。心脏彩超示二尖瓣、主动脉瓣关闭不全，左室舒张功能减低。腹部彩超示脂肪肝。

西医诊断：冠心病，不稳定型心绞痛，经皮腔内冠状动脉成形术术后。

中医诊断：胸痹、胃痛。证属气虚血瘀、肝胃不和。

治法：补气活血，理气和胃。

方药：身痛逐瘀汤合丹参饮和瓦橘散化裁。处方：党参10g，丹参10g，炒桃仁10g，当归10g，川芎10g，麦冬10g，川牛膝10g，五灵脂10g，醋香附10g，炒枳壳10g，连翘10g，海螵蛸10g，瓦楞子10g，地龙10g，浙贝母10g，檀香10g，砂仁3g，甘草6g，羌活6g，秦艽6g，红花6g，焦三仙30g。4剂，水煎服，每日1剂。

二诊：2012年11月16日。服药后患者感阵发性胸闷减少，咽喉部至剑突下烧灼感、后背疼痛减轻，无双上肢乏力，口干、胃灼热反酸减轻，食后腹胀，二便大致正常，寐可，舌质暗、苔白，脉滑。上方加炒鸡内金10g。继服5剂，水煎服，每日1剂。

三诊：2012年11月21日。服药后患者感胸闷明显减少，咽喉部至剑突下烧灼感减轻、后背疼痛明显减轻，胃灼热反酸减轻，腹胀好转，上方继续服用。

按语：本例患者有冠心病心肌梗死病史，曾行冠脉造影提示三支病变，行支架治疗，现表现为劳累后胸闷气短背痛，因此冠心病心绞痛诊断明确。患者既往有慢性胃炎、十二指肠球炎病史，除表现为胸闷气短外，还表现为背痛、胸骨后烧灼感。中医诊断为胸痹，胃痛，辨证为气虚血瘀，肝胃不和。处方为身痛逐瘀汤、丹参饮、瓦橘散三方组成。对于表现为胸闷兼背痛的心绞痛患者，邢月朋老师善用王清任身痛逐瘀汤治疗。瘀血痹阻背部经脉导致气血运行不畅，出现肩背沉重疼痛，因其部位在肩背，故不应诊断为胸痹，而应诊断为痹症。肩痛、臂痛、腰痛、腿痛或周身疼痛在中医看来均属身痛，不能因为心脏居于胸中，凡是冠心病引起的肩背疼痛就归之于血府。所以选择更有针对性的身痛逐瘀汤为主方。其中桃仁、红花、当归活血化瘀，五灵脂、地龙祛瘀通络，川芎、香附理气活血止痛，牛膝活血通络。羌活、秦艽引药直达病所。丹参饮可治一切心腹诸痛。瓦橘散为经验用方，用于治疗表现为胃脘不适、胃灼热吐酸、嘈杂等症状的胃炎、胃溃疡得心应手，该方由瓦楞子、海螵蛸、浙贝母、橘红、鸡内金、木香、蒲公英组成。方中瓦楞子、海螵蛸、浙贝母收敛止酸，橘红、鸡内金、木香理气和胃，蒲公英清热解毒。药后诸症均减。

13．胸痹（气血两虚证），治以补气养血案

郭某，男性，64岁，2012年9月10日初诊。

主诉：阵发性胸闷气短1个月。

现病史：患者于1个月前开始出现胸闷气短，心慌，全身乏力，口服硝酸异山梨酯等无明显好转，近日感冒，鼻塞咽干，转求中医诊治。刻诊：心慌气短、乏力，动则明显，咽干，不欲饮食，自觉疲惫睡不醒，面色萎黄，语声略低微，血压120/70mmHg。心电图示窦性心律，T波低平。舌淡暗、苔白，脉沉细。

西医诊断：冠心病心绞痛。

中医诊断：胸痹，证属气血两虚。

治法：补气养血。

方药：人参养荣汤加味。处方：人参10g，白术10g，当归10g，熟地黄10g，白芍10g，陈皮10g，远志10g，五味子10g，金银花10g，连翘10g，板蓝根10g，杏仁10g，茯苓15g，甘草6g，黄芪30g，肉桂3g，柏子仁12g。7剂，水煎服，每日1剂。

二诊：2012年9月17日。服药后患者心慌减轻，仍有咽干，上方加薄荷10g、桑叶10g。4剂，水煎服，每日1剂。

三诊：2012年9月21日。服药后胸闷心慌气短减轻，近日感冒，轻微咽痛，鼻塞，轻微咳嗽，舌淡暗、苔白，脉浮细。上方合银翘散。7剂，水煎服，每日1剂。

四诊：2012年10月21日。患者诉服上方后症状基本缓解。

按语：人参养荣汤出自《三因极一病证方论》。原主治：①脾肺气虚，荣血不足，惊悸健忘，寝汗发热，食少无味，身倦肌瘦，色枯气短，毛发脱落，小便赤涩；②亦治发汗过多，身阵阵摇，筋惕肉瞤。邢月朋老

师分析，部分胸痹（冠心病）患者属于久病体虚，在应用人参养荣汤后气血充足，气行则血行，心脉通畅，则胸闷心慌等症状缓解，如一味应用活血化瘀药物，则气血愈虚，愈虚愈瘀，病情不但不减，反会越治越乏力。本例患者补气则有助于血行，因此病情好转。该患者心慌、气短、乏力、疲惫为气血亏虚、血不养心所致。“阳气者，精则养神，柔则养筋”，心阳虚，神失所养，则觉疲惫睡不醒。人参养荣汤为十全大补汤去川芎，加五味子、陈皮、远志、生姜、大枣而成，治疗气血虚损诸证。全方配伍可以气血双补、补而不滞，共奏益气补血、养心安神之功。患者感冒后外邪侵袭可加重病情，邢月朋老师非常重视外感对患者原有疾病的影响，认为如不及时祛邪，则可导致病情迁延不愈。遇到此种情况，其喜用银翘散祛风散邪，可使外邪解而内脏调。

三、心肌梗死辨证论治

心肌梗死是冠状动脉粥样硬化性心脏病的类型之一，属中医“真心痛”的范畴。邢月朋老师认为中医药对急性心肌梗死的治疗有很好的疗效，中医药在临床急症中有着不可低估的作用，要不断发掘和汲取古今经验，中西医紧密结合，互补长短，真正做到急则治标、缓则治本，把辨证施治作为中医诊治的法宝。

1. 补气通阳为先　《素问·金匮真言论》谓：“故背为阳，阳中之阳，心也。”阳气为人生之本，阳气旺则能化血，阳气微则为阴盛。胸为清旷之地，宗气之源，血脉赖阳气鼓动而运行不息。心阳衰微，功能不健，血行不畅，阴邪易于上乘，使胸阳痹阻，发为真心痛。故益气温阳法是治疗急性心肌梗死，挽救危亡的关键所在。临证治法以温通为主，顺乎生理，使阳通营和，气血通畅。邢月朋老师强调，急性心肌梗死为危急重症，用药贵在精悍，药专力宏。

心阳虚衰型急性心肌梗死表现为心痛彻背，手足厥冷，面白汗出，脉微细弱，以急性前壁心肌梗死或并发心源性休克者多见。治疗当以急救回阳、大补元气为主，方用人参四逆汤加减：人参 15 ～ 30g、干姜 10g、炮附子 10g、炙甘草 10g，水煎服，亦可配合参麦注射液静脉滴注。恶心呕吐者小量频服，心阳虚脱者加黄芪 30g、桂枝 10g，胸痛频发者加细辛 3 ~ 10g、延胡索 10g。当病情处于稳定期时，常在补阳益气的基础上阴阳双调，使阳生阴长，常用保元汤、大补元煎加减。

例：刘某，女性，59 岁。胸闷、胸痛、气短伴汗出、恶心 5 天入院。既往冠心病病史 7 年，近 5 天持续胸痛，呼吸困难，喘息气短，口服硝酸甘油不能缓解。患者表情淡漠，汗出淋漓，手足厥冷，语声低微，舌质暗淡、苔薄白，脉微细。血压 75/52mmHg，心率 120 次 / 分，两下肺可闻及湿性啰音。结合心电图和化验检查临床诊断为“急性前壁心肌梗死，心源性休克，急性左心衰竭”。经西医抢救治疗，胸痛消失，血压上升，但仍胸闷，大汗淋漓，手足厥冷，喘息气短，脉微细。证属心阳衰微欲脱之象，治以温补阳气、急救固脱，予参麦注射液静脉输入，并用人参 10g、炮附子 9g、干姜 10g、炙甘草 10g、西洋参 10g，水煎取汁频服。药进 1 剂后，患者四肢温暖，汗出明显减少。原方加山萸肉 10g，继服 2 剂，胸闷、气短、喘息消失，精神好转。上方加减再服 5 剂，病情稳定。

2. 祛痰化浊为治　急性心肌梗死，临床可出现实邪壅塞、痹阻不通的实证，也有因实而致虚者。对此，邢月朋老师强调要审因论治，以通为用，祛除实邪，只有邪气除正气方可伸张。临床上实邪不外痰凝、血瘀、气滞、湿阻等，但最终皆能影响血液运行而使心血痹阻，瘀而不通，发为心痛。其中痰阻为本证主要矛盾，一旦形成则与血瘀、气滞交结不解，痹阻心脉。因此，要止痛活血通痹必须先祛其邪、通其气，“调气先豁痰，痰去气自畅”。由于痰浊为阴邪，其性黏腻难涤，故应在化痰祛湿之中用通阳之品，使阳气通达则湿浊难聚。在临床上本型患者多为形体肥胖，或平素嗜酒、膏粱厚味，以胸部憋胀满闷、时缓时急、头蒙不清、舌苔腻为辨证要点，可用陈平汤加减以燥湿化痰、理气和中。药用：陈皮 10g，半夏 10g，茯苓 15g，苍术 10g，厚朴 10g，桂枝 6g，枳壳 10g，甘草 6g。临症加减：心烦、眩晕、失眠者加黄连、竹茹，大便溏者加干姜，热盛加黄芩、黄连，兼血瘀证加丹参、红花、川芎。

例：秦某，男性，52 岁。高血压病史 5 年，以胸部憋闷窒息感 12 小时入院。经心电图、心肌酶等检查，诊断为“急性下壁心肌梗死”。患者形体肥胖，表现为持续胸部满闷、憋胀，头蒙不清，气粗痰多，纳差恶心，舌质暗、苔白厚腻，脉沉弦。证属痰浊郁滞，痹阻胸阳，血瘀气滞，治以祛除实邪之法，使痰浊一去，则气机通畅，阳气振奋，通则不痛。药用：橘红 10g，半夏 10g，茯苓 15g，苍术 10g，厚朴 10g，桂枝 6g，枳壳 10g，竹茹 9g，红花 10g，川芎 10g，甘松 9g。服上方 2 剂，患者胸闷较前减轻，但仍咳吐白黏痰，头蒙不清，舌质暗、苔微黄腻，脉滑。上方去桂枝，加黄连 10g，继服 5 剂，症状消失。继续服药调治 3 周，临床治愈出院。

3. 清热解毒、活血止痛为法　急性心肌梗死属于中医“胸痹”“心痛”范畴，在临床中发现急性心肌梗死患者多表现为胸痛胸闷，心烦，口干、口苦，口气重，大便干，舌苔由白逐渐变黄而干，脉数等，治疗过程中，随着病情的好转，舌苔由黄逐渐变白而润，热结于里的症状也随之好转。邢月朋老师经过多年临床实践提出：此证属热瘀心脉。《素问・生气通天论》曰：“营气不从，逆于肉理，乃生痈肿。”中医认为营气行于脉中，脉道通畅，则气血运行正常。如因七情所伤、饮食不节等，致瘀浊内生，日久邪从火化，毒热蕴结，气血壅滞，脉络痹阻，不通则痛，则发为真心痛。根据以上理论，将此类急性心肌梗死早期证候辨证为热瘀心脉、脉络阻滞证，应用四妙勇安汤加味治疗，临床取得了较好的疗效。组方：当归、金银花、玄参、丹参、甘草、生地黄、赤芍、鸡血藤。四妙勇安汤出自清代鲍相璈《验方新编》，具有清热解毒、活血止痛的功效，广泛应用于血栓闭塞性脉管炎和变应性血管炎、下肢深静脉血栓及其他原因引起的血管栓塞性疾病。邢月朋老师认为，从现代医学角度分析，急性心肌梗死与周围血管病具有相同的病理基础，即各种原因引起动脉粥样硬化，导致管腔狭窄、闭塞，局部组织坏死。

由于急性心肌梗死与周围血管病具有相同的病理基础，从中医辨证和西医辨病相结合的角度出发，将四妙勇安汤加味用于治疗冠心病急性心肌梗死，体现了中医学“异病同治”的辨证论治思想，采用中医辨证和西医辨病相结合的诊断、治疗方法，寻求此类疾病在同一病变阶段的病理特征，从传统医药中发掘出具有针对性、行之有效的专用方药，借此用于提高疾病的临床疗效，以便对中医药进行临床药理机制研究，不失为血管疾病治疗及研究的一个新思路。

例：张某，男性，55 岁。主因心前区发作性疼痛 4 年，持续不能缓解 10 小时入院。患者 4 年前因工作紧张出现心胸部疼痛，呈针刺样，每因劳累及精神紧张而症状发作，曾在某医院住院治疗，诊断为“冠心病心绞痛”，经常口服药物治疗，病情尚稳定。昨日因工作紧张心胸疼痛发作，持续不缓解，伴有压迫感，时有汗出。在门诊查心电图提示下壁、前间壁急性心肌梗死，为求中西医治疗而住院。刻下症：心胸疼痛，程度较前稍缓解，心中烦乱，寐欠安，口干、口苦、口气重，大便干，纳尚可，舌质红、苔白而干，脉数。住院后经查心肌酶及心电图等诊断为“冠心病急性心肌梗死”。中医诊断为真心痛，证属热瘀心脉、脉络阻滞。治以清热解毒、活血通络。方选四妙勇安汤加味：当归 15g，金银花 12g，玄参 10g，丹参 15g，甘草 6g，生地黄 10g，赤芍 10g，鸡血藤 15g，炒栀子 12g，瓜蒌 12g。2 剂，水煎服，每日 1 剂，分 3 次口服。治疗 2 日，患者胸痛消失，自觉心胸轻松如常，寐安，口苦、口气重症状明显减轻，仍有大便干，舌尖红、苔白而干，脉数。上方生地黄加至 20g，加黄连 10g、火麻仁 15g，3 剂。后患者无胸痛发作，大便通畅，口中和，食欲正常，舌淡红、苔白，脉细。继续中药调理，20 天后出院。

4. 通腑泄热，以通为用　心脉痹阻是急性心肌梗死的根本病机。中医学认为“不通则痛”。邢月朋老师认为，急性心肌梗死犹如疮疡肿痛之症，为心之痈疮。由于血瘀痹阻、肉腐郁热致阳明经热盛而成胃家实证。临床上许多急性心肌梗死患者初期舌苔薄白，口中和，二便调，但病后数日即出现口干口臭、舌苔黄燥、大便秘结不通等阳明燥热、腑气不通之象。因此在治疗时使腑气通畅，正气才能恢复，否则实邪积滞日久必伤正气。临床上可应用承气汤类，或加润肠通便、消食导滞剂，邢月朋老师常用大承气汤加减：大黄 9 ~ 12g，枳实 10g，郁金 10g，厚朴 9g，石菖蒲 9g，川芎 12g，半夏 9g，甘草 6g。纳差食少加麦芽 10g、山楂 10g；腹胀甚者加莱菔子 30g；口苦、口干、心烦加栀子 12g、黄芩 15g。

例：赵某，男性，48 岁。剧烈胸痛憋闷 10 小时入院，诊断为“急性前壁心肌梗死”。住院后给予心电监测、吸氧、扩张冠状动脉、抗凝等治疗，病情稳定。患者口中和，二便调，舌质淡暗、苔白，脉沉滑。第3天出现腹部胀满，拒按，按之疼痛，大便2日未行，口干、口臭，舌质红、苔黄燥，脉弦数。心电图示心肌缺血较前加重。邢月朋老师查房后指出，本证属阳明实热，热邪与实邪交结于阳明之腑，当治以攻里通下、祛瘀化浊。处方：大黄12g，枳实12g，厚朴9g，石菖蒲9g，郁金9g，半夏12g，黄连9g，当归15g，甘草6g。服上方2剂，大便通畅，腹胀腹痛明显减轻，舌苔转薄，心电图示心肌缺血较前明显改善，后以化瘀通络、益气养阴中药调治而愈。

5. 益气养阴，固护正气　急性心肌梗死患者多出现胸闷、心悸、头晕、乏力、气短、汗出、脉结代等，且诸症动则加重，脉沉细或结代，属气阴两虚证。尤其是急性心肌梗死并发心律失常的患者更为多见。邢月朋老师认为真心痛病本为虚，由于心肺气阴两亏，宗气亏虚，不足以行呼吸、贯心脉，使血行不利，瘀血内阻，痹而不通。故治疗以补气为先，益阴复脉。自拟养心定悸汤：黄芪15g，党参15g，沙参15g，玄参10g，麦冬12g，五味子10g，太子参12g，生地黄10g，龙齿15g，麻子仁12g，甘草6g。方中黄芪为补气要药，补胸中大气，临床常参芪并用，使气旺则滞行瘀通浊化；配合麦冬、沙参、玄参、五味子、太子参、生地黄益气生津；麻子仁为使药以通之；龙齿安神以养心定悸；甘草调和药性，通利血气。诸药合用，扶助正气，固护阴阳，结代脉去，动悸症止。若阴虚口干、胸闷不舒可加炙甘草30g、桂枝6～10g。由于急性心肌梗死的病本为虚，因此邢月朋老师强调在整个治疗过程中，时刻注意补气养阴、扶正气以行血脉。

例：魏某，男性，64岁。冠心病病史10年，以持续胸闷、胸痛、心悸入院，诊断为“急性前侧壁心肌梗死，频发室性期前收缩”。经西医抢救治疗胸痛消失，室性期前收缩减少。但患者进行进食、翻身等轻微活动后出现室性期前收缩，心悸，气短，头晕，乏力，口干，脉沉结。证属真气内虚、气阴两伤，无力鼓动而脉搏难续，急以补气益阴复脉：黄芪30g，西洋参9g，太子参15g，麦冬12g，五味子9g，茯苓15g，白术15g，龙齿15g，炙甘草10g。服药3剂，患者心悸消失，精神转佳，自觉体力较前增加，但睡眠欠佳，原方加酸枣仁30g、柏子仁15g，5剂后诸症消失，心电监测提示无室性期前收缩。

邢月朋老师认为，冠心病为本虚标实之证，辨证不仅要明辨病位，更重要的是要明辨疾病的标本缓急，真正做到辨证论治，有是证则用是方。在临床上邢月朋老师学识渊博，精通中医古典医籍，尤其擅长《伤寒论》《金匮要略》中治法及经方的应用，倡导用中医基础理论来指导冠心病的治疗，并且时常教导我们要加强基本功的学习和训练。他不仅对古典著作有精深的研究，而且对后世中医著作和各医家学术思想也颇为了解，主张博采众家之长。更为可贵的是在运用中医辨证论治理论和诊断治疗方法的同时，其对心电图、生理学、药理学等西医知识亦具备深厚的功底，将现代医学理论和中医辨证论治很好地结合在一起，使中医治疗冠心病又提高到一个新的高度，为此他经常阅读国内外有关冠心病治疗的最新文献，研究新动态、新发展、新药物，并且对先进的医疗仪器和方法（如动态心电图、彩色多普勒超声心动图、运动平板、心血管疾病的介入治疗等）进行连续观察分析，为临床治疗提供科学依据。

第二节　心悸

一、病毒性心肌炎论治

病毒性心肌炎属中医学“心悸”“怔忡”“胸痹”等范畴，病因是外邪乘虚由皮毛或口鼻而入，内侵心脏，邪滞不去，损及气血，导致气阴两伤，或脉络瘀阻、痰饮内停等。邢月朋老师认为由于感邪轻重不同，病程长短不一，邪正虚实、标本缓急的关系也不尽相同，但临床以正虚夹邪多见，在治疗上主张依据病情以扶正祛邪为主要治疗原则，取得了非常好的疗效。为了提高治疗病毒性心肌炎的疗效，邢月朋老师多年潜心研究，坚持长期医疗实践，积累了大量的临床经验，提出治疗心肌炎应特别注意以下几点。

1. 积极预防和治疗感冒，祛邪外出　邢月朋老师在长期诊治病毒性心肌炎的过程中发现，心肌炎患者常因感冒而诱发，从而加重病情，或使疾病迁延不愈；还有一些患者经过长期调治病情好转，但一经感冒而前功尽弃；也有患者因正气已虚，反复感冒，心肌损害日益严重，病情不见起色。因此，邢月朋老师强调治疗心肌炎首要是预防和治疗感冒。预防感冒主要是注意居住环境，生活起居谨慎有度，适当进行体育锻炼，提高机体抗病能力。一旦感冒，要积极治疗，尽快彻底祛除病邪。外邪是病毒性心肌炎发病过程中重要的致病因素，在治疗过程中，应根据虚实主次，或以祛邪为主，或以祛邪为辅。在某种意义上讲祛邪就是扶正，邪气去则正气复，正如《素问·标本病传论》所言："病发不足，标而本之，先治其标，后治其本。"

病毒性心肌炎最常见的外感之邪是温热邪毒，"温邪上受，首先犯肺"，因此，临证当按照温病的风温进行辨证论治。邪毒首犯上焦肺卫，表现为发热，微恶寒，咳嗽，口微渴，舌质红，苔薄白或薄黄，脉浮数。风热邪毒入里化热，痰热壅阻，上扰心神，则可出现胸闷、心悸等。如果邪毒"逆传心包"，心脏受邪，可导致心气不足，或心阳虚衰。日久可耗气伤阴，出现气阴两虚等证。在夏秋季节，多感受湿热邪毒而发病，湿热邪毒多从口鼻而入，犯于中焦脾胃，又上扰心神，则表现为胸闷、腹胀、腹泻、心悸、胸痛等。

在治疗方面，在初期清热解毒以祛除病邪，兼以益气养心为法，多选用银翘散加减（金银花、连翘、板蓝根、竹叶、牛蒡子、薄荷、芦根、桔梗、党参、麦冬、五味子、黄芪）；热邪袭肺见咳嗽痰黄黏稠者加黄芩、川贝母、前胡、杏仁，咽痛加山豆根、射干。在病毒性心肌炎恢复期，患者体质虚弱，气阴两虚，复因感冒使心悸、怔忡、胸闷、气短等症加重，此时在辨证用药的基础上也应加清热解毒祛邪药物，以祛邪扶正。其强调解毒祛邪一定要彻底，不可以肺卫表证的消除而过早弃用解毒祛邪之品，应注意诊察有无余邪羁留，彻底清除余邪。

临床上，以气虚为主，见胸闷、气短、善太息等症者，用益气升降汤合银翘散加减；以阴虚为主，症见心悸、怔忡、口干烦热、舌红、脉数者，用天王补心丹加金银花、连翘、板蓝根。而对于体虚久病不愈的患者，正气不足为疾病的主要矛盾时，即使未感受外邪，也要治其未病。邢月朋老师多用玉屏风散益气固表，加金银花、连翘、板蓝根等防治邪毒致病。另外，由于不同的季节时行杂邪不同，治疗时邢老师强调因时制宜，要辨风寒、风热、夹暑、夹湿的不同，及时有效地选择不同的祛邪方法施法用药。

例：王某，男性，18 岁，学生。2005 年 3 月 11 日初诊。

2 周前因学习紧张，加之呼吸道感染，出现发热、咽痛，经用抗菌药物等治疗后热退，体温正常，昨日夜间出现心悸，故前来就诊。刻下症：心悸，气短，乏力，时有胸闷不舒，善太息，口干，咽干，咽痛，大便正常，小便黄，舌尖红、苔薄白而干，脉细数。查体：形体消瘦，面黄，咽部充血，血压 110/70mmHg，心率 98 次 / 分，心音低，未闻及杂音。心电图：窦性心动过速，不完全性右束支传导阻滞，偶发房性期前收缩。心脏彩超：室间隔回声减弱。胸片无异常。心肌酶：肌酸激酶增高，余正常范围。西医诊断为病毒性心肌炎。中医诊断为心悸，证属气阴两虚、邪毒未尽。治以益气养阴，解毒祛邪。方用天王补心丹方加减：柏子仁 12g，炒酸枣仁 15g，天冬 10g，麦冬 15g，当归 15g，生地黄 10g，远志 10g，茯苓 15g，明党参 15g，桔梗 12g，五味子 10g，党参 15g，金银花 15g，连翘 15g，板蓝根 30g，芦根 10g。5 剂，水煎服，每日 1 剂。

二诊：2005 年 3 月 16 日。服药后气短减轻，仍心悸、乏力。舌尖红、苔薄白而干，脉细数。上方加玄参 10g、龙骨 15g、牡蛎 15g，7 剂，水煎服，每日 1 剂。

三诊：2005 年 3 月 23 日。服药后心悸、咽痛、口干明显好转，仍有气短、乏力。舌尖淡红、苔薄白而干，脉细数。上方加黄芪 15g、明党参 15g，7 剂，水煎服，每日 1 剂。

四诊：2005 年 3 月 30 日。服药后症状基本消失，无明显不适，仍有咽部充血。上方继服 7 剂以调理之。

按语：本例患者素体气虚，复因劳累，感受风热之邪而发病，“邪之所凑，其气必虚”，外邪由卫入营，“逆传心包”致心之气阴亏耗，又邪毒未尽，而生诸症。心气不足，心失所养，则心悸、气短、乏力；阴津不足则口干、小便少；余邪未尽则咽痛咽痒。舌尖红、苔薄白而干、脉细数为邪热未尽。应用益气养阴安神之天王补心丹加金银花、连翘、板蓝根等，以扶正祛邪而获良效。病毒性心肌炎虽病位在心，但其病机的重要方面是邪毒侵袭，如果邪毒不去，疾病难愈，反而会使病情反复发作或加重。故在治疗时，应时刻注意祛除外邪，在疾病的各个阶段都应兼以解毒祛邪，临床上多用银翘散加减。

总之，在治疗病毒性心肌炎的过程中，祛邪法要贯彻始终，防微杜渐，防止疾病复萌。邢月朋老师认为，感受外邪引起感冒对于心肌炎患者来说是一个不利因素，但也有很多心肌炎病例在治疗感冒祛除邪毒过程中，原有心肌炎病症也随之好转，因此，感冒又是一个转化因素，可以利用这个转机，更直接地祛除致病因素。在治疗病毒性心肌炎时，无论外邪是否祛除，皆应把外邪当作致使病情加重的重要因素，时刻注意防止外邪侵入。在临证时，若见黄苔者，提示余邪未尽而内蕴，无论何期，均可配伍清热解毒药以清除余邪，则正气可安。在临床应用祛邪法时，多以清热解毒为主要治法，祛邪多用金银花、连翘、板蓝根，且用量较大。此类药物经现代药理学研究已证实有抗病毒、抗菌作用，临床收效甚佳。综上所述，治疗病毒性心肌炎只有注重祛邪，才能无恋邪之弊，使邪去正安，防止病情发展和加重，提高心肌炎的治疗效果。但也要注意根据患者不同的体质、病情，因人施治，祛邪而不伤正。

2. 针对病因，寻找和治疗感染病灶　邢月朋老师总结和观察了大量的临床病例，体会到对于病毒性心肌炎患者来说，各种感染病灶是影响疗效的潜在因素，尤其在心肌炎的恢复期，感染病灶是诱发病邪侵入，使病情迁延难愈的重要因素。临床观察可以发现，病毒的感染病灶是多种多样的，最常见的有扁桃体炎、咽峡炎、鼻窦炎等，以青少年为多见。在病毒性心肌炎的治疗过程中，随着感染病灶的治愈，病毒性心肌炎本身的病变也可减轻或治愈。因此，积极地寻找和治疗炎性病灶，消除病源，对于预防病毒性心肌炎复发和顺利治疗病毒性心肌炎是非常必要的，特别是对于临床上难治性和容易复发的病例，要仔细寻找病灶，及时查出和治疗感染病灶。

慢性咽峡炎是病毒性心肌炎最常见的感染病灶，邢月朋老师认为，其为邪毒上受或少阳之火上炎所致，如不及时治疗，可伤及气血，并且招致外邪侵入，或影响心肌炎的恢复。因此，要十分重视咽峡炎的诊断和治疗，把咽峡炎作为诊查、辨证、立法、用药的重要方面。咽峡部病灶一日不除，治疗一刻不能停止。咽喉是肺卫防护之门户，毒邪留恋，可见咽喉疼痛、局部充血，扁桃体肿大等。咽喉炎症的存在是本病反复发作或迁延不愈的病因所在。有时会因未感时邪或咽痛不著，往往忽视咽喉的诊察，徒用补益而致闭门留寇。临床对病毒性心肌炎伴随咽峡炎的辨证治疗主要分两大类：一是阴虚燥热型，一般多见于咽峡炎的慢性迁延期，多以咽干、咽痒、干咳为主要临床表现，邢月朋老师多治以养阴润肺止咳法，方以养阴清肺汤加味，选用麦冬、生地黄、沙参、玄参、薄荷、知母、桑白皮、山豆根、牡丹皮等；二是邪毒上攻型，为风邪热毒上受于咽喉之证，多见于咽峡炎的急性发作期，临床表现以咽喉红肿疼痛、咳嗽、咳痰为主，以清热解毒利咽为治则，方以银翘散加味，选用金银花、连翘、板蓝根、薄荷、牛蒡子、桔梗、射干、芦根、锦灯笼、山豆根等。

鼻炎、鼻窦炎也是导致病毒性心肌炎的常见因素之一，是不可忽视的治疗重点。由于鼻炎、鼻窦炎多有病程长、反复发作的特点，在治疗上也是非常棘手的。所以，根治这种内在的致病因素，同样是治疗病毒性心肌炎的重要环节。邢月朋老师常将此作为治疗心肌炎最首要方面。鼻窦炎在临床上最常见的证型是邪热内壅，鼻窍不通，所以邢月朋老师多采用清热通鼻开窍法，常用苍耳子散加减，药用辛夷、薄荷、苍耳子、谷精草、地龙、白头翁、木通、金银花、连翘等。

例：王某，女性，12 岁，汉族，学生。2006 年 10 月 10 日初诊。

患儿于 2 年前患病毒性心肌炎，在外院治疗后病情好转。半年前因感冒出现心悸、气短，查心电图示窦性心动过速，诊断为心肌炎。经治疗好转后继续学习。其后半年间因感冒 3 次出现心悸、气短等症状，以心肌炎治疗后好转，因影响学习，患儿家属非常着急而前来就诊。邢月朋老师查看患儿，详问病史，患儿诉常出现鼻塞，时流脓涕，咳嗽，痰色黄，时有胸中隐痛，喜饮，纳可，二便调，舌红、苔薄黄，脉滑。查鼻窦瓦氏位片示全组副鼻窦炎。邢月朋老师指出，患儿病程久，并反复发作，为痰热内蕴于肺。肺开窍于鼻，热毒蕴肺，肺气失于宣发肃降，鼻窍不通，则鼻塞、流脓涕；痰瘀互结于胸，气机不利，则胸中隐痛；热伤津液则喜饮。舌红、苔薄黄、脉滑微为热毒蕴肺、痰热互结证，鼻窦的病灶是心肌炎反复发作的病源，痰热不清，瘀脓不祛，病根不除。故治以清肺化痰、逐瘀排脓法。方用千金苇茎汤加减：芦根 30g，桃仁 10g，薏苡仁 30g，冬瓜仁 30g，生石膏 30g，黄芩 10g，鱼腥草 10g，桔梗 20g，白芷 10g，辛夷 10g，芙蓉叶 30g，金银花 30g，连翘 15g，甘草 6g。10 剂，水煎服，每日 1 剂。

二诊：2006 年 10 月 20 日。服药后鼻通气好转，仍流脓涕，咳脓痰，胸中隐痛，纳可，二便调，舌红、苔薄，脉滑。上方去白芷，继服 7 剂。

三诊：2006 年 10 月 27 日。服药后鼻窍通畅，咳脓痰及流脓涕量逐日减少，胸中隐痛已除，舌淡红、苔薄白，脉滑。上方继服 5 剂。

四诊：2006 年 11 月 1 日。服药后诸症消除，依上方加减，10 余剂后治愈。随访半年，患儿未再因感冒而发病，正常上学。

总之，邢月朋老师治疗心肌炎很重视寻找和积极治疗感染病灶，多用清热解毒类药物，不仅能抗菌、抗病毒，还可以提高机体免疫力，运用得法，对于控制感染病灶、提高心肌炎疗效，可起到事半功倍的效果。

3．扶助正气，必不可少　邢月朋老师认为，病毒性心肌炎的发生、发展，虽然与外邪因素有直接关系，但正气不足也是病毒性心肌炎发病不可忽视的内在因素。“温邪上受，首先犯肺，逆传心包”。“逆传”的关键在于心肺两虚。正气不足，心肺之气血阴阳亏虚，功能失调，既不能抵御外邪侵袭而屡发外感，而且外邪侵犯人体后，极易上扰于心出现心脏疾患。毒邪致病，又极易耗气伤阴。气阴两虚证是病毒性心肌炎虚证中常见的证型。气阴两虚不仅是发病的内因，又是病变的必然结果。在病毒性心肌炎的病变过程中，若正气既损，一是无力抗邪，二是无权司职，心悸难平。所以，扶助正气也是治疗病毒性心肌炎的一个重要方面。在治疗用药时，当以辨证为主，虚者补之，但也不可滥用补益法。

邢月朋老师认为，病毒性心肌炎的虚证，临床上以心气虚、心阴虚、气阴两虚型为多见。心气虚型者，临床表现以胸闷、气短、善太息、乏力、舌质淡、脉沉细为辨证要点，心电图表现多有 ST–T 改变，邢月朋老师主张用自拟方益气升降汤加减。心阴虚型者，临床表现多见心悸，怔忡，口干，失眠，舌质红、少苔，脉细数，心电图多表现出各种心律失常。邢月朋老师认为，养护心阴应从滋补肾阴着手，治心而不专于心，“心本乎肾，上不安者由乎下”，心肾并治，每获良效。临床多采用滋补心肾的养心定悸汤加味治疗。气阴两虚者气阴双补，用天王补心丹加减治疗。在临床治疗病毒性心肌炎应用补益剂时，虽然言之为补，其实是通过补益之剂，力求达到祛邪不伤正、扶正而不恋邪的目的。其经过多年临床实践而体会到，在病毒性心肌炎的病情发展过程中，病位多是在气分而未及血分，因此在用药时多选用气分药，而少用血分药，尤其不可早用破血和破气药，以免伤气动血，加重病情。

（1）气阴两虚、邪毒内扰证病案

李某，女性，40 岁，2004 年 9 月 20 日初诊。

患者半年前因感冒后出现心悸、气短，自诉在某县医院查心肌酶示异常。心电图示：窦性心律，不完全性右束支传导阻滞。县医院诊断为病毒性心肌炎。曾给予输液治疗（用药不详），配合口服维生素 C、B 族维生素、辅酶 Q_{10}、肌苷片治疗，仍有心悸发作，时轻时重，特来就诊。刻下症：心悸、气短活动后加重，全身乏力，善惊易恐，寐欠佳，纳差，食多后心悸加重，自觉鼻出热气，舌红、苔薄黄，脉结代。患者精神欠佳，面色㿠白，气短懒言。心电图示：①窦性心律，心率 63 次 / 分；②房性期前收缩；③短阵房性心动过速（伴室内差异传导）；④短 Q–T 间期；⑤不完全性右束支传导阻滞；⑥ V_5、V_6 ST 段压低。心脏彩超示：三尖瓣中度关闭不全。西医诊断为病毒性心肌炎后遗症。中医诊断为心悸，证属气阴两虚，邪毒内扰。治以益气养阴、清热解毒。方选益气升降汤加减，药用：黄芪 15g，麦冬 10g，五味子 6g，枳壳 10g，桔梗 10g，甘草 6g，生晒参 10g，知母 10g，黄精 30g，金银花 15g，连翘 15g，板蓝根 15g。4 剂，水煎服，每日 1 剂。

二诊：2004 年 9 月 24 日。服药后诸症明显减轻，仍觉气息发热，舌红、苔薄黄，脉沉细。上方加黄芩 10g、辛夷 10g，12 剂，水煎服，每日 1 剂。

三诊：2004 年 10 月 6 日。服药后心悸已基本控制，未出现期前收缩。唯觉后背、脊柱附近有压痛感，予身痛逐瘀汤加减治疗后痊愈。

按语：该患者发病前有感冒病史，继之出现心悸、气短等症状。此病变特征符合中医风温的“温邪上受，首先犯肺，逆传心包”的传变规律，其病毒的病性特点符合“温毒”特征。邢月朋老师认为病毒性心肌炎的基本病机是正虚邪滞、虚实夹杂，即心肌受损，邪气留滞。不论是急性期还是慢性期，心之受损与邪气留滞始终存在于矛盾的统一体中，正虚邪滞此起彼伏，反映疾病不同阶段的动态病性特征；心赖阴血濡养，赖阳气搏动，病毒性心肌炎所谓病毒损心，主要损伤气阴，气阴不足是本病的病理基础。治当气阴双补，敛散兼顾，方选益气升降汤加减。方中黄芪生脉饮益气滋阴，酌加黄精增强益气滋阴之效，恐上药稍热，故以知母之凉润者济之。桔梗载药上行，枳实开气机之壅结而下行，二药一升一降，调畅气机。用金银花、连翘、板蓝根之属清解心经温毒，截断病势的逆转。二诊时因患者仍自觉气息发热，故加入黄芩、辛夷清解肺热，宣通鼻窍。

（2）阴虚火旺证病案

李某，女性，30岁，2002年12月16日初诊。

患者于半年前感冒后即出现心悸，每遇精神紧张、劳累后加重。心率118次/分，纳可，大便干，舌红少苔，脉细数。心电图示：①窦性心动过速；②Ⅱ导联P波≥0.25mV。西医诊断为病毒性心肌炎。中医诊断为心悸，证属阴虚火旺。治以滋阴清火、养心安神。方选养心定悸汤，药用：生地黄10g，熟地黄10g，天冬10g，麦冬10g，柏子仁15g，炒酸枣仁15g，当归10g，党参10g，丹参10g，玄参10g，五味子6g，桔梗10g，茯苓10g，远志10g，黄连10g，龙齿15g。5剂，水煎服，每日1剂。药后心悸减轻，心率96次/分，患者诉每天工作压力大，心烦易躁，寐欠佳，多梦，唇周疮疹。上方加龙齿至30g，加金银花15g、连翘15g、板蓝根15g，7剂，水煎服，每日1剂。

二诊：2002年12月23日。服药后心悸已明显好转，寐好，仍觉倦怠乏力，纳可，二便调，心率84次/分。上方去金银花、连翘、板蓝根，加黄芪30g，7剂，水煎服，每日1剂。

三诊：2002年12月30日。服药后诸症均明显减轻，心率79次/分，纳可，寐佳，二便调。续服养心定悸冲剂，每日3次，巩固治疗。

（3）气阴两虚、余邪未尽证病案

王某，男性，18 岁，学生。2008 年 11 月 23 日初诊。

患者2周前因学习紧张、过度劳累而出现发热、咽痛、口干、鼻塞、咳嗽，体温 37.8℃，在当地社区医院诊断为“上呼吸道感染”，经用抗菌药物等治疗后热退，体温恢复正常，但咽痛、口干、鼻塞、咳嗽等症仍在，因学习紧张而未继续治疗。昨日夜间患者出现心悸、气短、乏力，时有胸闷不舒。社区医院考虑有“心肌炎”可能，建议转来我院治疗。患者心悸、气短、乏力，时有胸闷不舒，善太息，口干、咽干、咽痛，大便正常，小便黄，舌尖红、苔薄白而干，脉细数。患者体质虚弱，复又劳累过度，耗损气血，招致风热之邪侵袭，《素问·评热病论》云：“邪之所凑，其气必虚”“温邪上受，首先犯肺。”患者先感受外邪，继则因风热邪气亢盛而由卫分直入营分，营气通于心，耗伤气阴致心之气阴亏耗，又余邪未尽，而生诸症。心气不足，心失所养则心悸气短乏力；阴亏津液不足则口干、小便少；余邪未尽，循经上扰则咽干咽痛。舌尖红、苔薄白而干、脉细数为邪热未尽。西医诊断为病毒性心肌炎。中医诊断为心悸，证属气阴两虚、余邪未尽。拟益气养阴治其本，解毒祛邪治其标。方选天王补心丹加减，药用：柏子仁 12g，炒酸枣仁 15g，天冬 10g，麦冬 15g，当归 15g，生地黄 10g，远志 10g，茯苓 15g，明党参 15g，桔梗 12g，五味子 10g，党参 15g，大青叶 12g，蒲公英 30g。7 剂，水煎服，每日 1 剂。

二诊：2008 年 11 月 30 日。服药后心悸症状减轻，仍有气短、乏力，为心气不足不能鼓动血液正常运行，心失所养所致。咽喉为肺之门户，风热渐清则咽干咽痛之症随之缓解，舌尖红、苔薄白而干、脉细数为余毒邪热未尽之征。病情逐渐好转，基本病机如前，故仍以前方加强补气药力，以扶正祛邪。上方加黄芪 15g，继服 7 剂，水煎服，每日 1 剂。

三诊：2008 年 12 月 7 日。服药后心悸、胸闷、气短症状明显好转，但活动后感觉仍明显，心之气阴两虚证改善，又复现咽痛、鼻塞等感冒症状，为患者调护不慎复染风热所致。“急则治其标”，原方加金银花 12g、连翘 12g、板蓝根 12g，7 剂，水煎服，每日 1 剂。

四诊：2008 年 12 月 14 日。服药后仍有咽红，余无不适。心之气阴已复常，主症消失；风热邪毒已清，兼症亦除。病告痊愈，减除祛邪药物，再服数剂强本固原。祛邪药不可长用，以防伤正。处方：柏子仁 12g，炒酸枣仁 15g，天冬 10g，麦冬 15g，当归 15g，生地黄 10g，远志 10g，茯苓 15g，明党参 15g，桔梗 12g，五味子 10g，党参 15g。7 剂，水煎服，每日 1 剂。

按语：综合分析本案脉证，乃气阴两虚、余热未尽所致，治当益气养阴为主，配合清热解毒为辅。方用天王补心丹滋阴补心，加大青叶 12g、蒲公英 30g 以清热解毒，标本兼治，故用药后症状减轻。病毒性心肌炎虽病位在心，其本为气阴两虚，但其病机的重要方面是邪毒侵袭，邪毒不去，则疾病难愈，会使病情反复发作或加重。故在治疗时，应时刻注意祛除外邪，在疾病的各个阶段，都应抓住“邪毒”这一关键而兼以解毒祛邪。在临床上多选金银花、连翘、蒲公英、大青叶、紫花地丁、野菊花等择宜而用，尤其在疾病早期用量宜较大，体现出“急则治其标”；中期祛邪与扶正并重，祛邪药不可大量、长期应用，应时时固护正气，正气存内则邪不可干；在疾病的后期或恢复期，还应注意保护阴液，辅助正气，以恢复心的正常功能。本病的分期辨治可充分反映疾病的病理演变过程，选方用药更有针对性，因此取得很好疗效。

二、缓慢性心律失常论治

缓慢性心律失常，中医有迟、缓、结、代等脉象，西医诊断为窦性心动过缓、房室传导阻滞、窦房传导阻滞、病态窦房结综合征等。邢月朋老师通过多年的临床实践，根据不同的证型总结出一套完整的治疗方法。

（一）温肾复脉

邢月朋老师认为，缓慢性心律失常多为阴证、寒证，正如《濒湖脉学》所云：“有力而迟为冷痛，无力而迟定虚寒。”本证属寒证，表现为脉迟缓，所以当运用《伤寒论》温扶阳气的治疗大法，温养心肾阳气，使阳复阴退，寒散脉复。

心脏有推动血脉正常运行于周身的功能，这一功能主要是靠心中阳气的推动作用。如阳气虚损，鼓动无力，就会出现脉迟难复的病证。而气虚主要是胸中宗气不足，继而阳气衰微，不能司呼吸、贯血脉，影响心脉运行。肾为阴阳之根、先天之本，若肾阳虚损，则不能助心中阳气搏动而脉缓慢。所以临床上缓慢性心律失常患者以心肾阳气亏虚、阴寒内盛为多见。邢月朋老师主张心肾同治，益气升清、温阳散寒为基本法则，通过益气温肾可使心脉运行加强，温阳使缓慢性心律失常恢复正常。缓慢性心律失常临证要点是：脉沉迟，腰膝酸冷，胸闷。对此邢月朋老师多选用二仙汤、金匮肾气丸加减，药用山茱萸、熟地黄、山药、附子、肉桂、麻黄、仙茅、淫羊藿等。在治疗阳虚寒盛的病证时，邢月朋老师善用附子、肉桂、干姜等温热药物。附子性温热可温肾扶阳、散寒除湿，对于缓慢性心律失常患者，阴寒盛、阳气虚，表现为脉沉迟、苔白者多用附子。邢月朋老师非常强调药物的配伍使用，常说相同的药物用量或配伍不同，疗效亦不同，甚至会出现毒副作用。邢月朋老师以附子与人参、黄芪同用，以追复失散之气；与温热药同用，以温阳散寒；与解表药同用，可温经散寒解表。在用量方面，量小时仅用3g，量大时用到15g。用之得心应手，有攻有守，并且无毒副反应。

如治疗一西医诊断为病窦综合征的患者，心电图示窦性心动过缓，交界区逸搏，室性期前收缩，24小时平均心率为35 ~ 50次/分，表现为胸闷、眩晕、无力、心悸、下肢酸冷。患者曾在其他医院诊治，医生建议安装心脏起搏器，但患者拒绝而求中医治疗。邢月朋老师察其脉迟，舌质暗淡、苔薄白，辨为心肾阳气不足，无力鼓动心脉，施以温肾助阳、益气复脉之法，予黄芪、肉桂、附子、麻黄、熟地黄、淫羊藿、山药、茯苓。经过调方治疗，患者24小时平均心率可达50 ~ 70次/分，能正常生活且照顾他人，减少了手术的痛苦及巨大的经济开支。

（二）运转气机

邢月朋老师通过临床观察发现，很多缓慢性心律失常患者为本虚标实证，病机以气虚阳衰为本，气滞寒凝为标，病位在心。心气虚，运血无力，在心可见胸闷、气短、怔忡；在脑则头昏、晕厥、神疲乏力；在脉可见迟、涩。“迟来一息至唯三，阳不胜阴气血寒”。气虚阳衰，阴寒内生，水湿不化，气滞不达，血不以行，故诸症丛生。气虚阳衰，气滞寒凝，即本虚标实确为主要病机。针对此，邢月朋老师主张以益气温阳、运转气机为大法。

（三）辨证灵活准确

缓慢性心律失常是一个复杂而严重的病变，邢月朋老师对于不同的患者、不同的病情，采用灵活多变的治疗方法，而不是固守某一方剂，尤其是寒热错杂的病证主张随证更法。兼有口干、口苦、心烦等，表现为寒热错杂时，用附子泻心汤治疗；少阴虚寒，表里同病时，用麻黄附子细辛汤治疗；气血俱虚，脉搏迟缓者，用十全大补汤。

邢月朋老师认为缓慢性心律失常病情复杂，多以阳虚为重要病机，但也并非绝对，临证仍需辨证与辨病相结合，认真分析其病机根本，寻找疾病的本质。临床上有些心率缓慢患者，反而表现出一派热盛之象，如心烦，口苦，心悸，胸闷，头晕，舌质红、少苔或苔黄。遇到这种病证，就不能教条地用温阳散寒之法，而是要根据辨证所得，用清热凉血复脉法，使热邪得清，心率亦随之增加。正如《伤寒论》所云："阳明病，脉迟……大承气汤主之。"这种脉迟属于实热壅结于里，气血郁痹迟缓，通过清热祛邪使热邪去，气血通，脉搏复，不得概以为寒而治之。

（四）大运方加减应用

1．方名　大运方。

2．处方来源　邢月朋老师自拟方。

3．组成　人参 10g，黄芪 30g，附子 6g，肉桂 6g，柴胡 10g，升麻 10g，桔梗 10g，枳实 10g，麻黄 8g，熟地黄 10g，麦冬 10g，五味子 10g，丹参 15g。

4．功用　益气温阳，运转气机。

5．方解　方中人参、黄芪补气升阳为主，辅以附子、肉桂温阳散寒，使气充阳升；柴胡、升麻引二阳之气左右而升，桔梗载药上行升清气，枳实宽胸理气降痰浊，合用升清降浊运转气机；麻黄、熟地黄补肾生新，散寒而不腻膈，更有麻黄善发阳气，行于脉道以助行气之功；麦冬、五味子酸甘化阴，留助心阳，以防温热之药使心气耗散；丹参养血活血，以除阳气不充而气滞血瘀之弊。诸药配伍，益气温阳、运转气机，气充阳生，阴寒自散，脉道充盈，气血运行，可谓"阴阳相得，其气乃行，大气一转，其气乃散"，故名大运方。

6．主治　心悸、眩晕、厥证、胸痹证属气虚阳衰、气滞寒凝。临床症见心悸、怔忡，气短，胸闷，头昏晕厥，神疲无力，舌质淡暗、苔薄白，脉迟、涩。西医诊断为缓慢性心律失常、窦性心动过缓、房室传导阻滞、窦房传导阻滞等。

7．临床应用及加减化裁

（1）大运方用于气虚阳衰、气滞寒凝者。《素问·平人气象论》曰："心藏血脉之气。"气虚阳衰，阴寒内生，水湿不化，气滞不达，血不以行，则诸症内生。本虚标实为本证的主要病机。

西医诊断为缓慢性心律失常，包括窦性心动过缓、房室传导阻滞、窦房传导阻滞等，证属气虚阳衰、气滞寒凝。临床表现为心悸、怔忡，气短，胸闷，头昏晕厥，神疲无力，舌质淡暗、苔薄白，脉迟、涩。

（2）加减规律：血瘀者，加川芎 10g、赤芍 10g、檀香 10g、砂仁 10g 等以行气活血；气阴两虚者，去人参，加西洋参 10g、沙参 10g、天冬 10g；阴虚甚者，加大麦冬剂量，并加生地黄 10g、玄参 10g；脾阳虚者，加干姜 10g、炒白术 30g；伴心悸、失眠者，加龙齿 15g、夜交藤 15g；气虚甚者加黄芪至 40g；阳虚寒凝明显者加干姜 6g；肾阳虚者加补骨脂 15g、仙茅 10g；挟痰者加瓜蒌 12g、薤白 10g、半夏 10g；挟饮者加茯苓 15g、白术 15g；兼气滞者加柴胡 9g、郁金 12g；血压高，有口干苦、舌红苔黄等症，加夏枯草 12g、玄参 12g、黄芩 12g。

（五）验案举要

1．验案一

姚某，女性，54 岁。2009 年 7 月 21 日初诊。

患者于 10 天前无诱因突然出现头晕，继而黑矇、意识丧失，经休息，持续约 5 分钟后缓解，意识清楚，无肢体活动障碍。4 天前上述症状再发，为求进一步治疗而就诊。刻下症：阵发性头晕，黑矇，意识丧失，周身乏力，畏寒怕冷，心中烦乱，饮食二便正常。舌质暗、苔薄黄，脉沉缓。查体：心率 50 次 / 分，血压 200/100mmHg。心电图：Ⅲ度房室传导阻滞，ST–T 异常。心肌酶正常。西医诊断为心律失常，Ⅲ度房室传导阻滞。综合舌脉症，中医诊断为厥证，证属阳气亏虚、清阳不升、肝经郁热。治以温阳益气通脉，兼以清肝降火之法。方选大运方加减，药用：黄芪 30g，生晒参 10g，升麻 10g，柴胡 6g，桂枝 10g，桔梗 10g，枳实 10g，夏枯草 12g，玄参 12g，黄芩 12g，附子 6g，麻黄 6g。7 剂，水煎服，每日 1 剂。

二诊：2009 年 7 月 28 日。头晕、黑矇、意识丧失等未发作，仍有乏力，心慌、气短，体力有所恢复，畏寒肢冷有所改善，无心中烦乱，舌质暗淡、苔薄白，脉沉细缓。血压 130/75mmHg，心率 55 次 / 分，心电图示缺血有所改善。此所谓阳气渐复，血脉自畅，心血有养之理。目前肝经郁热证已消，故原方去夏枯草、玄参、黄芩，加麦冬 10g、五味子 10g 以生津敛阴。7 剂，水煎服，每日 1 剂。

三诊：2009 年 8 月 3 日。服药后诸症明显好转，时有气短乏力，为巩固疗效，上方黄芪加量至 40g 以增补气之力。7 剂，水煎服，每日 1 剂。

四诊：2009 年 8 月 10 日。服药后患者面色红润，体力增加，心悸、气短、乏力未作，心电图示心肌缺血改善。心气得复，心有所养，阳气得温，故诸症消失，但脉虽沉细缓和，尚欠有力，还需要进一步调治，以益气升降汤补益宗气、益气升清，巩固治疗。药用：黄芪 30g，生晒参 10g，升麻 6g，柴胡 6g，麦冬 10g，五味子 10g，山萸肉 10g，枳实 10g，桔梗 10g。7 剂，水煎服，每日 1 剂。

2. 验案二

李某，女性，76 岁。2006 年 6 月 15 日初诊。

患者心悸、胸闷间断发作 2 年，加重 5 天。刻下症：心悸阵作，头晕，偶有黑矇，腰膝酸软，少气懒言，畏寒，纳可，夜寐一般，夜尿频。舌质淡暗、苔少，脉沉迟。既往有冠心病病史 5 年，高血压病史 5 年。查体：血压 160/80mmHg，形体偏胖，两肺未闻及干湿性啰音。心率 50 次 / 分，可闻及期前收缩 3 次 / 分，二尖瓣听诊区可闻及收缩期杂音，双下肢不肿。查 24h 动态心电图示窦性心动过缓，房性期前收缩 532 次，大于 2.0 秒长 R–R 间期 12 次，Ⅱ度窦房传导阻滞。心脏彩超示二尖瓣关闭不全，主动脉瓣轻度钙化，左室舒张功能减退。西医诊断为冠心病、心律失常（Ⅱ度窦房传导阻滞）、高血压。中医诊断为心悸，证属阳虚寒凝、肾阴亏虚。继续予阿司匹林、硝酸异山梨酯、贝那普利、硝苯地平控释片等治疗。并予中药煎剂温阳益气、滋阴复脉，方选大运方加减，药用：生晒参10g，西洋参10g，沙参10g，天冬10g，熟地黄10g，淫羊藿10g，制附片6g，当归10g，丹参30g，生黄芪40g，炙甘草6g。12剂，水煎服，每日1剂。

2006年6月27日：服药后患者未再出现胸闷、心慌，头晕症状较前好转，自觉心胸清亮开阔如常人。复查24小时动态心电图示窦性心动过缓，房性期前收缩13次。治疗前后心电图比较明显好转。患者以原方制成丸剂维持治疗。

（六）注意事项

1. 本方之立方要点是温阳益气治其本，活血通脉、运转气机以治其标。在临床应用大运方时，应明确中医辨证证型，在温补助阳的同时，勿忘顾护阴分。此即“善补阳者，必于阴中求阳，阳得阴助，而生化无穷”之理。在临床应用时，应根据症情变化随证加减。

2. 本病为慢性疾病，可以在病情稳定后以中药丸剂巩固治疗。

（七）参考资料

1. 该方临床应用的研究情况　我院心血管科科研小组对该方治疗缓慢性心律失常进行了临床研究，并与心宝丸对照观察，1993年作为河北省科委的课题进行了临床总结和系统研究，经过2年的研究，取得了研究成果，获石家庄市科技进步一等奖、河北省科技进步三等奖。本课题研究的缓慢性心律失常，其主要病机是气虚阳衰为本，气滞寒凝为标，病位在心，治疗以益气温阳、运转气机为法，在益气温阳的基础上重点突出运转气机，使气充阳生，阴寒自消，脉道充盈，气血运行，达到大气一转，其气乃散的治疗效果。在中医中药治疗缓慢心律失常及辨证与辨病相结合方面，做出了尝试。本课题研究显示有效率91.7%，显效率51.8%，在应用中药后可以在短时间内提高心率，维持时间长，明显改善临床症状。

2. 发表论文　《中药大运丸治疗缓慢心律失常108例临床观察》（《中国煤炭工业医学杂志》1998年1期）。

三、快速性心律失常论治

阵发性室上性心动过速为心内科临床常见病，治疗包括药物治疗及射频消融术，药物治疗效果较差，且不良反应较多；射频消融术可基本根治该病，但费用昂贵。因此，发掘中医药的优势，对于开拓治疗阵发性室上性心动过速及期前收缩的新途径非常有意义。

例 1：焦某，女性，43 岁，2005 年 11 月 25 日初诊。

患者 5 年前因子宫肌瘤行子宫切除术，术后出现心悸阵发性发作，活动后加重，在当地医院诊断为“阵发性室上性心动过速”，予口服倍他乐克（25mg，每晚 1 次）后症状好转。1 个月前因与家人生气，再次出现心悸症状加重，后背沉重，易出汗，倦怠乏力，头部昏蒙，睡眠欠佳。为系统中医诊治，至我院门诊就诊。现主症：心悸，后背沉重，喜蹲位，不能高坐，由蹲位站起时有头晕、眼冒金星现象，易出汗，恶风，自诉毛孔如开，下肢软而无力，头脑昏蒙不清，不欲饮食，双足凉，二便尚调，寐差，舌淡苔白，脉沉细缓、结。皮肤潮湿不温，腹软，双下肢无水肿。否认高血压、糖尿病病史。西医诊断为心律失常，阵发性室上性心动过速，房性期前收缩。中医诊断为心悸，证属气血阴阳俱不足。治以益气滋阴、补血复脉，佐以温阳化气。方选炙甘草汤化裁，药用：炙甘草 30g，肉桂 10g，干姜 5g，麦冬 10g，党参 30g，生地黄 30g，阿胶 10g，麻子仁 10g，生晒参 10g，炒酸枣仁 30g，黄芪 40g，制附片 5g（先煎），白术 10g。5 剂，水煎服，每日 1 剂。

二诊：2005 年 11 月 30 日。服药后患者心悸好转，汗出减少，头目转清，进食增加，仍有睡眠欠安，大便略干。舌淡、苔白，脉沉细缓。患者心失所养则出现心悸、寐欠安等症，加柏子仁 15g、龙齿 30g，以养心安神定悸。5 剂，水煎服，每日 1 剂。

三诊：2005 年 12 月 5 日。服药后患者心悸进一步好转，无汗出，头目转清，饮食如常，寐安，大便正常，每日 1 次，由蹲位站起时仅轻微头晕。舌淡红、苔薄白，脉缓。患者因路途较远，要求服完此次中药后改丸药巩固。

上方加蔓荆子 10g，继服 5 剂。以二诊方去制附片，加巴戟天 10g，10 剂，共研细末，炼蜜为丸，每丸重 9g，每次 1 丸，每日 2 次。

按语：邢月朋老师在本案的诊治当中，明确了倍他乐克在阵发性室上性心动过速中的作用和局限性，没有要求患者停用该药，而是在此基础上加用中药汤剂来控制病情的进展，纠正由于服用倍他乐克而导致的不良反应，如心悸、头晕、乏力、心动过缓、低血压状态等，充分体现了“更上一层楼”的治学思想和诊疗理念。

在临床中，导致患者心悸的原因很多，单从心率的角度即有快速性心律失常、缓慢性心律失常及慢 – 快综合征等，该患者是慢 – 快综合征还是由于快速性心律失常用药后致心动过缓，限于经济条件未能进一步明了。但邢月朋老师站在中医立场上紧紧抓住刻下一派阴阳气血皆不足之象，选用炙甘草汤，并加大补气之力，重用黄芪 40g，体现了“有形之血不能速生，无形之气所当急顾”的治疗原则，取得了理想疗效。

例 2：李某，女性，75 岁，2009 年 9 月 9 日初诊。

患者 1 年前因情绪激动出现心悸发作，就诊于某市级医院，查心电图提示窦性心律、心肌缺血、房性期前收缩、室性期前收缩，给予口服倍他乐克、心律平、曲美他嗪、拜阿司匹林、单硝酸异山梨酯等治疗，后自觉期前收缩减少，病情缓解，但心悸未消失，每因情绪波动出现心悸发作，自觉与期前收缩多少及心率快慢无明显关系。最近 1 周心悸持续，寐欠佳，精神焦虑，口干不喜饮水，舌质嫩、苔薄白，脉弦细。既往糖尿病史 2 年，饮食控制，现空腹血糖 5.3mmol/L。高血压病史 5 年，血压最高 175/80mmHg，现服用贝那普利、倍他乐克，血压控制在 140/80mmHg 左右。西医诊断为：①冠心病，心律失常，房性期前收缩，室性期前收缩；②高血压 2 级；③ 2 型糖尿病。中医诊断为心悸，证属心肾阴虚。治以滋阴养心、安神定悸。方选养心定悸汤，药用：生地黄 10g，熟地黄 10g，天冬 10g，麦冬 10g，沙参 10g，玄参 10g，明党参 10g，丹参 10g，炒酸枣仁 30g，甘草 6g，柏子仁 15g，桔梗 12g，云苓 10g，远志 10g，黄连 10g，石菖蒲 10g，生晒参 6g，龙齿 30g。7 剂，水煎服，每日 1 剂。

二诊：2009 年 9 月 16 日。服药后患者诉心悸无好转，与情绪波动有关，平素心窄胆小，胸中及心下不舒，胸骨下段嘈杂，周身无力，口干咽干，不喜饮水，纳可，寐欠佳，大便通畅，每日 1 次，舌质嫩红、苔薄白，脉弦细。治以活血化瘀、宽胸理气、养心定悸。方以血府逐瘀汤化裁，药用：当归 12g，生地黄 15g，炒桃仁 10g，红花 10g，赤芍 10g，柴胡 10g，枳壳 10g，桔梗 12g，川牛膝 12g，甘草 6g，炒酸枣仁 15g，柏子仁 15g，川芎 10g。7 剂，水煎服，每日 1 剂。

三诊：2009 年 9 月 23 日。服药后患者诉心悸明显减轻，偶感心悸，时间较前缩短，纳可，口干不喜饮水，寐好转，大便每日 2 次，舌质嫩红、苔薄白，脉弦细。上方加四君子汤健脾益气（白术 10g、茯苓 10g、党参 10g）。5 剂，水煎服，每日 1 剂。

四诊：2009 年 9 月 28 日。服药后患者诉偶有心悸，症状轻微，时间短暂，纳可，口干减轻，寐好转，大便每日 1 次，舌质淡红、苔薄白，脉弦细。上方加龙齿 30g、莲子心 6g，以清热镇心安神。5 剂，水煎服，每日 1 剂。

按语：心悸的发生，多因体质虚弱、饮食劳倦、七情所伤、感受外邪及药食不当等因素导致气血阴阳亏损，心失所养，心神不宁；或痰、饮、火、瘀阻滞心脉、扰乱心神而引起。该患者年事已高，目前心悸持续且伴口干、睡眠欠安，初用养心定悸汤滋阴养心安神定悸，无效。邢月朋老师考虑患者虽年高但性格仍易急躁，肝主疏泄，疏泄失职，气血运行不畅，血脉瘀滞，心脉失养，可成心悸、胸中不适，遂转用血府逐瘀汤化裁治疗。《素问·痹论》指出：“心痹者，脉不通，烦则心下鼓。”鼓者，跳动如鼓也。《医林改错》曰：“瘀血内阻，亦能导致心悸。”《医林改错·血府逐瘀汤所治症目》曰：“心跳心忙，用归脾、安神等方不效，用此方百发百中。”唐容川《血证论·怔忡》曰：“凡思虑过度及失血家去血过多者，乃有此虚证，否则多挟痰瘀，宜细辨之。”心为血脉之主，心病必定殃及血脉而致血瘀。应用血府逐瘀汤化裁治疗。方中桃红四物活血祛瘀；柴胡、桔梗、枳壳、牛膝疏肝理气、升降气机，使气行则血行；柏子仁、炒酸枣仁养心安神；龙齿、莲子心清热镇心安神。诸药合用，共奏活血化瘀、宽胸理气、养心定悸之功。

四、阵发性心房颤动论治

阵发性心房颤动是指能够在 24 ~ 48 小时以内自行终止的心房颤动，西医目前的治疗原则有三：抗凝、转复并维持窦律和控制心室率。治疗的手段包括药物治疗和非药物治疗，口服药物可以减少发作次数与持续时间，还可应用心脏射频消融手术。由于上述治疗方法不良反应多、控制复发不理想、费用较高等因素，致使阵发性心房颤动的治疗仍是目前医学界的难点，而邢月朋老师运用中医药进行辨证论治，取得了满意的疗效。

中医学认为阵发性心房颤动属“心悸”“怔忡”范畴，中华中医药学会中医诊断专业委员会将本病定名为“心动悸”。其病位在心，主要症状为心悸，常伴有头晕、胸闷、气短等。邢月朋老师认为阵发性心房颤动病机为本虚标实，尤以本虚为病机关键，其中宗气不足、心肾阴虚为本，痰热、瘀血、寒热错杂为标。宗气具有推动呼吸和运行营血的功能，宗气不足不能贯心脉、行气血，则出现气短、低语懒言及血脉凝滞的表现。《灵枢·邪客》曰：“故宗气积于胸中，出于喉咙，以贯心脉，而行呼吸焉。”《灵枢·刺节真邪》曰：“宗气留于海，其下者，注于气街，其上者，走于息道。故厥在于足，宗气不下，脉中之血，凝而留止，弗之火调，弗能取之。”阵发性心房颤动患者多为中老年人，且发病时均有呼吸气短、低语懒言等宗气不足的表现。所以，邢月朋老师治疗阵发性心房颤动根据辨证论治的原则多从补益宗气入手。

（一）辨证施治

1. 虚证

（1）宗气不足型：症见胸闷、气短，善太息，心悸阵发性发作，神疲倦怠，饮食可，或有食少纳呆，二便调，睡眠可，舌淡红、苔白，脉沉细或沉缓。以益气升降汤为主方。药物组成：黄芪 30g，党参 15 ~ 30g，生晒参 10g，桔梗 10g，枳实 10g，麦冬 10g，五味子 10g，甘草 6g。方中重用生黄芪补益宗气为主，其味甘、性温，脾肺之气兼顾，并具升阳之性，故对宗气不足、大气下陷者尤宜；人参味甘、微苦而温，大补肺、脾、心之气；人参、麦冬、五味子相配，重在补益心肺之气，加强宗气“贯心脉”和“走息道”的功能，而使“生脉”之力益显。桔梗为药中之舟楫，能载诸药之力上达胸中，故用之为向导也；枳实理气中之滞，与桔梗配伍，一升一降，调畅气机，升清降浊，使宗气得以布散；甘草甘缓调和诸药。诸药配伍，达到补益心肺、调畅气机之功。

例：王某，男性，46岁，干部。2004年3月19日初诊。患者诉胸闷、气短，心悸阵发性发作，心中紧缩感，饮食可，二便调，睡眠可，舌淡红、苔白，脉沉细。曾在某医院行24小时动态心电图检查，示窦性心律与心房颤动交替出现，应用胺碘酮无明显疗效。目前口服心律平（普罗帕酮）、潘南金（门冬氨酸钾镁片）、辅酶Q_{10}。2004年2月24日于某医院查心脏彩超示左室（LV）51mm，左房（LA）31mm，左室射血分数（EF）49%。查体：血压140/85mmHg，脉率72次/分。心电图示窦性心律，房性期前收缩，短阵房性心动过速。西医诊断为心律失常、阵发性心房颤动。中医诊断为心悸，证属宗气不足。治以益气养阴、调畅气机。方选益气升降汤加减，药用：黄芪40g，知母12g，枳实12g，党参30g，麦冬15g，五味子10g，生晒参10g，西洋参10g，炙甘草6g，桔梗12g。5剂，水煎服，每日1剂。

二诊：2004年3月23日。患者自觉心悸症状明显减轻，发作次数减少，已自行停服心律平2日，上方继服7剂。

2004年4月15日电话随访，自行停服中药汤药后未发生心悸、胸闷症状。

（2）心肾阴虚型：症见心悸虚烦，头昏少寐，倦怠健忘，大便干结，舌红少苔，脉细或细数。治以滋补心肾、养心定悸法，以天王补心丹为主方。方中生地黄滋阴养血，玄参、天冬、麦冬甘寒滋润清火；丹参、当归补血养血；人参、茯苓益气宁心，酸枣仁、五味子敛心安神；柏子仁、远志养心安神。

例：魏某，男性，62岁，农民。2005年3月18日初诊。心悸、乏力阵发性发作4年，在当地医院诊断为“阵发性心房颤动”，目前每日均有阵发性心房颤动发生，时有心悸、乏力、烦躁、气短等，持续4～6小时方可终止，口服心律平50mg、异搏定（盐酸维拉帕米片）5mg、潘生丁（双咪达莫）20mg，3次/日。咽喉不痛，饮水不多，寐欠安，舌暗红、苔薄黄，脉弦。既往有高血压病史 10 年，目前口服尼群地平 10mg，每日 3 次。查体：血压 110/60mmHg，心率 68 次 / 分，心律规整，未闻及杂音，双肺呼吸音清，腹软，双下肢无水肿。心脏彩超示左房相对扩大，二尖瓣关闭不全（轻），肺动脉瓣关闭不全（轻），左室舒张功能减低。左室射血分数（EF）77%，左房内径 35mm，左室内径 55mm；心电图示窦性心律，心率 67 次 / 分，$V_{4\sim6}$ ST 段压低≥ 0.05mV。西医诊断为心律失常、阵发性心房颤动。中医诊断为心悸，证属肾阴不足、心肾不交、肝火上炎。治以滋阴补肾、交通心肾、清肝降火。方选天王补心丹加减，药用：生地黄 12g，熟地黄 12g，天冬 12g，麦冬 12g，沙参 12g，玄参 12g，明党参 12g，党参 30g，丹参 12g，黄芪 30g，酸枣仁 15g，柏子仁 15g，五味子 10g，当归 12g，石菖蒲 10g，远志 10g，桔梗 12g，龙齿 30g，甘草 6g，延胡索 30g，夏枯草 12g，黄芩 12g。5 剂，水煎服，每日 1 剂。

二诊：2005 年 3 月 23 日。患者诉心悸明显好转，治疗前每日均有阵发性心房颤动发生，持续 4 ~ 6 小时方可终止。服药后心房颤动发生后持续时间明显缩短，乏力明显改善，自觉步行有力，但在端水、提水时自觉有期前收缩，饮食可，二便调，睡眠改善，有口苦，舌红、苔薄黄，脉弦，患者遵医嘱已停服心律平、异搏定、潘生丁。血压 120/75mmHg，心率 76 次 / 分，心律规整。上方将延胡索加至 40g。水煎服，每日 1 剂。服用中药汤剂 1 个月无心悸发作。

（3）心脾两虚型：症见心悸怔忡，体倦乏力，潮热多汗，食少便溏，面色萎黄，舌质淡、苔薄白，脉细缓。以归脾汤为主方。方中黄芪、党参补气健脾，当归、龙眼肉养血和营，白术、木香健脾理气，茯神、远志、酸枣仁养心安神，姜、枣、草和胃健脾，共奏益气补血、健脾养心之功。

例：胡某，女性，70 岁。2005 年 3 月 28 日初诊。心悸阵发性发作。既往患甲状腺功能亢进病史 4 年，高血压病史 4 年；阵发性心房颤动病史 4 年，每年发作 1 次，多于春季因感冒咳嗽而诱发。偶有心悸，自觉活动后心跳不规律，大便每日 3 ~ 4 次，不成形，纳少，寐差，舌淡、苔白，脉细，血压 150/75mmHg。西医诊断为高血压 3 级，心律失常，阵发性心房颤动。中医诊断为心悸，证属心脾两虚。方选归脾汤加减，药用：

夏枯草 10g，玄参 10g，黄芩 10g，黄芪 30g，党参 30g，炙甘草 6g，桔梗 12g，茯苓 15g，茯神 15g，山药 30g，白术 12g，扁豆 12g，陈皮 10g，砂仁 10g，龙眼肉 12g，远志 10g，五味子 10g，乌梅 10g，肉桂 3g，生晒参 6g，黄连 10g，吴茱萸 3g，延胡索 30g，生地黄 15g。4 剂，水煎服，每日 1 剂。2005 年 4 月 1 日复诊，自觉心悸症状明显减轻，活动耐量增加，大便次数减少，血压 130/75mmHg，心率 71 次 / 分，心律规整。

2. 实证

（1）痰热扰心型：症见心悸易惊，心虚胆怯，心烦易怒，睡眠多梦，食少口苦，大便黏腻不爽，舌红、苔黄厚，脉弦数。方用温胆汤加减。方中半夏、茯苓燥湿化痰，降逆和胃；竹茹清热化痰，止呕除烦；枳实行气消痰，生姜、大枣、甘草益脾和胃，调和诸药。

例：朱某，女性，69 岁，工人。2005 年 3 月 14 日初诊。主诉心悸阵发性发作 10 年。在某市级医院诊断为“阵发性心房颤动”，以往每年发作 1 次，近 3 年每个月发作 1 次，每次持续 2 ～ 4 小时，经休息可自行终止。患者平素心悸易惊，心虚胆怯，心烦易怒，睡眠多梦，食少口苦，烧心泛酸，口干多饮，大便黏腻不爽，下肢水肿，多汗，舌红、苔黄厚，脉弦数。心电图示窦性心律，心率 65 次 / 分，Ⅰ度房室传导阻滞。西医诊断为心律失常，阵发性心房颤动。中医诊断为心悸，证属痰热扰心。方选温胆汤加减，药用：橘红 10g，半夏 10g，茯苓 12g，枳实 12g，竹茹 12g，黄芩 10g，黄连 10g，黄柏 10g，泽泻 12g，猪苓 12g，车前子 15g，甘草 6g，党参 30g，麦冬 12g，瓦楞子 15g，海螵蛸 15g，浙贝母 10g，牡蛎 12g，生麦芽 30g，石斛 15g。7 剂，水煎服，每日 1 剂。

2005 年 3 月 21 日二诊，诉心悸，口干，下肢水肿减轻，上方去竹茹，猪苓、车前子，石斛，加莱菔子 30g，珍珠母 30g，石决明 30g。14 剂，水煎服，每日 1 剂。

2005 年 4 月 4 日三诊，自诉言语多时则心悸，观看电脑 1 ～ 2 小时易发作心悸，自测脉搏有间歇，胸部灼热感，脉细。上方加生黄芪 30g、酸枣仁 15g、柏子仁 15g、栀子 10g。患者诉自服药 2 个月以来未发作阵发性心房颤动。

（2）瘀血阻滞型：症见胸闷、胸痛阵发性发作，牵扯肩背，心悸怔忡，舌暗有瘀斑、瘀点，口唇紫暗，脉涩。心脏彩超示左室舒张功能减低；心电图有 ST-T 动态改变。治以血府逐瘀汤为主方，辅以桃红四物汤活血化瘀而养血、四逆散行气和血而疏肝。方中桔梗开肺气，载药上行，合枳壳则升降上焦之气而宽胸，牛膝通利血，引血下行，互相配合，使血活气行，瘀化热消而肝郁亦解。

例：张某，男性，56 岁，干部。

2005 年 3 月 21 日初诊。主诉心悸、胸闷、头晕阵发性发作 1 年。在某省级医院诊断为“高血压 2 级，冠状动脉粥样硬化性心脏病，阵发性心房颤动”。目前口服卡维地洛（10mg，每日 1 次）、氨氯地平（5mg，每日 1 次）。患者自觉心悸、胸闷、胸腹部烧灼感阵发性发作，持续数秒，伴左肩部沉紧不舒，时有躁热，食欲不振，饮水可，口干，尿有余沥，大便正常，寐安，舌暗红有瘀点、苔薄白，脉涩。查体：血压 120/75mmHg，脉率 78 次 / 分。2005 年 2 月 23 日查 24 小时动态心电图示窦性心律与心房颤动交替出现；心脏彩超示左室舒张功能减低，左室射血分数（EF）68%。心电图示窦性心律，心率 78 次 / 分，Ⅱ、Ⅲ、aVF、V_3 ～ V_6 ST 段压低≥ 0.05mV。西医诊断为高血压 2 级，冠状动脉粥样硬化性心脏病，阵发性心房颤动。中医诊断为心悸，证属瘀血阻滞。方选血府逐瘀汤加减，药用：当归 12g，赤芍 12g，生地黄 15g，桃仁 12g，红花 10g，枳壳 10g，桔梗 12g，柴胡 10g，川牛膝 12g，川芎 12g，夏枯草 10g，玄参 12g，黄芩 12g，知母 15g，黄连 10g，栀子 12g，麦冬 10g，五味子 10g，党参 30g，西洋参 10g。5 剂，水煎服，每日 1 剂。

2005 年 3 月 26 日二诊，诉服中药汤药期间无心悸、胸闷、胸腹部烧灼感等症状发生，上方继服 7 剂。

（3）阴虚火旺型：症见心悸，烘热汗出，面赤溲黄，大便干结，口干多饮，唇燥，舌红脉数。治宜滋阴泻火。以当归六黄汤加减为主方。方中当归、生地黄、熟地黄育阴养血清热，黄连、黄芩、黄柏清热泻火坚阴，倍用黄芪益气固表。

例：李某，女性，52 岁，工人。2005 年 4 月 4 日初诊。心悸阵发性发作2年。曾在某市级医院诊断为“阵发性心房颤动”，口服阿替洛尔12.5mg，每日2次。现心悸阵发性发作，烘热感，易出汗，口干喜饮，双目难睁喜凉，谈话时气短明显，寐差，进食可，大便略干，小便黄，舌红、苔黄，脉数。月经紊乱1年，末次月经为2005年1月26日。心电图示窦性心律，心率93次/分。心脏彩超示心内结构及血流未见异常。2005年1月16日查动态心电图示窦性心律与心房颤动交替出现。西医诊断为心律失常，阵发性心房颤动。中医诊断为心悸，证属阴虚火旺。方选当归六黄汤加减，药用：夏枯草12g，玄参12g，黄芩12g，黄连12g，黄柏10g，生地黄15g，熟地黄15g，黄芪30g，知母10g，党参30g，麦冬10g，五味子10g，山茱萸12g，菊花12g，青葙子12g，桑叶10g，炒酸枣仁15g，柏子仁15g，甘草6g。4剂，水煎服，每日1剂。

2005年4月8日二诊，服上方后诸症均减，血压130/70mmHg，心率78次/分，继服7剂。

（4）寒热错杂型：症见心悸阵发性发作，伴饥饿感、胃脘烧灼感，少量进食略缓解或不缓解，平素易饥饿，稍进食觉有气上顶，大便干而不爽，头晕、口苦，寐差，早醒，舌暗、苔薄黄，脉弦。证属寒热错杂。以乌梅丸为主方。乌梅丸本为《伤寒论》中治疗厥阴病之胃热肠寒蛔厥证主方，厥阴病的主证为“消渴，气上撞心，心中疼热，饥而不欲食”，此为应用乌梅丸治疗阵发性心房颤动的辨证要点。方中乌梅既能滋肝又能泄肝，川椒、细辛、附子、桂枝、干姜温脏祛寒，黄连、黄柏清胃热，当归、人参补养气血，共奏滋阴泄热、温阳通降之功。

例：李某，女，83岁，2005年3月2日初诊。患者诉心悸阵发性发作，头晕，口苦，寐差，大便干，需服用通便灵或番泻叶，有下坠感，有饥饿感，进食则觉有气上顶，舌及下唇颤动，舌暗、苔薄黄，脉弦。总胆固醇8.22mmol/L。心电图示窦性心律，83次/分。心脏彩超示主动脉瓣钙化关闭不全（轻度），左室舒张功能减低。动态心电图（2005-2-20）示窦性心律与心房颤动交替出现。西医诊断为心律失常，阵发性心房颤动。中医诊断为心悸，证属寒热错杂。方选乌梅丸加减，药用：乌梅6g，党参15g，川椒3g，干姜3g，川附子3g，黄连6g，黄柏6g，当归10g，柴胡

10g，黄芩 10g，赤芍 10g，枳实 10g，郁李仁 10g，火麻仁 10g，甘草 3g，柏子仁 12g，川芎 6g，天麻 6g，防风 6g，荆芥 6g。如有恶心则加生姜 2 片、大枣 2 枚。5 剂，水煎服，每日 1 剂。

2005 年 3 月 7 日二诊，诉心悸发作次数明显减少，持续时间明显缩短，头晕减轻，上方去川芎、天麻、防风、荆芥，7 剂，水煎服，以巩固疗效。

（二）兼证的治疗

邢月朋老师在治疗阵发性心房颤动过程中十分重视兼证的治疗。他认为慢性咽炎、慢性鼻炎、高血压等这些司空见惯的疾病属于中医所说的“夙根”“伏邪”范畴，是诱发或加重主证的重要因素，必须认真对待，积极治疗。

兼有咽喉不爽、咽喉红肿疼痛、咳嗽、咳痰、唇周疱疹者，加金银花 15 ~ 30g、连翘 15g、板蓝根 15g，或银翘散。

既往有高血压病史，目前血压控制不理想，兼见头目不清、口苦者，加夏枯草 15g、玄参 15g、黄芩 15g。

咳吐黄痰者，加芦根 30g、鱼腥草 30g、冬瓜子 20g、薏苡仁 30g。

既往有慢性鼻炎、鼻窦炎病史，兼见鼻塞、脓涕者，加辛夷 10g、鹅不食草 30g、薄荷 10g、白芷 10g。

大便干燥者，加酒大黄 6g 或柏子仁 30g、郁李仁 15 ~ 30g、火麻仁 15g 或决明子 12 ~ 30g；大便不畅者，重用枳实 30g、枳壳 15g。

兼见牙龈肿痛者，加黄连 10g、升麻 10g、生石膏 30g、生地黄 12g、牡丹皮 12g。

兼大便溏薄、小便清长、畏寒者，为心肾阳气不足，不能温煦所致，加二仙汤，即知母 12g、仙茅 10g、淫羊藿 15g、黄柏 10g、巴戟天 10g、当归 10g。

烦躁或性情急躁者，根据《伤寒论》“心烦懊憹者，栀子豉汤主之”，可加栀子 10g、淡豆豉 10g。

兼有糖尿病见口渴多饮、易热汗出者，加地骨皮 30 ~ 60g、黄连 10 ~ 15g。

阵发性心房颤动是心血管内科临床常见病、多发病，发作时容易诱发心绞痛、心肌梗死、急性左心衰竭，可长期迁延不愈，并向持续性心房颤动、永久性心房颤动方向转化。减少心房颤动的发作次数，缩短心房颤动的持续时间，可改善患者的生活质量。

在辨证论治原则的指导下，运用中医药治疗阵发性心房颤动在临床是可行的，疗效是确切的。

（三）阵发性心房颤动辨证论治病案举例

例 1：房颤、心悸阴虚内热证

高某，女，65 岁。2009 年 10 月 29 日初诊。

主诉：心慌气短间断性发作 2 年，加重 1 个月。

现病史：患者于 2 年前无明显诱因出现心慌气短、胸部憋闷、语言不利，就诊于当地医院，查心电图示房颤，平均心室率 189 次 / 分，予心律平静脉注射后转复为窦性心律，后口服心律平维持治疗以预防房颤发作，但心慌、气短仍间断发作，开始时 15 ～ 30 天发作一次，2 ～ 3 小时后自行缓解，随着病情的发展，发作的频率逐渐增加，持续的时间逐渐延长。在此期间也曾配合口服中药治疗，效果不明显。近 1 个月心悸 5 ～ 6 天发作 1 次，持续 7 ～ 8 小时后才能缓解。2 周前（10 月 15 日）就诊于北京某医院，诊断为“心律失常，房颤”，医院建议做“导管射频消融术”，患者及其家人考虑到手术的风险性，并且久闻邢月朋老师善于用中药治疗心血管疾病，欲尝试用中药保守治疗而前来就诊。刻下症：时有心慌气短发作，心慌不能自控，伴语言不利，小便频数，不发病时如常人，饮食二便正常，舌质淡红、苔薄白，脉沉细。

既往史：既往有糖尿病、高血压病史。

西医诊断：①心律失常，阵发性心房颤动；② 2 型糖尿病；③高血压 2 级，极高危。

中医诊断：心悸，证属阴虚内热。

病机分析：此例患者年过花甲，阴精渐亏，肾阴亏虚，不能上济于心，心阴亏虚，心火独亢，心主血脉及心主神明功能失调，而成本证，致心慌气短间断发作。言为心声，心开窍于舌，心阴不足，舌窍失养，见语言不利。肾司二便，肾虚固摄无权，见小便频数。本病病位在心，涉及肾，属虚证。

治法：滋阴清热，涩精安神，交通心肾。

方药：养心定悸汤、夏枯草汤加减。药用：麦冬 20g，天冬 20g，生地黄 20g，熟地黄 20g，沙参 12g，丹参 12g，明党参 12g，玄参 15g，五味子 10g，炒酸枣仁 15g，柏子仁 15g，石菖蒲 10g，远志 10g，山萸肉 10g，桔梗 12g，延胡索 30g，龙骨 30g，金樱子 12g，牡蛎 30g，焦三仙 30g，黄连 10g，甘草 6g，鸡内金 12g，陈皮 10g，夏枯草 15g，黄芩 15g。14 剂，水煎服，每日 1 剂。

二诊：2009 年 11 月 19 日。服药后患者精神状态良好，心慌气短未发作，饮食正常，大便偏稀，舌质淡红、苔薄白，脉沉细。心率 72 次 / 分，律齐。上方去黄芩，改为黄连 12g，加白术 12g、山药 30g 以健脾止泻。14 剂，水煎服，每日 1 剂。

三诊：2009 年 12 月 3 日。服药后患者精神状态良好，心情愉悦，自诉药后房颤未发作，无心慌气短发作，饮食二便正常，舌质淡红、苔薄白，脉沉细，心率 74 次 / 分。患者不想再去北京行手术治疗，遂予上方加黄芩 10g。14 剂，水煎服，每日 1 剂。

按语：张景岳说“阳统乎阴，心本乎肾，所以上不宁者，未有不由乎下，心气虚者，未有不因乎精”，提出“数脉之病，唯损最多，愈虚则愈数，愈数则愈危，岂数皆热病乎。若以虚数作热数，则万无不败者矣”。本患者主症为心悸气短间断发作，心慌不能自控，并伴语言不利、小便频数，诊断为心悸，证属心肾阴虚内热，治宜滋阴清热、涩精安神、交通心肾法，应用“养心定悸汤、夏枯草汤”为主治疗。方中生地黄、熟地黄、山茱萸填精益肾；玄参、天冬、麦冬、沙参养阴清热；丹参养神定志、通利血脉；酸枣仁、五味子敛心气安心神；柏子仁、远志、石菖蒲养心安神；龙骨、牡蛎、金樱子涩精安神；黄连清心火；陈皮理气；桔梗载药上行；焦三仙、鸡内金健胃消食导滞、顾护胃气。凡高血压邢月朋老师多用夏枯草汤（夏枯草、黄芩、玄参）治疗，能够清肝泄热，稳定血压。现代药理研究证实延胡索可镇静、抗心律失常，邢月朋老师治疗阵发性房颤患者多用醋延胡索 30g，每每见效。诸药合用，填精益肾、滋阴清热、涩精安神、交通心肾，诸症渐复。

例 2：房颤阴亏血少、宗气不足证白某，男性，79 岁，2005 年 3 月 19 日初诊。

诊治经过：患者于 6 年前无明显原因出现心悸阵发性发作，伴有胸闷、气短，曾在某省级医院诊治，诊断为“心律失常、心房颤动”，经口服药物治疗症状好转，具体用药情况不明，后间断服用宁心宝维持治疗。近 10 天因劳累心悸、胸闷、气短症状加重，活动受限，特来中医门诊治疗。刻下症：心悸不宁，胸闷气短，动则加重，倦怠无力，心烦少寐，潮热汗出，食欲缺乏，口干喜饮，二便尚可，舌红、少苔，脉参伍不调。心电图示心房颤动，心率 91 次 / 分。心脏彩超示二尖瓣后叶活动受限伴关闭不全（轻），左房扩大，主动脉硬化，心房颤动。西医诊断为心律失常，阵发性心房颤动。中医诊断为心悸，证属阴亏血少、宗气不足。治以益气滋阴、养心定悸。方选养心定悸汤加黄芪 30g，龙齿加至 30g。服上药 14 剂后，心悸不宁、胸闷气短、倦怠无力、心烦少寐、潮热汗出诸症均减轻，但稍有劳作即觉心悸、胸闷气短。饭量较前有增，但进食稍多即觉胸口及胃脘憋胀。上方加生晒参 10g。服 14 剂后，心悸不宁、胸闷气短、倦怠无力、心烦少寐、潮热汗出诸症均明显减轻，轻微劳作亦不致加重，食欲好转，食量增加。心电图示：窦性心律，心率 85 次 / 分。

第三节　慢性心力衰竭

慢性充血性心力衰竭是许多心血管疾病的严重和终末阶段的综合征，是很多心脏病患者不可避免的最终结局。心力衰竭是由于心肌收缩力下降，使心排血量不能够满足机体代谢的需要，同时出现肺循环（或体循环）淤血的表现。临床上可分为慢性心力衰竭和急性心力衰竭。在疾病发生、发展过程中，慢性力心衰竭可呈急性加剧，急性心力衰竭经治疗亦可演变为慢性心力衰竭，即慢性充血性心力衰竭。慢性充血性心力衰竭按主要受累部位可分为左、右心衰竭和全心衰竭。左心衰竭的特征是肺循环淤血，右心衰竭是以体循环淤血为主要表现。

一、诊病要点

邢月朋老师对慢性充血性心力衰竭的诊断主要从中西医两个方面入手，明确心力衰竭的诊断，判断其病情的发展阶段，从而为治疗提供依据。首先明确有无心力衰竭，通过详细询问有无呼吸困难、心悸、疲乏气短，有无夜间憋醒，有无咳嗽吐痰，痰色及有无泡沫，有无下肢水肿，有无腹胀，观察患者唇色有无紫暗。其次检查心电图、心脏超声，确认有无心脏扩大，明确诊断及程度。

二、辨证思路

慢性充血性心力衰竭多属各种心脏病自然发展的后期转归，其病机根本是本虚标实，邢月朋老师经多年潜心研究，在病机本虚标实的基础上，进一步认识到其主要表现为心悸、喘满、水肿三大症状。《景岳全书》云："虚喘者，慌张气怯，声低息短，惶惶然若气欲断，提之若不能升，吞之若不相及，劳动则甚，而惟气促似喘，但得引长一息为快。"病机关键是心肺气虚，痰饮阻滞，瘀血内停。"心为血脉之气""心者，五脏六腑之主也，心动则五脏六腑皆摇""肺朝百脉"。本证以心脏病变为主，数脏同病。心为五脏六腑之大主，心肺同居上焦，心主血，肺主气，气血相贯，心肺密切相关，心气虚衰，无力鼓动心脉，血行失常，五脏失养，则心脉瘀滞，致使他脏失调；又肺为水之上源，肺气虚，既影响心气的功能，又不能下输膀胱，通调水道，三焦水道阻滞，水气上逆，凌心射肺，出现悸、喘、肿为主要的虚实夹杂之象。所以，心肺气虚、痰瘀阻滞是本病的主要病机，贯穿慢性充血性心力衰竭整个病程的始终。

三、治则治法

1．治法　补益心肺，活血利水。

2. 处方用药　方用葶苈生脉五苓散。药物组成：生晒参 10 ~ 15g，党参 30g，葶苈子 10 ~ 15g，麦冬 10g，五味子 10g，桂枝 10g，茯苓 15 ~ 30g，猪苓 10g，白术 12g，泽泻 30g，车前子 15g，郁李仁 30g，枳实 10g，丹参 15g，川芎 10g。加水 400mL，水煎 2 次，煎至 300mL，每日 1 剂，分 2 次温服。

3. 方解　生晒参益气固本，补益心肺；葶苈子泻肺气之塞，“止喘促，除胸中之痰饮”；麦冬、五味子及生晒参（生脉散）补气生津养心；五苓散通阳化气；车前子、泽泻开水窍，通水道，利水消肿；郁李仁下气行水，通大肠之滞；桂枝温通阳气，又助膀胱气化功能；枳实下气消痞，与白术配伍为枳术丸，除满消胀，治疗痞满更优；丹参、川芎活血祛瘀，除满消胀。全方配伍，攻补兼施，扶正不碍邪，驱邪不伤正，开上启下，使痰饮消，瘀血祛，脉道充盈，气血运行，共奏补益心肺、活血利水之功。

四、独特疗法

邢月朋老师在慢性充血性心力衰竭的治疗中特别强调预防和积极治疗感冒，中医认为“风为百病之长”，心力衰竭的发病、加重和致死多由感冒引起，患有心力衰竭的患者一旦罹患感冒，可根据病情表现应用银翘散、小青龙汤等，平时可选用玉屏风散预防感冒。

五、综述

西医认为心力衰竭是由于心功能减退，不能将静脉回流心脏的血液充分排出，使动脉系统内灌注不足，不能满足全身组织代谢的需要，导致静脉系统内淤血的一种临床综合征，这就产生了不足的一面和淤血的一面，这两个方面中医从病理学认为，一是虚，一是实。虚证多指气、血、阴、阳偏虚，实证多是指气滞、血瘀、痰阻、饮停、水湿泛滥或再加外感之邪。病机是一虚、一实或虚实夹杂。所以通常在治疗上，一是扶正，一是祛邪。扶正者，一般是补气、养血、滋阴、温阳；祛邪者，多是理气、活血、化瘀、祛痰、逐饮、利尿行水，但在临床具体实践上应有轻重之别。邢月朋老师强调正气在心力衰竭中的重要作用，将补益心肺之气贯穿于治疗的始终。临床上黄芪用量可达 60 ~ 80g；生晒参、党参联用，重在补气，心肺之气充足，则水饮化，血脉通，气机通畅。

六、医案举例

患者：马某，男性，52 岁，2005 年 4 月 19 日初诊。

主诉：胸闷、气短，颜面下肢水肿间断发作 4 年余，加重 5 天。

现病史：患者于 4 年前无诱因出现胸闷、气短，活动时加重，伴有汗出，面部及双下肢水肿，无晕厥、黑矇，至某省级医院就诊，查心电图示心房纤颤，室性期前收缩，电轴左偏，左前分支阻滞，心肌缺血。心脏彩超检查后诊断为扩张型心肌病，给予强心、利尿、扩血管等治疗，症状逐渐好转。其后长期口服“地高辛、鲁南欣康、氢氯噻嗪、补心气口服液”等药物，期间胸闷、心悸、气短、腹胀、双下肢水肿等症状间断发作。曾于 2003 年 6 月、2005 年 2 月因胸闷气短加重，不能平卧，周身水肿而住院治疗，诊断为“扩张型心肌病”，经强心、利尿、扩血管、改善心功能等治疗后好转出院。出院后一直服用“鲁南欣康、速尿、地高辛”等药物。5 天前因劳累上述症状加重，胸闷气短，伴有颜面、下肢水肿，尿少，稍活动即感胸闷、喘息加重，高枕睡眠，夜间有憋醒现象，汗出多。刻下症：胸闷，气短，不能平卧，动则加重，食欲不振，口干，腹胀，颜面下肢水肿，睡眠欠佳，夜间阵发性呼吸困难，周身乏力，咳嗽，咳少量白痰，尿少，大便次数增多。舌暗红、苔薄白，脉沉细无力。

西医诊断：扩张型心肌病，心功能Ⅳ级。

中医诊断：胸痹；水肿，证属气虚血瘀水停。

治法：补益心肺、活血利水。

方药：葶苈生脉五苓散化裁。药用：葶苈子 10g，茯苓 15g，泽泻 30g，猪苓 10g，枳实 10g，白术 12g，桂枝 10g，党参 15g，丹参 15g，当归 10g，川芎 10g，麦冬 10g，五味子 10g，赤芍 10g，桃仁 10g，红花

10g，黄芪 30g。5 剂，水煎服，每日 1 剂。

二诊：2005 年 4 月 24 日。服药后胸闷、气短较前明显减轻，仍感乏力明显，偶有咳嗽，少量白痰，夜间可平卧入睡，腹胀有所好转，颜面、下肢仍有轻度水肿，纳可，寐安，大便日行 2 次，舌质暗红、苔白腻，脉沉细无力。血压 100/85mmHg，心率 86 次 / 分。此乃气虚不能化气行水，原方加生晒参 10g 增加益气之功，益母草 30g 活血利水。3 剂，水煎服，每日 1 剂。

三诊：2005 年 4 月 27 日。服药后患者诉活动后胸闷、气短，偶有咳嗽，少量白痰，可平卧入睡，颜面、下肢无水肿，睡眠较前好转，饮食可，大便日 2 次，舌质暗红、苔白，脉沉细无力。血压 100/80mmHg，心率 85 次 / 分。效不更方，继服 7 剂，水煎服，每日 1 剂。

四诊：2005 年 5 月 4 日。服药后患者胸闷、气短减轻，偶感乏力，腰膝酸软，饮食可，大便稀，日行 2 次，舌质暗淡、苔白，脉沉细无力。血压 100/80mmHg，心率 85 次 / 分。患者病情好转，上方加黄芪 50g、杜仲 10g 以益气补肾。10 剂，水煎服，每日 1 剂。

按语：扩张型心肌病主要表现为心力衰竭，心功能不全。中医自古无此病名，根据其临床特征，涉及中医“喘证”“水肿”“心悸”“怔忡”“痰饮”“胸痹”等范畴。根据心力衰竭的中医病机，邢月朋老师认为心力衰竭的发生与心之阳气虚衰关系最为密切。若心气虚，心主血脉功能受损，导致血行瘀滞，脉道受阻，“血不利则为水”，而致瘀水互结、痰浊不化。气虚为本，血瘀、水湿、痰浊为标，气血水相互影响，交互为病，形成了充血性心力衰竭的互为因果的恶性循环。所以慢性心功能不全病机为本虚标实，心阳气虚衰为本，血脉瘀滞、水饮内停、痰浊不化为标。葶苈生脉五苓散为邢月朋老师治疗心功能不全的主要方剂，方中黄芪生脉饮益气强心为主方；桃红四物汤活血化瘀；五苓散温阳化气利水；枳术丸行气散结，燥湿健脾；葶苈子苦寒泻肺，开泄肺气，清降逐痰。诸方合用，攻补兼施，扶正不碍邪，祛邪不伤正，开上启下，共奏补气强心、涤饮祛瘀、泻肺平喘之功。药证合拍，疗效显著。

《内经》云“间者并行”，本证标本俱重，治当标本兼顾，本方体现了邢月朋老师方方组合、合方用药的特点。

第四节　高血压

高血压分原发性和继发性两种，是一种常见的慢性疾病，以持续性动脉血压增高为主要表现，晚期可导致心、脑、肾等脏器的病变，是威胁人类生命的重要疾病之一。邢月朋老师临证注重辨证论治，在高血压诊治方面有独到之处。

一、病因病机

高血压根据临床上的主要证候、病程的转归及并发症，可归属中医学的“头痛”“眩晕”“中风”等疾病的论治范畴。邢月朋老师认为本病的发生虽与五脏有关，但与肝、脾、肾三脏的阴阳平衡失司更密不可分。初病体质壮实者多以实证为主，久病体虚或伴并发症者多为虚证或虚实夹杂之证。实者多由于抑郁伤肝，肝气郁结，或大怒伤肝，肝火上冲，肝阳上亢，而致气血并走于上，冲犯清空，蒙蔽于脑；阳亢损阴，肝阴受损，虚风内动，痰火乘虚风内动而成上实之证。虚者虚于下，多由房劳伤肾，肾阴亏损，阴虚水不涵木，亦可致肝阴不足，肝阳偏亢。如肾阴亏损，阴损及阳，肾之阴阳俱虚，冲任受累，而致冲任不调之更年期高血压均为下虚之证。嗜食肥甘厚味，害损脾胃，脾虚则生痰，痰随气逆上扰清窍，直达巅顶，阻塞络道而变生诸证。因此，邢月朋老师在临证时对本病的虚实辨证尤为重视。

本病在古代文献中已有论述，如《素问·至真要大论》曰：“诸风掉眩，皆属于肝。”《千金翼方》指出“肝厥头痛，肝火厥逆，上攻头脑也。其痛必至巅顶，以肝之脉与督脉会于巅故也……肝厥头痛必多目眩晕”。《灵枢·海论》曰：“髓海不足，则脑转耳鸣，胫酸眩冒。”《临证指南医案·肝风》谓“肝为风木之脏，因有相火内寄，体阴用阳。其性刚，主动主升，全赖肾水以涵之，血液以濡之，肺金清肃下降之令以平之，中宫敦阜之土气以培之。则刚劲之质，得柔和之体，遂其条达畅茂之性，何病之有？”证实高血压发病与肝、脾、肾三脏直接相关，同时与肺金亦有关，主症为头痛、眩晕。这些论述都充分说明了中医学对本病早有一定的认识。

二、辨证论治

1. 火盛阳亢，肝肾阴虚证　症见头痛较剧，眩晕脑胀，目红面赤，口苦耳鸣，心烦易怒，舌赤、苔黄燥，脉弦或数。郁怒伤肝，肝郁化火，肝胆火逆，上壅于头，故头痛眩晕，脑胀，面红目赤，口苦耳鸣，烦躁易怒；舌赤、苔黄燥，脉弦数，皆为肝郁化热伤阴之征。治以清泻肝热，兼以养阴。方选夏枯草汤合龙胆泻肝汤加减。药用：夏枯草 15g，黄芩 20g，玄参 15g，龙胆草 10g，栀子 12g，生地黄 15g，杭菊花 12g，羚羊角 3g（先煎），钩藤 30g，决明子 15g。若头痛眩晕重者，可加石决明 30g、珍珠母 30g 以潜镇肝阳；热盛口干、便燥者，加生石膏 30g、大黄 10g 以清热泻火；肝阴不足，肝风欲动而见四肢颤动者，加白芍 30 ~ 60g、桑枝 30g，以清热柔肝、养阴熄风；失眠，可加炒酸枣仁 20g、龙齿 30g 以镇静安神。

2. 肝肾阴虚，肝阳上亢证　症见眩晕耳鸣，失眠多梦，烦躁易怒，腰膝酸软，甚则四肢麻木，舌质红赤，脉弦细。耳目为肝肾所主，肝肾阴虚，虚火上扰，故见眩晕耳鸣、失眠多梦、烦躁易怒；腰为肾之府，肝主筋藏血，肝肾阴虚则见腰酸腿软；阴虚筋脉失养，故四肢麻木；脉象弦细，舌质红赤，为阴虚肝旺之征。治以滋养肝肾，育阴潜阳。方选夏枯草汤合镇肝熄风汤加减。药用：夏枯草 15g，黄芩 15g，玄参 15g，生龙骨 15g，生牡蛎 15g，怀牛膝 15g，茺蔚子 15g，桑椹 30g，白芍 10g，生地黄 20g，女贞子 15g，桑寄生 30g，灵磁石 30g，龟板 30g。若阴虚火动而心悸者，加珍珠母 30g、炒栀子 10g、炒酸枣仁 20g；阴虚风动，筋脉失养，四肢麻木者，加桑枝 30g、络石藤 30g、豨莶草 15g。

3．痰浊中阻，上蒙清窍证　症见头胀痛如裹，心烦不眠，悸动不安，体质肥胖，平素多痰，颜面潮红，情绪易怒，胸脘闷满，舌赤、苔黄厚腻，脉弦滑或滑数。肥人气虚，内生湿痰，痰能生热，如痰热上扰，即头胀痛如裹；痰热壅胸，则心烦、悸动、不得眠，或胸脘满闷；肝火素盛，痰浊扰动，则颜面潮红，情绪易怒；舌赤、苔黄腻，脉滑数，为痰热湿浊之征。治以清热豁痰、平肝降逆。方选夏枯草汤合半夏白术天麻汤加减。药用：夏枯草 15g，黄芩 15g，玄参 15g，天麻 10g，清半夏 10g，胆南星 10g，钩藤 30g，地龙 10g，郁金 12g，瓜蒌 15g，天竺黄 10g，黄连 10g，橘红 10g。如大便干加大黄 10g、芒硝 10g，以通腑泻热；中脘痞满加木香 10g、厚朴 12g；偏头痛较剧，可加栀子 15 ~ 30g。

4．阴阳俱虚，虚阳上逆证　症见头痛眩晕，目糊耳鸣，面微红，口干，腰酸肢软，足冷或自汗出，失眠多梦，舌红苔白，脉象沉细两尺无力。肾阴亏损，阴损及阳，阴阳俱虚，冲任不调，故见眩晕、眼花、耳鸣、面微红，此为肾精亏损，真阴不能上承，虚阳上越之证。腰为肾之府，肾虚则腰膝酸软；自汗，肢冷，为命火不足、肾阳虚弱之象；脉象沉细，两尺无力，为肾之阴阳俱虚之征。治以滋补肾精、育阴助阳。方选二仙汤加减。药用：仙茅 12g，淫羊藿 12g，当归 10g，巴戟天 10g，黄柏 10g，知母 10g，山萸肉 10g，桑寄生 30g，黄芪 30g，酸枣仁 20g，夜交藤 30g。

如面红目赤，烘热汗出，烦躁易怒，可用当归六黄汤加味。药用：当归 10g，生地黄 10g，熟地黄 10g，黄芪 30g，黄芩 15g，黄连 10g，黄柏 12g，炒栀子 10g，生龙骨 15g，生牡蛎 15g。

三、用药经验

邢月朋老师认为高血压是人体阴阳平衡失调所致，具有本虚标实、上实下虚、初实久虚的特点。病机复杂，证型相兼，临证必首辨虚实，圆机活法，灵活化裁，切不可形而上学，死搬硬套，偏执一型，孟浪用药而贻误病情。邢月朋老师总结出本病的治疗原则主要有：①针对肝脾肾三脏功能失调，治以滋肾阴抑肝阳（滋水涵木）或潜镇肝阳兼顾肝阴，常选夏枯草、黄芩、玄参、生龙骨、生牡蛎、龟板等。②针对高血压多与中枢神经系统兴奋和抑制调节失常有关，故常适时选用炒酸枣仁、夜交藤、珍珠母、龙齿等镇静安神之品有助于降压。③高血压多与情志有关，肝气郁结，气有余便是火，热极则生风，或肝肾阴虚以致虚风内动，筋脉失养，而现四肢颤动、麻木者，急当祛痰火以熄风，药选胆南星、黄芩、瓜蒌、川贝母、天竺黄、桑枝、络石藤、豨莶草等。痰火去、风自熄则颤动停，络脉通、气血调则麻木止，可有效防治高血压的急性并发症。④中医、西医治疗高血压目标是一致的，但又各有侧重，西医用降压药后，血压下降较快，但患者症状消失却较慢。中医辨治症状消除较快，但血压下降较慢。因此邢月朋老师在治疗本病时，主张在辨证论治的前提下恰当配合西医降压药，可取得标本兼治、事半功倍的效果。同时对正在服用西药降压的患者，嘱其继续服用，不能骤然停药，在参合中医辨治，疗效稳定后再酌情撤减西药，以减少血压反弹，避免心脑血管急性事件发生。

四、夏枯草汤治疗高血压的临床应用

邢月朋老师集多年临床经验，观察到早、中期高血压多表现为眩晕，头胀痛，每因烦劳恼怒而加剧，临床可见面红目赤、口苦口干、溲黄、便秘、心烦易怒、少寐多梦、舌红、苔黄、脉弦或弦数，辨证为肝火上炎、络脉郁滞，治宜清肝降火、通脉活络。邢月朋老师根据高血压的发病机制，创制了夏枯草汤，并在临床广泛应用。以夏枯草汤加味治疗肝火上炎、络脉郁滞型高血压疗效颇佳。方中夏枯草、玄参、黄芩为主药，其中夏枯草入肝、胆经，苦能降气，辛能散瘀，寒能清泄肝火；黄芩味苦性寒，善入肝胆清热，李时珍常用于肝经热盛的头痛，谓之“治头痛圣药”；玄参味甘、微苦，性凉，入肺、肾经，善滋阴，能益水以滋肝木。上三药合用，具有清肝降火而不伤阴的功效。火热往往扰动心神，珍珠母、决明子具有镇心安神之功。肝火内扰，多殃及血分，每致血分热盛，用生地黄、白芍药凉血柔肝。龙齿、竹叶清心降火，以达“实则泻其子”的目的。地龙、徐长卿长于通经活络，可使周身血脉畅达。综观全方，配伍严谨，在清降肝火基础上加用凉血、通络、养阴、安神之品，共同起到清肝降火、通经活络的功效。

流行病学、病理学及临床研究证实，高血压是冠状动脉、脑动脉及外周动脉粥样硬化的重要危险因子。在动脉粥样硬化发生、发展过程中，颈动脉内膜最早被累及，因此可作为反映全身动脉粥样硬化的窗口。颈动脉内膜中层厚度增厚作为一个反映全身动脉粥样硬化的早期指标，是预测高血压造成脏器损害，甚至是微血管病变最好的参数。因此，降压药物在降低血压的同时，对颈动脉内膜中层厚度的干预可减少心血管事件，改善预后。

临床曾应用夏枯草汤加味治疗高血压 40 例，男 22 例，女 18 例；年龄 51 ～ 77 岁；病程（7.1 ± 5.3）年。诊断标准：收缩压≥ 140mmHg，或舒张压≥ 90mmHg。经病史、体格检查、心电图（ECG）、24 小时动态心电图监测及有关实验室检查，除外继发性高血压及合并严重心、脑、肾并发症患者。中医辨证分型为肝火上炎兼络脉郁滞型，表现为眩晕、头胀痛，每因烦劳恼怒而加剧，面红目赤，口苦口干，溲黄，便秘，心烦易怒，少寐多梦，舌红、苔黄，脉弦。予夏枯草汤加味，水煎服，每日 1 剂，治疗 8 周。观察治疗前后血压、脉压的变化及治疗前后颈动脉内膜——中层厚度（IMT）的变化。结果：总有效率 92.5%，治疗后颈动脉 IMT 均有下降。

综上所述，以清肝降火、通脉活络立法的夏枯草汤加味治疗辨证为肝火上炎、络脉郁滞型高血压，具有较好的降低血压及降低颈动脉 IMT 的作用。

五、验案举例

例 1： 孙某，女性，68 岁。2006 年 7 月 18 日初诊。眩晕 16 年，加重 20 天。患者 16 年前因家庭纠纷，情绪激动暴怒后出现眩晕、头痛、失眠等症状，虽经多方中西药治疗，病情时轻时重，稍遇精神刺激症状即加重，当时查血压 180/100mmHg，常服复方降压胶囊间或硝苯地平。20 天前又因精神过度紧张与激动致眩晕症状明显加重，伴有头胀、头痛、耳鸣，大便干燥，鼻衄，急躁易怒，胸闷，查血压 175/105mmHg，舌质红、苔黄垢，脉弦数。

诊断为高血压3级，证属肝火上逆，腑实火盛。治拟清肝降火、通腑泻热为大法，方选夏枯草汤合龙胆泻肝汤加减。药用：夏枯草15g，黄芩15g，黄连10g，大黄10g，生地黄15g，代赭石10g，龙胆草10g，山栀子10g，当归15g，泽泻10g，柴胡10g，甘草6g，木通3g，车前子10g。服上方3剂后，头晕、头胀明显减轻，大便通畅，胸闷稍缓，舌质红、苔黄微腻，脉弦数。肝火得降，肝阳得平，腑实得泻，故诸症减轻。而胸闷、舌质红、苔黄微腻说明仍有湿邪阻滞气机。上方加木通10g、车前子15g利湿邪，正所谓“治湿不利小便，非其治也”。再服3剂后，头晕、头胀、胸闷等症已消失，血压平复，仍稍有耳鸣，舌质淡红、苔薄黄，脉弦细。肝火与胃腑湿热均解，唯耳窍失聪，故以上方3剂继服巩固之。

按语：眩晕病机比较复杂，但不过虚实两端，多为本虚标实之证，其中尤以肝风、肝火为病最急。风升火动，两阳相搏，上干清空，症见眩晕。患者平素喜食肥甘，致腑实生热，又肝郁气滞化火，气火上逆，则头晕、耳鸣；腑实热结则大便干燥；上焦郁热日久，迫血上行而鼻衄；肝热气实，故急躁易怒；肝郁气滞，气机不畅则胸闷；舌质红、苔黄垢、脉弦数属腑实火盛肝火上逆之象。

本证为实证，治疗用苦寒直折其火之法，用夏枯草汤合龙胆泻肝汤清泻肝胆实火，使循经上逆之气火得以平复，再合黄连解毒汤有釜底抽薪之意，腑气已通，火势渐降，则头晕鼻塞诸症减。方中黄连走于上，清心肝之火；生地黄清热泻火，凉血生津；代赭石平肝清热，镇逆降气；龙胆草、栀子清肝泻火，栀子通利三焦，给邪以出路。全方共奏清肝泻火、通腑降逆之功。

邢月朋老师以辨证论治为首务，选方必应其法，集中药力，苦寒直折其火势，同时极重视给邪找寻出路，因此可达事半功倍之效。

例2：王某，男性，33岁。2013年4月22日初诊。阵发性眩晕1个月。患者于1个月前体检发现高血压，血压140～150/90～100mmHg，自觉轻微头晕，口干，晨起自觉阴囊潮湿，饮食可，二便正常。舌略暗、苔白，脉微弦。西医诊断为高血压。中医诊断为眩晕，证属肝郁化火兼下焦湿热。治以疏肝清热健脾，方选丹栀逍遥散加减。药用：牡丹皮10g，栀子10g，当归10g，白术10g，白芍10g，薄荷10g，夏枯草10g，玄参10g，黄芩10g，龙胆草10g，苦参10g，甘草6g，茯苓12g，柴胡12g，泽泻15g。6剂，水煎服，每日1剂。2013年4月28日二诊，患者诉头晕减，阴囊潮湿减，近日感冒，咽痒欲咳，血压125/90mmHg，上方加僵蚕10g、蝉蜕10g、杏仁10g。6剂，水煎服，每日1剂。2013年5月5日三诊，患者诉头晕基本消失，无咽痒口干，阴囊略显潮湿，多次监测血压已正常。上方去僵蚕、蝉蜕、杏仁咽部用药，加薏苡仁20g。6剂，水煎服，每日1剂。

按语：该例患者为药品销售人员，工作压力大，烟酒过度，作息不规律，导致早发高血压。分析其形成原因为肝气郁结化火，上扰清空则见头晕口干，湿热下注则见阴囊潮湿。方选丹栀逍遥散加味，为在逍遥散的基础上加牡丹皮、栀子而成。因肝郁血虚日久，则生热化火，此时逍遥散已不足以平其火热，故加牡丹皮以清血中之伏火，炒山栀善清肝热，并导热下行。患者湿热下注，则加用龙胆草、泽泻、苦参以清热渗湿。全方共奏清肝泄热利湿之功。邢月朋老师在治病过程中，非常重视外感，患者在感冒后往往会加重原来病情，因此在二诊时加用僵蚕、蝉蜕、杏仁以祛风利咽。三诊时患者血压已趋平稳，收到很好的效果。高血压初期有时无证可辨，常选用丹栀逍遥散疏肝解郁。发病日久可有肝郁化热、肝阳上亢等情况，治疗相对复杂，可加用夏枯草、玄参、黄芩。

附：眩晕

眩晕是临床最为常见的病症之一，其病因非只一端，起病或隐匿或突发或暴发，病理机制复杂多变，预后轻重不一，临证时疑虑困惑，莫衷一是，不知所从，因此也是临床公认的疑难病之一。邢月朋老师从医50余载，其临证治病，必详其原，随病化裁，出奇制胜，以冀必效，在眩晕病诊治方面更有独到之处，颇多体会。

眩晕是目眩与头晕的总称。目眩即眼花或眼前发黑，视物模糊；头晕即感觉自身或外界景物旋转，站立不稳。两者常同时并见，故统称为“眩晕”。眩晕是临床症状之一，可见于西医的多种疾病。凡耳性眩晕，如梅尼埃病、迷路炎、内耳药物中毒、前庭神经元炎、位置性眩晕、晕动病等；脑性眩晕，如脑动脉硬化、高血压脑病、椎－基底动脉系统供血不足、锁骨下动脉窃血综合征等颅内血管疾病，某些颅内占位性病变，感染性疾病及变态反应性疾病、癫痫；其他原因的眩晕，如高血压、低血压、阵发性心动过速、房室传导阻滞、贫血、中毒性眩晕、眼源性眩晕、头部外伤后眩晕、神经官能症等，以眩晕为主要表现者，均可参照本篇有关内容辨证施治。

一、病因病机

眩晕的发生原因及其治疗历代医籍论述颇多，可分为：①外邪致病，如《灵枢·大惑论》曰“故邪中于项，因逢其身之虚……入于脑则脑转，脑转则引目系急，目系急则目眩以转矣”，隋代《诸病源候论·风头眩候》、王焘《外台秘要》及宋代《圣济总录》亦从风邪立论；②因虚致病，如《灵枢·海论》说“髓海不足，则脑转耳鸣，胫痠眩冒”，《灵枢·卫气》曰“上虚则眩”，《灵枢·口问》曰“上气不足”，《景岳全书·眩运》指出“眩运一证，虚者居其八九，而兼火、兼痰者不过十中一二耳”，强调了“无虚不作眩”；③因痰致眩，如元代朱丹溪力倡“无痰不作眩”，《丹溪心法·头眩》说“头眩，痰挟气虚并火，治痰为主，挟补气药及降火药。无痰不作眩，痰因火动；又有湿痰者”，张子和多从此论；④从火立论，如《素问·至真要大论》曰“诸风掉眩，皆属于肝”，《素问玄机原病式·五运主病》曰“风火皆属阳，多为兼化，阳主乎动，两动相搏，则为之旋转”。陈修园则把眩晕的病因病机概括为“风”“火”“痰”“虚”四字，后世又增加了“瘀”。邢月朋老师在古人论述的基础上，对眩晕的病因病机有了新的认识，如“无风不作眩”“风分内外，但以外风为主”“眩即眼花或眼前发黑，视物模糊，多属虚证；晕即感觉自身或外界景物旋转，站立不稳，多属实证”“眩晕分虚实，但以实证为多”。

二、辨证论治

邢月朋老师根据对眩晕病的理解和认识，将眩晕分为四个证型。

1. 风邪上扰清空型

（1）主要证候：突发性、剧烈性眩晕为特征，伴恶心、呕吐，无耳鸣耳聋。

（2）辨证分析：风性善行数变，主动，巅顶之上唯风可到，易伤于头面部，风邪入脑，上扰清空，清阳不展则发眩晕。

（3）治则：疏风解表，清脑定晕。

（4）方药：祛风定晕汤（邢月朋老师经验方）加减。

（5）加减法：外感风热邪气偏盛，加金银花、连翘、板蓝根；兼有痰湿者，加陈皮、半夏；兼有气虚者，加党参、黄芪；呕吐频作，加半夏、生姜；口干、口苦，胃火上炎者，加用清胃散。

2. 痰浊蒙蔽清阳型

（1）主要证候：眩晕而见头重如蒙，胸闷恶心，少食多寐，舌苔白腻，脉濡滑。

（2）辨证分析：痰浊蒙蔽清阳，则眩晕而重。停阻中焦，气机不利，故胸闷呕恶。脾阳不振则少食多寐。舌苔白腻，脉濡滑，乃痰浊内蕴所致。

（3）治则：燥湿祛痰，健脾和胃。

（4）方药：半夏白术天麻汤加减。

（5）加减法：痰湿重而眩晕较甚，呕吐频作者，重用茯苓，加泽泻、车前子等利湿药，使停阻中焦之痰湿从小便而出而不上冒，眩晕、呕吐渐止。痰郁化火者加黄连、黄芩、栀子以化痰泄热。

3. 气虚脑失所养型

（1）主要证候：时时眩晕，动则加剧，视物昏黑，懒于动作，饮食减少，面白少神，善太息，舌质淡，脉虚无力。

（2）辨证分析：宗气不足，清阳不升，脑失所养，故时时眩晕，动则加剧。目得血而视，清气不能灌注瞳仁而视物昏黑。气虚则懒于动作，饮食减少，面白少神。宗气不足则其“走息道”和“贯心脉”的功能下降，故善太息。舌质淡、脉虚无力均为气虚表现。

（3）治则：补益宗气，调畅气机。

（4）方药：益气升降汤（邢月朋老师经验方）。

（5）加减法：伴有血虚者，加四物汤；伴心悸、怔忡者，加炒酸枣仁、柏子仁、茯苓、远志；动则气喘加人参；低血压、脉压小者加炙甘草15 ~ 30g；食少便溏，脾胃较弱者，加茯苓、薏苡仁、泽泻、砂仁、神曲等以增强健脾和胃之力；兼有中气不足者，与补中益气汤合方加减；内热口渴者，加知母、石膏。

4．精虚脑窍失充型

（1）主要证候：眩晕而见精神萎靡，少寐多梦，健忘，腰膝酸软，遗精，耳鸣，发落齿摇，或兼见咽干，形瘦。偏于阴虚者，五心烦热，舌质红，脉弦细数。偏于阳虚者，四肢不温，形寒怯冷，舌质淡，脉沉细无力。

（2）辨证分析：精髓不足，不能上充于脑，故眩晕，神疲健忘。肾主骨，腰为肾之府，肾虚故见腰膝酸软。精关不固故遗精。肾开窍于耳，肾虚则耳鸣。偏阴虚者，阴虚生内热，故五心烦热，舌质红，脉弦细数。偏于阳虚者，阳虚生内寒，故四肢不温，舌质淡，脉沉细无力。

（3）治则：滋肾阴，补肾阳，开窍化痰。

（4）方药：地黄饮子加减。

（5）加减法：以阴虚为主者，减附子、肉桂、肉苁蓉、巴戟天，酌加炙鳖甲、黄连、知母、生地黄、龟板等以滋阴清热。以阳虚为主者，减石斛、麦冬、五味子滋腻之品，附子、肉桂大辛大热刚燥之品，不可久服，可酌加仙茅、淫羊藿等温润之品，助阳而不伤阴。以上两型眩晕较重者，均可加龙骨、牡蛎、磁石、代赭石、珍珠母、石决明等介石之类，以镇潜浮阳，平抑肝木。

三、用药心得

1．祛风药药量大小选择与应用　《素问·风论》云：“风者，为百病之长也”“巅顶之上唯风可到。”邢月朋老师总结大量临床实践经验认为，从其病位来说头目眩晕的发生与风邪扰动密不可分，或风邪外袭，或风自内生（肝风内动），但总以外风袭扰为主。在治疗上力倡风药在眩晕病治疗中的应用，并认为“有风即动是风自外袭，风去则眩晕自止，无风自摇为阴虚阳亢，已动其根，非滋肾平肝则无以为治”。邢月朋老师在长期临床实践中发现现今“眩晕一病，实证居十之六七，而实证中风邪致晕者占十之八九”，而并非张景岳所说“眩运一证，虚者居其八九”，特别强调了“无风不作眩”的发病理论。邢月朋老师常用的祛风药如荆芥、防风、羌活、独活、柴胡、前胡、薄荷等，其量一般以不超过6g为宜，充分体现了其在祛风药的应用上主张用药轻灵，正合“治上焦如羽，非轻不举”之经旨。现代药理学研究认为风药具有很好的扩张血管、解除血管痉挛、改善血液循环的作用。脑部血流的改善对于眩晕治疗无疑会产生重要作用。

2. 常用方拆解

（1）祛风定晕汤：本方是邢月朋老师自拟方，由《摄生众妙方》荆防败毒散化裁而来。其药物组成：荆芥6g，防风6g，羌活6g，独活6g，柴胡6g，前胡6g，薄荷6g，枳壳6g，桔梗6g，茯苓6g，川芎6g，甘草3g，生姜2片，大枣2枚。其功效为祛风疏解，清脑定晕。方中荆芥、防风相须为用，共为君药，疏散在上之风邪，古人评价二药相伍有麻桂之功效而无燥烈之弊端。羌活、独活祛风通络；柴胡、前胡均为风药，然前胡主降祛痰下气，柴胡主升解表疏肝，二药合用开郁散结，调经气而升清，风邪自去，浊气自降。以上四药加强君药祛风解表之功，共为臣药。佐以桔梗、枳壳，一升一降，宽胸利膈，调畅胸中之气机，升清降浊而止恶心呕吐；茯苓健脾除痰止呕；川芎上行头目，下调血海，为血中之气药，能行气活血止眩定晕；薄荷疏散风热，清利头目。甘草为使，调和诸药。诸药配伍巧妙，用药轻灵，合“治上焦如羽，非轻不举”之经旨。主要治疗病程较短，以突发性、剧烈性眩晕为特征，同时伴有恶心呕吐，而无耳鸣耳聋的病症。临床上主要用于病毒感染所致前庭神经元炎性眩晕，发病前1～2周多有上呼吸道感染病史。本方从外风立论，认为前庭神经元炎性眩晕属于中医之风眩，系患者外感风邪所致，风去则晕止，故名祛风定晕汤。邢月朋老师推崇本方的另一重要原因在于祛风定晕汤一方之中“祛风、清火、化痰、补虚”四法备焉，只要临证时善做加减变通，即可达到“谨守病机，各司其属。有者求之，无者求之，盛者责之，虚者责之，必先五脏，疏其血气，令其调达，而致和平”理想目标。

现代药理学研究证实方中羌活、独活、川芎、前胡、薄荷对流感病毒有一定抑制作用。川芎、茯苓能抑制中枢神经系统而奏镇静之效。柴胡有显著的解热作用；薄荷内服通过兴奋中枢神经系统，使皮肤毛细血管扩张，促进汗腺分泌，增加散热，而起到发汗解热作用。生姜对血管运动中枢有兴奋作用，能增进血液循环，促进发汗。

（2）益气升降汤：本方是邢月朋老师自拟方，由张锡纯《医学衷中参西录》升陷汤化裁而来。药物组成：黄芪 30g，党参 15 ~ 30g，麦冬 10g，五味子 10g，枳实 10g，桔梗 10g，炙甘草 6g。其功效为补益宗气，调畅气机。本方重用黄芪、党参为君药，养脾肺，可助宗气之化源，护心肺可助宗气之充盈，以保证宗气“走息道”和“贯心脉”功能的实现；麦冬、五味子为臣药，益气生津，增强生脉之功；佐以桔梗载药上行，枳实开气机之壅结而下行，两药一升一降，调畅气机，升清降浊，使宗气得以布散；以炙甘草为使，补中益气，调和诸药。全方合用，共奏补益宗气、调畅气机、养心生脉之功，主要用于宗气不足，气机失调所致自觉胸间憋闷，有压迫感而深吸气，然后以呼出为快之太息症，或兼心悸、胸痛、乏力、眩晕等。临床中常用于治疗冠心病、心肌炎、心脏瓣膜病变等多种疾病中的太息症及低血压性或脉压差小之眩晕。

现代药理学研究证实，黄芪能兴奋中枢神经系统，对正常心脏有加强其收缩作用，故能扩张血管，改善皮肤血液循环及营养状况，促进新陈代谢。桔梗有较强的促进气管分泌作用，能稀释痰液，有利于排痰，故善宣通肺气。枳实小剂量对心脏有兴奋作用，而大剂量对心脏有抑制作用，有轻度收缩血管作用，使血压升高。人参、五味子、麦冬有如下作用：兴奋中枢神经，改善微循环，增强和调节免疫系统功能，抗炎，对心功能不全有预防作用，抗心律失常。所以本方具有滋养强壮、兴奋中枢、强心、升压、抗休克及增强抗病能力、止咳作用。

（3）夏枯草汤：本方是邢月朋老师继承先师胡东樵的经验方。药物组成为夏枯草、黄芩、玄参各 15g，具有清肝降火之功。方中夏枯草苦寒入肝经，可清肝火，降血压；玄参甘寒养阴生津；黄芩苦寒，清泻肺经、胆经实火。三药配伍，共奏清肝降火、滋阴泄热的功效。本方为清火、清肝、清肺之剂，既清泻火热之邪，又养阴补益心肾。临床上主要用于治疗高血压肝经风火上炎证，表现为眩晕，头胀痛，每因烦劳恼怒而加剧，面红目赤，口苦口干，溲黄便秘，少寐多梦，舌红、苔黄，脉弦。尤其对于高血压早期，此方疗效显著。高血压主要表现为眩晕，邢月朋老师根据《素问·至真要大论》“诸风掉眩，皆属于肝”及《素问玄机原病式》“所谓风气甚，而头目眩动者，由风木旺，必是金衰不能制木，而木复生火，风火皆属阳，多为兼化，阳主乎动，两动相搏，则为之旋转”的相关论述，认为本病病机主要为肝经风火上炎，病位在肝、肺、肾，既有实火，又有阴虚，为虚实夹杂之证。本方为清火、清肝、清肺之剂，既清肺火，又清虚热，既清泻火热，又养阴补益心肾，临床上广泛应用于高血压患者。病机相符者，表现为眩晕、头晕如醉状，头胀痛，面红目赤，口苦口干，少寐多梦，舌红苔黄，脉弦，均可应用，无不奏效。本方应用于实性眩晕可量大力宏，以此为主随症加减，如为虚性眩晕可减少本方药量，以此为反佐，兼制温性补益药的不良反应。因此，本方为邢月朋老师治疗各类型高血压的必选之方，临证应用数十年，随机应变，无不应手取效。邢月朋老师常常对本方揣摩，不断体会，个中奥秘仍难以尽述，因此常嘱咐我们对本方应深入研究，提高认识，造福广大患者。

现代药理学研究证实：夏枯草的全草含三萜皂苷，其苷元是齐墩果酸。夏枯草水煎服对心脏具有抑制作用，可扩张血管，因此具有显著而持久的降压作用；其次夏枯草煎服对痢疾杆菌、伤寒杆菌、大肠杆菌、变形杆菌、绿脓杆菌、葡萄球菌、链球菌有抑制作用，抗菌谱较广，可使肺部病变减轻。黄芩煎剂在体外对多种细菌有抑制作用，还可抗炎，抗变态反应，提高免疫力，解热，利尿，解痉，镇静。玄参有解热、抗真菌、镇静、降压、强心、扩张血管、抗惊厥的作用。三药联用具有很好的镇静降压作用。

（4）地黄饮子：本方出自《黄帝素问宣明论方》，是用于治疗肾虚喑痱的著名方剂，治疗主证为舌强不能言、足废不能用、口干不欲饮、苔浮腻、脉沉细弱等。药物组成为熟地黄、巴戟天、山茱萸、石斛、肉苁蓉、附子、五味子、肉桂、茯苓、麦冬、石菖蒲、远志。邢月朋老师通过长期临床实践认为本方用于虚性眩晕，用之得当，可取桴鼓之效。方中熟地黄、山茱萸滋补肾阴；肉苁蓉、巴戟天温肾壮阳，共为君药。配以附子、肉桂之辛热协上药以温养真元，摄纳浮阳；麦冬、石斛、五味子滋阴敛液，清虚火，并制附子、肉桂之刚燥，共为臣药。石菖蒲、远志、茯苓开窍化痰，与大量补肾药相伍，能交通心肾，使水火相济，则心不致妄，虚阳不致上浮，为佐药。煎加生姜、大枣和营卫，小量薄荷以散风，以纠正诸药之呆滞，俱为使药。诸药合用，使阴阳平，痰浊化，窍开痰除，虚阳亦清，则眩晕自止。全方阴阳俱调，对于肾之阴虚、阳虚或阴阳两虚，通过调整药味与药量均能达到“谨察阴阳所在而调之，以平为期”的目的。邢月朋老师认为应用本方治疗眩晕可充分体现“善补阳者，必于阴中求阳，则阳得阴助而生化无穷；善补阴者，必于阳中求阴，则阴得阳升而源泉不竭”之旨，用之得当，多能应手取效。

现代药理学研究证实：熟地黄有明显的强心作用，对衰弱的心脏作用更显著，有升压、利尿作用。巴戟天有类似皮质激素样作用及降低血压作用，并能刺激造血功能。肉苁蓉可增强机体免疫功能。附子有强心作用，可增强心肌收缩力，加快心率，促进窦房结和房室传导，降低血压。肉桂能抑制中枢而表现有一定的镇静、镇痛及解热作用。五味子对中枢神经系统具有兴奋和抑制双向调节作用。石菖蒲有镇静作用，能减弱麻黄碱的中枢兴奋作用，其挥发油有安眠作用。石斛、茯苓、麦冬、远志对中枢神经系统均有镇静作用。

综观全方，具有滋补强壮、强心、调节中枢神经、镇静、降压、祛痰等综合作用。

四、现代医学对眩晕病治疗的认识

现代医学认为眩晕是一种自身或外界物体的运动性幻觉，患者感到自身或周围环境物体有旋转或摇动的一种主观感觉障碍，常伴有客观的平衡障碍。对于眩晕的治疗主要在于病因治疗，控制症状，祛除危险因素，预防复发。病因治疗包括调整控制血压、调节脂代谢紊乱、降低血液黏度、控制血糖、治疗颈椎病、调节自主神经功能紊乱、避免劳累与寒冷刺激、防止情绪激动等。对症治疗的药物主要通过扩张血管、抗血凝、缓解血管痉挛、解除迷路动脉痉挛，增加脑血流量，促进脑功能恢复，使痉挛症状缓解乃至消失。从上可以看出，现代医学对眩晕的治疗较为单一而欠灵活，缺乏针对个体化的治疗方案。对于病因未明者，缺乏有效治疗手段，存在不足之处，也正是中医药发挥巨大作用的优势所在。

五、验案举例

例 1：荆某，女性，53 岁，2011 年 5 月 27 日初诊。以头晕 2 年，加重半个月余，慕名前来求诊于邢月朋老师。患者曾在当地医院行头颅 CT、颈椎 X 线片、经颅多普勒等多项检查，均未见明显异常，给予对症治疗，长期服用氟桂利嗪、强力定眩片，间断静脉滴注扩张血管药，以及补肾平肝、活血化瘀中药等，症状未能有效控制，患者甚感痛苦。既往有高血压病史 8 年，甲状腺功能减退病史 4 年，长期服用降压 0 号、优甲乐等。刻诊：头晕时作，近日加重，伴恶心、昏蒙，咽部微痛，无眼黑及视物昏花，寐差，两目干涩，下肢指凹性水肿，腰腿胀痛，全身乏力，舌质淡红、苔薄黄，脉沉细。中医诊断为眩晕，证属风热上扰。治以疏风解表、清脑定晕、滋肾清肝。方选祛风定晕汤加夏枯草汤、桑家汤。药用：荆芥 6g，防风 6g，羌活 6g，独活 6g，柴胡 6g，前胡 6g，薄荷 6g，枳壳 6g，桔梗 6g，茯苓 10g，川芎 10g，桑叶 10g，猪苓 10g，夏枯草 12g，黄芩 12g，玄参 12g，桑白皮 12g，桑寄生 15g，桑椹 15g，桑枝 30g，泽泻 30g，郁李仁 30g。5 剂，水煎服，每日 1 剂。

2011 年 6 月 1 日复诊，患者自述服药 3 剂后眩晕、呕吐症状明显减轻，5 剂后眩晕、头蒙、咽痛、呕吐等症状基本消失。患者甚为感谢，后找邢月朋老师继续调理其他病症。

例 2：左某，男性，51 岁。主因头目眩晕 5 年，加重 15 天，于 2009 年 5 月 23 日就诊。患者 5 年前因工作压力大，经常失眠，情绪烦躁，继而出现头昏头晕，视物昏花不清，当时测得血压 155/95mmHg，在某医院诊断为“高血压”，后间断服用“尼群地平片、硝苯地平片、北京降压 0 号”

等，血压时高时低，控制不甚理想。15 天前因家事不睦，上述症状加重，情绪低沉，伴有胸闷喜太息，身懒乏力，不能正常工作，为求系统治疗，慕名前来求治。刻诊：头目眩晕，视物昏花不清，情绪低沉，胸闷喜太息，身懒乏力，食欲不振，口苦口干，大便干，小便微黄。

辅助检查：理化检查示三酰甘油 3.29mmol/L，余正常范围。心电图：窦性心律，Ⅱ、Ⅲ、aVF 导联 T 波低平。心脏彩超：左心室肥厚，余各房室结构未见异常。尿常规正常。

辨证分析：《灵枢·卫气》云“上虚则眩”。该患者眩晕以眩为主，故为虚证。患者中年男性，劳倦过度，又久病致正气不足，气血亏虚，“目得血而能视”，气血不足不能上注于睛，故视物昏花模糊；宗气不足则不能行血脉，贯心肺，故善太息；气虚不足则全身乏力，精神不振；心气不足则心悸，寐差；脾气不足，运化无力则纳差。舌淡红、苔薄白，脉弦细，为气虚之证。综合舌脉症，证属宗气不足、清阳不升。

中医诊断：眩晕，证属宗气不足、清阳不升。

西医诊断：高血压。

治法：益气升清，平肝降浊。

方药：益气升降汤加减。药用：黄芪 30g，党参 30g，枳实 12g，桔梗 12g，麦冬 12g，夏枯草 12g，玄参 12g，黄芩 12g，五味子 10g，生晒参 6g，炙甘草 6g。7 剂，水煎服，每日 1 剂。

二诊：服药后，患者自觉头目眩晕较前减轻，视物昏花模糊不清症状几近消失，善太息症状明显缓解，心悸、夜寐等均有改善，胃纳正常，大小便正常。舌质淡红、苔薄白，脉弦细。患者经调补气血，宗气充盛，则心悸、乏力均已改善；清气上升，浊气下降，则眩晕好转；心神得养则睡眠稍有改善。睡眠不足则心神失养，不利于疾病恢复，故加入茯苓 15g、炒酸枣仁 30g 以进一步改善睡眠质量。

三诊：服药后，患者头目眩晕较前明显减轻，视物昏花模糊不清症状已经消失，善太息症状明显缓解，心悸、夜寐等均有改善，胃纳正常，大小便正常。舌质淡红、苔薄白，脉弦细，说明正气逐渐恢复，清升浊降，气机升降复常，其证由虚转实。守方不变，续进 7 剂。

四诊：服药后，患者头目眩晕、善太息症状已好转，心悸、夜寐已不明显，胃纳正常，大小便正常。最后以加用小剂量的祛风药而收功。处方如下：黄芪 30g，枳实 10g，桔梗 10g，麦冬 10g，五味子 10g，党参 15g，生晒参 6g，炙甘草 6g，防风 6g，羌活 6g，独活 6g，荆芥 6g，夏枯草 12g，玄参 12g，黄芩 12g。7 剂，水煎服，每日 1 剂。

按语：眩晕是目眩与头晕的总称，邢月朋老师认为目眩即眼花或眼前发黑，视物模糊；头晕即感觉自身或外界事物旋转，站立不稳。前者以虚证为多，后者以实证为多。本案患者以目眩为主症，邢月朋老师据此辨为气虚而清气不升。

患者主要兼症为善太息，邢月朋老师认为深吸为需，长出必然，故太息症是典型的虚证，与患者表现的目眩病机基本一致。以益气升降汤益宗气、贯心脉、升清降浊，以治其本。

《素问·至真要大论》云："诸风掉眩，皆属于肝。"肝阳上亢或肝火上炎均可扰乱清空，阻塞清窍，故而目眩，以夏枯草汤清其肝火，平其肝阳，降其浊气，以治其标。因此本案以益气升降汤与夏枯草汤的合方标本兼治，治本为主，冀取佳效。

随着疾病由虚向实转变，治法方药也随之不断增减，完全符合中医的辨证论治原则，最后以加用小量的祛风药而收功。

例 3：王某，男性，62 岁。主因间断头晕 3 年，加重 1 周，于 2009 年 6 月 3 日就诊。

现病史：患者于 3 年前无明显诱因出现头晕，当时在社区医院查血压 180/70mmHg，经服用降压药物后头晕症状缓解，但仍未愈。患者头晕间断发作，服用左旋氨氯地平 1 片，每日 1 次，血压维持在 140/80mmHg，仍有头晕发作。近 1 周无明显诱因头晕加重，为求系统治疗而就诊。刻诊：头晕，头重脚轻，走路有踩棉感，食欲不振，胃脘胀痛，时有吐酸，口干口黏喜饮，夜寐欠佳，小便可，大便偏干，2 ~ 3 日 1 行。

辨证分析：患者素体脾胃虚弱，脾失健运，胃失和降，谷反为滞，水反为湿，湿浊中阻，气机升降失畅，清阳不升，浊阴不降。高巅之上，唯风可及，风夹痰浊上扰清空，见头晕，头重脚轻，走路有踩棉感；脾失健运，胃失和降，见食欲不振，胃脘胀痛，时有吐酸；湿浊内蕴化热，见口干口黏喜饮；胃不和则卧不安，见夜寐欠佳；浊阴不降，见大便偏干，2 ~ 3 日 1 行；舌质暗红、苔白腻，脉弦缓，亦为内蕴湿浊之象。本病病位在脑，涉及脾胃，证属虚实夹杂。

西医诊断：高血压 3 级。

中医诊断：眩晕，证属风痰上扰。

治法：清肝潜阳，祛风化痰。

方药：半夏白术天麻汤、荆防败毒散、夏枯草汤加减。药用：夏枯草 10g，黄芩 10g，玄参 10g，川芎 10g，薄荷 10g，天麻 10g，云苓 10g，川牛膝 10g，白术 10g，荆芥 6g，防风 6g，橘红 6g，半夏 6g，羌活 6g，独活 6g，甘草 3g。5 剂，水煎服，每日 1 剂。

二诊：2009 年 6 月 8 日。服药后头晕、头重脚轻症状减轻，自觉气短，双下肢无力，仍胃胀胃痛。上方减夏枯草汤，加党参 12g 益气健脾。处方如下：荆芥 6g，防风 6g，橘红 6g，半夏 6g，羌活 6g，独活 6g，川芎 10g，薄荷 10g，茯苓 10g，川牛膝 10g，天麻 10g，白术 10g，甘草 3g，党参 12g。4 剂，水煎服，每日 1 剂。

三诊：2009 年 6 月 12 日。服药后头晕减轻，有时气短，食欲不振，胃脘胀痛，为湿阻气机之象。上方减白术 10g，加厚朴、炒槟榔、枳壳、苍术以行气化湿、和胃消胀。处方如下：荆芥 6g，防风 6g，羌活 6g，独活 6g，橘红 6g，半夏 6g，川芎 10g，薄荷 10g，天麻 10g，云苓 10g，川牛膝 10g，厚朴 10g，炒槟榔 10g，枳壳 10g，苍术 10g，甘草 3g，党参 12g。5 剂，水煎服，每日 1 剂。

四诊：2009 年 6 月 17 日。患者诉头蒙头沉，有时气短，食欲欠佳，胃脘胀痛减轻。综合目前舌脉症，为清阳不升之眩晕，应用益气聪明汤加味，益气升阳、宽中理气。处方如下：蔓荆子 12g，川芎 12g，升麻 10g，白芍 10g，天麻 10g，葛根 15g，生晒参 6g，黄柏 6g，甘草 6g，黄芪 30g，党参 20g，枳壳 20g。7 剂，水煎服，每日 1 剂。

五诊：2009 年 6 月 24 日。头蒙减轻，纳谷无味，为清阳不升、湿邪阻滞。上方加苍术、茯苓健脾化湿。处方如下：蔓荆子 12g，川芎 12g，云苓 12g，升麻 10g，白芍 10g，天麻 10g，苍术 10g，葛根 15g，生晒参 6g，黄柏 6g，甘草 6g，黄芪 30g，党参 20g，枳壳 20g。5 剂，水煎服，每日 1 剂。

六诊：2009 年 6 月 29 日。头蒙头沉，纳食无味，为湿蒙清窍。上方改苍术为焦白术，加羌活、荷叶、焦三仙健脾升清祛湿。处方如下：蔓荆子 12g，川芎 12g，焦白术 12g，云苓 12g，升麻 10g，白芍 10g，天麻 10g，羌活 10g，荷叶 10g，葛根 15g，生晒参 6g，黄柏 6g，甘草 6g，黄芪 30g，焦三仙 30g，党参 20g，枳壳 20g。7 剂，水煎服，每日 1 剂。

七诊：2009 年 7 月 6 日。无头晕头沉，食欲增加，食后微感胃胀，大便偏干。上方加鸡内金、炒莱菔子消食除胀。处方如下：蔓荆子 12g，川芎 12g，焦白术 12g，茯苓 12g，鸡内金 12g，升麻 10g，白芍 10g，天麻 10g，羌活 10g，荷叶 10g，葛根 15g，生晒参 6g，黄柏 6g，甘草 6g，黄芪 30g，焦三仙 30g，炒莱菔子 30g，党参 20g，枳壳 20g。5 剂，水煎服，每日 1 剂。

按语：眩晕是目眩与头晕的总称，可因风、火、痰、虚、瘀等多种原因引起。该患者初期以头晕、头重脚轻、走路有踩棉感为主症，伴食欲不振、胃脘胀痛、夜寐欠佳等，结合舌质暗红、苔白腻、脉弦缓，辨证为风阳挟痰上扰清空。给予夏枯草汤和半夏白术天麻汤、荆防败毒散、平胃散等以清肝潜阳、祛湿化痰、和胃消胀，侧重治标。经治疗头晕减轻，以头蒙头沉为主要表现，伴气短，辨证为清阳不升，给予益气聪明汤、四君子汤益气健脾，升举清阳，侧重治本；配合羌活、荷叶祛风化湿、升清降浊以助疗效。高巅之上，唯风可及，对于头部疾患多在辨证基础上酌加祛风药物，多取良效。

例 4：王某，女性，62 岁。眩晕时发时作半年余，加重 5 天，于 2011 年 5 月 20 日就诊。

现病史：患者高血压病史 15 年，平素血压 145/90mmHg，近日由于劳累而使眩晕加重，并伴有腰膝酸软，失眠多梦，全身乏力，精神不振。曾在外院行头颅 CT、经颅多普勒未见异常，总胆固醇、甘油三酯轻度增高。刻诊：眩晕时作，眼花或眼前发黑，视物不清，站立不稳，腰膝酸软，失眠多梦，全身乏力，精神不振。舌质嫩红、苔薄少，脉沉细弦。

辨证分析：精髓不足，不能上充于脑，故眩晕，神疲健忘；肾主骨，腰为肾之府，肾虚故见腰膝酸软，精关不固故遗精；肾开窍于耳，肾虚则耳鸣；因肾阴虚者，阴虚生内热，热扰心神则失眠多梦，舌质红，脉弦细数。

中医诊断：眩晕，证属精虚脑窍失充。

治法：滋肾阴，补肾阳，开窍化痰止眩。

方药：地黄饮子加减。药用：熟地黄 25g，山萸肉 15g，石斛 15g，白蒺藜 15g，金樱子 15g，麦冬 12g，菊花 12g，石菖蒲 10g，远志 10g，枸杞子 10g，巴戟天 10g，肉苁蓉 10g，肉桂 3g，炒酸枣仁 30g，龙骨 30g。5 剂，水煎服，每日 1 剂。

二诊：2011 年 5 月 27 日。患者服药后自觉眩晕症状明显减轻，腰膝酸软、失眠多梦等症同前。药已见效，肾精得补，清窍得养，故眩晕症状得减。上方加用石决明 30g、珍珠母 30g。再进 5 剂，以观后效。

三诊：2011 年 6 月 1 日。患者眩晕症状已基本控制，仅偶有眼花或轻度视物不清，移时则失，余症均得到改善。继服杞菊地黄丸以善其后。

按语：肾主藏精，在体合骨，生髓通脑。《灵枢·海论》曰："脑为髓之海，其输上在于其盖，下在风府……髓海有余，则轻动多力，自过其度，髓海不足，则脑转耳鸣胫酸眩冒，目无所见，懈怠安卧。"说明肾精的盛衰对脑海的充盈十分重要，若肾精亏虚导致髓海空虚失于充养则发眩晕；若肾阴平素亏虚，水不涵木，肝阳上亢，亦可引发肝风内动，均可发为眩晕。因肾为先天之本，若见眩晕之肾精不足证则更需固本化源，填精益髓，从本源上补充肾元之不足。又因肾生髓通脑，肾元充足后进一步生养髓精，则髓海可足，眩晕自消。正如《景岳全书·眩运》中所说："丹溪则曰无痰不能作眩，当以治痰为主，而兼他药。余则曰无虚不作眩，当以治虚为主，而酌兼治其标。"可见固护肾元之法在眩晕之肾精不足证治疗中的重要作用。

眩晕是临床上常见的病证，病情有轻有重。现代医学认为眩晕只是一种症状，涉多种疾病，往往因检查水平而影响诊治效果，而且治疗手段和药物亦较捉襟见肘。

中医对本病有非常深刻的认识，其发生的病因病机虽颇复杂，但归纳起来不外风、火、痰、虚四个方面，其辨证不过虚实两类。各类眩晕，可单独出现，亦可相互并见。如肝阳上亢兼肝肾阴虚、气虚者兼血虚、风邪可兼夹痰浊等，不一而论。在临床上以实证或本虚标实证较为多见，须详察病情，辨证治疗。至于治法也有从本从标之异。急者多偏实，可选用祛风、息风、潜阳、清火、化痰等法以治其标为主。缓者多偏虚，当用补养气血、益肾、养肝、健脾等法以治其本，或者标本兼治，攻补兼施，温清并用等，总之要充分体现“观其脉证，知犯何逆，随证治之”的辨证论治思想。

邢月朋老师谆谆告诫弟子们，治疗眩晕不能脱离辨证论治的精神，一味追求一方一法一药的疗效，如一见眩晕便投以天麻、钩藤、石决明、菊花等之类，鲜能中病。要考虑原发病的治疗，如因跌仆损伤、吐衄、血崩、漏下等失血而致的眩晕，应重点治疗失血；脾胃不健、中气虚弱者，应重点治疗脾胃，一般原发病得愈，眩晕亦随之而愈。万不可胶柱鼓瑟，一叶障目而贻误病情。

中年以上，肝阳引起的眩晕，如肝阳亢逆，化为肝风，病情严重时可卒然晕倒，有发展为中风的可能。故及时防治眩晕，对中年以上之人尤为重要。平时宜节肥腻酒食，忌辛辣，戒躁怒，节房事，适当增加体力活动，锻炼身体，服药调治。正如金代张从正《儒门事亲·推原补法利害非轻论》所云：“君子贵流不贵滞，贵平不贵强。”

例 5：马某，女性，37 岁。头晕、呕吐 5 天，症状逐渐加重，于 2004 年 8 月 27 日特来中医门诊治疗。曾在省级医院做头颅 CT、脑血流图均未见异常，医院诊断为“前庭神经元炎性眩晕”，经输液治疗 3 天，症状逐渐加重。刻下症：头晕，运动及平躺均眩晕，呕吐，行动需由人搀扶，2 日未能进食，咽部微痛，不伴有耳鸣、耳聋，表情痛苦，面色苍白，不能独立坐稳，就诊前后均躺于检查床上。舌尖红、苔薄白，脉浮弦。中医诊断为眩晕，证属风热上扰。治以疏风解表、清脑定眩。方选祛风定晕汤加金银花 30g、连翘 15g、板蓝根 15g。服上药 1 剂后头晕、呕吐即明显减轻，咽痛消失，能从事家务劳动，饮食增加，精神好转。4 剂后已能参加工作，唯觉劳累后仍出现轻微头晕，余无不适。续服上药 3 剂后眩晕、呕吐消失，能正常参加工作，身体无其他不适。

例 6：张某，女性，63 岁，2003 年 1 月 8 日初诊。10 天前因外感出现咳嗽痰多，随即晨起突发眩晕、恶心，即欲排大便，便难。舌淡、苔白腻，脉弦滑。西医诊断为前庭神经元炎性眩晕。中医诊断为眩晕，证属风痰上扰。治以疏风清热、化痰定眩。方选祛风定晕汤加橘红 10g、半夏 10g、茯苓 10g。服上药 3 剂后头晕、恶心、咳嗽、痰多均明显减轻。续服 4 剂，诸症皆消。

第五节　中风病

麻木症是现代医学动脉硬化症的一个主要症状，是中风的前驱临床表现，邢月朋老师认为必须及早加以预防及治疗。邢月朋老师根据麻木症的临床表现和古人的经验，创立止麻消痰活血汤。方中黄芪补气扶正，当归、川芎、赤芍、丹参、桃仁、红花活血化瘀。以上药物类似王清任的补阳还五汤之意，但又不尽相同。补阳还五汤中黄芪用 120g，其他活血药仅用 3 ~ 6g。而止麻消痰活血汤，黄芪用 15g，其他活血药与黄芪相等，甚可过之，何况又有祛痰之品。很显然“补阳还五汤”是治疗中风之后，以补气为主，是补中寓消之剂。止麻消痰活血汤治中风之前，以祛邪为主，是消中寓补之方。所以止麻消痰活血汤与王清任的“补阳还五汤”既相同又不同。方中又有陈皮、半夏、胆南星祛痰之品，更说明是治虚中之实证。此方确立后用于临床，对早期动脉硬化性麻木症有很好的疗效，轻症者十余剂即可奏效。

附：止麻消痰活血汤

1．方名　止麻消痰活血汤。

2．来源　邢月朋老师自拟方。由《医林改错》“补阳还五汤”化裁而来。

3．组成　黄芪 15 ~ 30g，当归 15g，川芎 10g，赤芍 15g，桃仁 15g，

红花 15g，丹参 15g，陈皮 8g，半夏 8g，胆南星 6g，鸡血藤 30g，全蝎 6g，乌梢蛇 6g，桑枝 30g。

4. 功用 补气活血，祛痰通络。

5. 方解 方中黄芪补益脾肺之气，气旺则血行，祛瘀而不伤正，并助诸药之力。《全国中草药汇编》记载："黄芪能使全身血管扩张，皮肤血循环畅盛。"在临床上用以治麻木，确有加强血循环动力的作用。当归、川芎、赤芍、丹参、桃仁、红花活血，有祛瘀而不伤血之妙。鸡血藤方书皆载，乃治麻木要药。陈皮、半夏、胆南星祛痰。全蝎、乌梢蛇、桑枝通经活络。上药互配，相得益彰。

6. 主治 气虚血瘀，痰浊阻络。症见年龄在四旬以上而经常出现头痛、眩晕、肢麻等。

7. 临床应用 本方可治疗由于高血压、高脂血症、抽烟、肥胖、糖尿病、运动不足、紧张状态、高龄、家族病史、脾气暴躁等所致脑动脉硬化性麻木症。

8. 加减化裁 上肢麻木加桑枝 15 ~ 30g，下肢麻木加牛膝 15g，指（趾）尖麻木加桂枝 10g，头面麻木加僵蚕 10g，口舌麻木加石菖蒲 10g，项背强痛不舒加葛根 30g，痰热加知母 10g，痰湿加白术 15 ~ 30g，便干加川大黄 10g，中满加莱菔子 15 ~ 30g，眩晕加决明子 15 ~ 30g 或泽泻 12 ~ 30g，头痛加独活 15 ~ 30g，气虚加党参 12 ~ 30g，心悸加龙眼肉 15 ~ 30g，失眠加枣仁 15 ~ 30g，臂痛加防己 12g，血压高加夏枯草 15 ~ 30g、玄参 15 ~ 30g、黄芩 12 ~ 24g、钩藤 20g，血脂高加决明子 15 ~ 30g、泽泻 15 ~ 30g、山楂 15 ~ 30g、虎杖 12g，血糖高加地骨皮 30 ~ 120g、天花粉 15 ~ 30g。

9. 验案举例

例 1： 马某，男性，45 岁，因左侧肢体麻木半年于 2005 年 5 月 7 日初诊。患者半年前在睡醒后自觉左腿麻木酸软，经休息及活动仍不能缓解，后经针灸治疗无效。1 周后又波及左上肢，逐渐感觉舌尖亦有发麻感，曾在外院诊治，考虑脑供血不足而行输液治疗，症状减轻，但未及半个月又出现左侧肢体麻木加重。患者麻木症状不能缓解非常痛苦，久治不愈，特来寻求中医治疗。现左侧上、下肢麻木酸软，舌尖亦有发麻感，伴有头项转动不灵，肩酸痛，纳可，二便调。嘴唇紫暗，舌暗红、苔白厚，脉沉细。血压 130/80mmHg。脑血流图示大脑中动脉中期硬化。有高血脂病史 3 年。

患者形盛气衰，痰湿素盛，风痰闭阻经络，加之气虚不能运血，气不能行，血不能荣，气血瘀滞，脉络痹阻，故肢体麻木酸软，舌尖亦有发麻感；正气不足，脉络空虚，卫外不固，风邪得以乘虚入中经络，痹阻气血，故伴有头项转动不灵，肩酸痛；正虚邪阻，不能鼓动脉道，故舌质暗红，舌苔白厚，脉象沉细。综合舌脉症，中医诊断为中风先兆，证属气虚血瘀、痰瘀阻络；西医诊断为脑动脉硬化性麻木症。治以补气活血、祛痰通络，方选止麻消痰活血汤加减。药用：黄芪 15g，当归 12g，川芎 12g，赤芍 12g，桃仁 12g，红花 12g，地龙 10g，全蝎 6g，乌梢蛇 6g，桑枝 30g，鸡血藤 30g，橘红 8g，胆南星 8g，川牛膝 10g，丹参 10g，葛根 30g，甘草 6g。服上药 7 剂后麻木感明显减轻，肩酸、头项强硬亦随之减轻，纳可，二便调。续服 7 剂后麻木症状消失，但仍酸软无力，大便微油。皆属气虚血瘀，风痰阻络，经补气活血、祛痰通络治疗后，诸症均明显减轻。然中气尚未充盛，故酌加补气健脾之品。上方加党参 15g、白术 10g。服药 7 剂后恢复正常工作，后随访半年未见复发。

例 2：藤某，女性，71 岁。2006 年 5 月 22 日初诊。

主诉：右侧肢体麻木伴语言謇涩 6 个月，加重 2 周。

现病史：患者于 6 个月前无明显诱因早晨起床时出现右侧肢体无力、麻木，语言謇涩，当时神志清楚，来我院就诊而住院治疗。查颅脑 CT 示左侧脑梗死，诊断为“脑血栓形成”，经治疗症状减轻后出院。出院后肢体活动不利好转，仍有右侧肢体麻木，一直坚持服药治疗。2 周前无明显诱因肢体麻木症状加重，肢体活动同前，为求中医治疗，遂至我院门诊就诊。刻下症：右侧肢体麻木，语言謇涩，饮水发呛，神志清楚，二便调，饮食可，睡眠安。舌暗红、苔薄黄，脉弦。查右侧上肢肌力 4 级，右侧下肢肌力 5 级，生理反射存在，病理反射未引出。头颅 CT 示与原片比较无新的梗死灶。

既往史：高血压病史 5 年。

西医诊断：①脑梗死后遗症；②高血压 3 级，极高危。

中医诊断：中风，证属气虚血瘀、痰凝阻络。

治法：益气活血，化痰通络。

方药：止麻消痰活血汤化裁。药用：夏枯草15g，玄参12g，黄芩12g，黄芪30g，当归10g，川芎10g，赤芍10g，桃仁10g，红花10g，地龙10g，桑枝30g，乌梢蛇6g，全蝎6g，川牛膝12g，橘红10g，半夏10g，胆南星6g，防风10g，荆芥10g，秦艽10g，鸡血藤20g，丹参12g。4剂，水煎服，每日1剂。

二诊：2006年5月26日。服上药4剂后右侧肢体麻木稍有减轻，仍语言謇涩，二便调，饮食可，睡眠安。面色晦黯，口唇青紫减轻。舌暗红、苔薄黄，脉弦。证属痰瘀阻络、正气不足，以益气活血、化痰通络法治疗后主症减轻，于原方加石菖蒲、远志以化痰开窍。调方如下：夏枯草15g，玄参12g，黄芩12g，黄芪30g，当归10g，川芎10g，赤芍10g，桃仁10g，红花10g，地龙10g，桑枝30g，乌梢蛇6g，全蝎6g，川牛膝12g，橘红10g，半夏10g，胆南星6g，防风10g，荆芥10g，秦艽10g，鸡血藤20g，丹参12g，石菖蒲10g，远志10g。10剂，水煎服，每日1剂。

三诊：2006年6月6日。服10剂后麻木症状显著好转。面色、唇色红润，为痰瘀消散之症。舌淡红、苔薄白，脉细。患者稍感无力，增加黄芪用量以益气活血通络。调方如下：夏枯草15g，玄参12g，黄芩12g，黄芪40g，当归10g，川芎10g，赤芍10g，桃仁10g，红花10g，地龙10g，桑枝30g，乌梢蛇6g，全蝎6g，川牛膝12g，橘红10g，半夏10g，胆南星6g，防风10g，荆芥10g，秦艽10g，鸡血藤20g，丹参12g，远志10g，石菖蒲10g。7剂，水煎服，每日1剂。

按语：中风是在内伤积损的基础上，复因劳逸失度、情志不遂、饮酒饱食或外邪侵袭等引起。脏腑阴阳失调，血随气逆，肝阳暴张，内风旋动，夹痰夹火，横窜经络，蒙蔽清窍，而发卒然昏仆、半身不遂诸症。在中医经典著作《内经》中就论述了中风发病深浅及预后。《素问·调经论》曰："血之与气并走于上，则为大厥，厥则暴死，气复反则生，不反则死。"《金匮要略》明确了中经络、中脏腑之分："邪在于络，肌肤不仁；邪在于经，即重不胜；邪入于府，即不识人；邪入于藏，舌即难言，口吐涎"。邢月朋老师根据临床经验认为，中风之中经络者主要为气血亏虚、痰瘀阻滞所致，因此，以补气与祛瘀相结合，在补阳还五汤的基础上创立了止麻消痰活血汤。本案患者平素阳亢体质，日久郁而化火，风火相煽，上扰清窍，遂致中风。病邪入络，气血运行不畅，筋脉失养，故见肢体麻木，麻为气虚，木为湿痰死血。气滞血瘀，郁热日久灼液成痰，痰瘀阻碍脉道，则语言謇涩，饮水呛咳。病未入脏腑，故神志清楚。方中黄芪大补元气，当归、川芎、赤芍、当归、丹参、桃仁、红花活血化瘀，陈皮、半夏、胆南星祛痰。鸡血藤活血通络，是治疗麻木之要药。全蝎、乌梢蛇、地龙通经活络，三药配伍，相得益彰。夏枯草、玄参、黄芩清肝潜阳。防风、荆芥、秦艽为中医所谓“风药”，治疗语言謇涩一症有奇效。邢月朋老师自拟的止麻消痰活血汤用于气虚血瘀痰阻之麻木者，无不奏效。

例 3：马某，女性，83 岁。2013 年 5 月 6 日初诊。

主诉：头晕伴走路右侧偏斜 1 周。

现病史：患者于 1 周前开始出现头晕，双下肢乏力，走路向右侧偏斜，无视物旋转，无恶心呕吐，就诊于某省级医院，查头颅 CT 提示老年脑改变，给予“肌氨肽苷、二丁酰环磷腺苷、疏血通、前列地尔”等药物后症状略缓解，为求中西医系统诊治，遂来我院，来院途中出现恶心呕吐，呕吐物为胃内容物，以“高血压”收入院。经治疗后仍有呕吐痰涎，咽部堵塞感，不能吞咽，鼻饲饮食，左侧肢体乏力减轻，左上肢麻木，左侧肢体烧灼感，大便 5 日未行，睡眠差。伸舌右偏，舌质暗红、苔白，脉弦细。

查体：血压 150/80mmHg，右侧瞳孔缩小，伸舌右偏好转，双肺呼吸音清，心率 76 次 / 分，律齐，左下肢肌力为 1 级，左侧巴宾斯基征（–）。

辅助检查：头颅 CT 提示苍白球钙化、老年脑改变。

西医诊断：脑干梗死，脑干背外侧核综合征。

中医诊断：中风，证属痰瘀阻络。

治法：化痰活血通络。

方药：会厌逐瘀汤加止麻消痰活血汤化裁。药用：玄参 10g，炒桃仁 10g，陈皮 10g，川芎 10g，清半夏 10g，桔梗 10g，柴胡 10g，桑枝 10g，胆南星 10g，天麻 10g，生地黄 10g，炒鸡内金 10g，赤芍 10g，当归 12g，枳实 12g，甘草 6g，川贝母 6g，鸡血藤 20g，茯苓 15g。2 剂，水煎服，每日 1 剂。

二诊：2013 年 5 月 8 日。服药后患者呕吐痰涎减轻，咽部堵塞感减轻，大便未行，加润肠通腑药物。调方如下：玄参 10g，炒桃仁 10g，陈皮 10g，川芎 10g，清半夏 10g，桔梗 10g，柴胡 10g，桑枝 10g，胆南星 10g，天麻 10g，生地黄 10g，炒鸡内金 10g，赤芍 10g，炒槟榔 12g，当归 12g，甘草 6g，川贝母 6g，鸡血藤 20g，炒火麻仁 20g，枳实 15g，茯苓 15g。2 剂，水煎服，每日 1 剂。

三诊：2013 年 5 月 10 日。服药后患者自行拔出鼻饲管，恶心及呕吐痰涎减轻，咽部堵塞感减轻，可自行饮少量水，进少量流食，左侧肢体乏力减轻，左上肢麻木，大便干，睡眠差。舌质暗红、苔白，脉弦细。调方如下：玄参 10g，炒桃仁 10g，陈皮 10g，川芎 10g，清半夏 10g，桔梗 10g，柴胡 10g，胆南星 10g，天麻 10g，生地黄 10g，炒鸡内金 10g，赤芍 10g，炒槟榔 12g，当归 12g，甘草 6g，川贝母 6g，全蝎 6g，桑枝 15g，枳实 15g，茯苓 15g，鸡血藤 30g，炒火麻仁 20g。10 剂，水煎服，每日 1 剂。

四诊：2013 年 5 月 20 日。患者呕吐痰涎止，从进流食渐能进半流食。

第六节　慢性支气管炎

一、病因病机

慢性支气管炎是一种呼吸系统常见疾病，属于中医“咳嗽”“痰饮”“喘息”“肺痿”的范畴。对于疾病发生的原因，邢月朋老师认为外因是造成支气管炎的必要条件，应予重视，但更不能忽视内在因素对发病的重要影响。外因一般主要包括烟雾、尘埃、风寒三大要素，即西医所指的感染、理化刺激、过敏等。凡是具有三者之一或全部因素，则支气管炎的发病率就高。尤其是吸烟，室内烟雾弥漫，咳嗽不爽甚至以吸烟刺激排痰，形成恶性循环。烟雾这一致病因素在农村地区相当突出。再就是农村烧炕取暖，由于下热上凉，前半夜热后半夜凉，冷热极为不均而易受风寒。还有农民喜穿空心棉袄，汗出后也易受凉。劳动后痛饮凉水，喜食生冷瓜果等，凡此种种，天长日久易形成慢性咳嗽。内因主要是指人体对外界的致病因素抵抗力降低，尤其是饥饱劳碌造成机体虚损，而对风寒、尘埃、烟雾等外在致病因素的侵袭不能抵抗，最后导致发病。《素问·评热病论》曰："邪之所凑，其气必虚。"《素问·上古天真论》曰："精神内守，病安从来。"《素问·刺法论》曰："正气存内，邪不可干。"《素问·生气通天论》曰："阴平阳秘，精神乃治。"在同样的环境之下，发病的只是一部分人，故应防病于未然，在病变尚属可逆的阶段调动一切有利因素及早治疗。邢月朋老师认为慢性支气管炎是可以预防且可以治愈的。

邢月朋老师经过多年临床实践深刻认识和研究了慢性支气管炎的发生机制。本病的主症为咳嗽、痰喘，这些症状为肺之本病，故张景岳说："咳症虽多，无非肺病。"也就是说咳嗽的发病一定病起于肺，或他脏之病累及于肺而致。所以慢性支气管炎的病机应从两方面认识：①邪犯本脏。肺主气，为五脏之华盖，上连喉咙，开窍于鼻，司呼吸，外合皮毛，一旦遭受外邪侵袭，或从口鼻而入，或从皮毛而受，肺卫受感，肺气壅遏不宣，清肃之职失常，影响肺气之出入呼吸，因而引起咳嗽，甚者喘息、憋闷。由于外邪侵入肺络气管，气道不畅，西医认为是气管的黏膜上皮和黏膜下层有炎症细胞浸润，腺体分泌功能亢进，黏液增多，咳出为痰。支气管黏膜充血水肿，并常有分泌物堵塞。而肺因通气阻塞，患者即有憋满喘息，为邪实气壅之证。由于四时气候变化的不同，人体所感受的致病外邪亦有区别，因而临床上会出现风寒、风热及燥热等不同证型。风为百病之长，其他外邪多随风之侵袭而侵犯人体，而肺系为气体出入之孔道，首当其冲。又肺为娇脏，只能受得本脏之正气，受不得外来之客气，如客气干之则咳而痰喘，不论风寒、风热或燥热，多以风为先导，挟寒、挟热、挟燥等外邪侵入，先伤于肺系，而为咳嗽。正如叶天士所说："温邪上受，首先犯肺。"在现代医学看来，细菌或病毒感染，每次发病菌株总不一样，常见的细菌有草绿色链球菌、奈瑟氏球菌、肺炎双球菌和流感嗜血杆菌等；病毒有鼻病毒、流感病毒、副流感病毒、呼吸道合胞病毒、腺病毒等，是引起感冒进而激发本病的主要病原体，所以临床表现各种各样，再加上机体本身对病毒侵袭的反应不同，因此中医分为风寒、风热、燥热等类型。每次感冒引起本病发作的表现不一，用药也就不能千篇一律。②他脏有病累及肺脏。机体各部是相互联系的，其他脏腑的病理变化在一定程度上也能够影响到肺，促使发生咳嗽，因此《素问·咳论》有“五脏六腑皆令人咳，非独肺也”的论述。如脾虚生湿，聚为痰浊，湿痰上渍于肺，影响气机出入，遂为咳痰喘逆，此即古人所谓“脾为生痰之源，肺为贮痰之器”的道理；又如肾气衰弱，既可影响津液之输化，也能影响肺气之肃降，肺之气化功能失常，则水气不能循常道，渍溢为患，上逆犯肺，而为咳逆，这就是肾病及肺的缘故。所以说他脏有病，累及于肺，则谓之内因所致。但在临床所见多为疾病迁延日久，损伤脏腑精气而表现为邪减脏虚之候。或先有脏虚，而后招邪侵袭形成本虚标实之象，结果缠绵日久，脏腑之气一时难以复元，病邪亦退之不净，则形成所谓慢性虚证表现的内因所致的气管炎。总之，不论外感、内因，都必须在肺脏受累之后才能出现，陈修园对气管炎发生的病理分析也是这样认识的，他说：“肺为脏腑之华盖，呼之则虚，吸之则满，只受得本脏之正气，受不得外来之客气，客气干之则呛而咳矣；只受得脏腑之清气，受不得外来之病气，病气干之，亦呛而咳矣。”这说明不论外感、内因均为肺系受邪而发病，不过外感病起于肺，而内因则系他脏先病累及于肺而已。

二、辨证论治

慢性支气管炎临床表现以咳嗽、咳痰为主要症状，或伴有喘息。本病发病年龄多在中年以上，病程缓慢，初起症状一般不重，对健康影响不明显，故不为人注意。待病变发展，终年均有咳嗽、咳痰，而以秋冬为剧，反复发作时，患者方近医就诊。慢性支气管炎在临床上以咳嗽、咳痰或伴喘息反复发作为特点，每年患病至少 2 个月，并持续 2 年以上，排除其他疾病引起的咳嗽、咳痰、喘息症状。在辨证施治方面应注意与肺痨、肺痈、哮喘、痰饮等进行鉴别诊断。邢月朋老师通过多年的临床实践，根据病之急缓总结出慢性支气管炎的辨证施治规律，分期分型辨证施治。

（一）分期

1. 急性发作期　指在 2 ～ 3 天内出现脓性或黏液性痰，痰量明显增加，可伴有体温升高等炎症表现，或在 2 ～ 3 天内咳、痰、喘症状任何一项加剧至重度或重度患者明显加重者。

2. 慢性迁延期　指患者有不同程度的咳、痰、喘，迁延不愈，或急性发作期咳、痰、喘，1 个月后仍未恢复到发作前水平。

3. 临床缓解期　指患者经治疗或自然缓解达 3 个月。

（二）辨证特点

邢月朋老师针对慢性支气管炎的主症（咳、痰、喘），总结了气管炎各期不同的症状特点和发病规律，强调慢性支气管炎的中医辨证要点是：咳分内伤外感，痰分寒热，喘分虚实。但临床亦非机械地划分，一般是咳久即喘。就慢性支气管炎而言，喘而有咳（与支气管哮喘不同）病久必虚，而虚又易招致外感而挟实；寒热也是相对的，病久会有转化，或本寒标热，或本热标寒，或寒热错杂，临床上应根据四诊八纲详细分辨。其将复杂的病症归纳总结为“两期五型十一治”。

（三）辨证施治

1. 急性发作期

（1）外感型

①风寒外束，肺失宣降型：素有慢性支气管炎，复感风寒。

主症：咳嗽痰稀，喉痒声重，鼻塞流涕，舌质淡红、苔薄白，脉浮。可兼见头痛、恶寒发热、无汗等表证，为风寒兼伤皮毛，外束肌腠，肺气不宣之故。

治则：疏风散寒，宣肺止咳。

方选杏苏散加减：苏叶、前胡、杏仁、桔梗、半夏、陈皮、茯苓、甘草、生姜。如合并喘息加麻黄；如风寒内热，症见恶寒鼻塞，气呛干咳，甚则气逆而喘，口渴咽痛，苔薄白兼黄，脉浮紧或兼数，为风寒外束，肺热内郁，治以散寒清热，方用麻杏石甘汤加银翘散，药用麻黄、杏仁、荆芥穗、桔梗、金银花、连翘、芦根、生石膏、薄荷、牛蒡子、竹叶、甘草。如挟水气者，症见恶寒发热或肌肤悉肿，咳逆喘息，其形如肿，痰多而稀，口中和，苔滑润，脉浮紧，为风寒客表，水饮内停，治以化饮解表、止咳平喘，方用小青龙汤治疗。方中麻黄、桂枝发汗解表、宣肺定喘，干姜、细辛、半夏温中蠲饮、散寒降逆，配以五味子防肺气之耗散，佐芍药、协桂枝以和营卫，并用甘草调和诸药。药虽八味，而配伍极其精密，凡外感风寒、内停水饮而致的咳痰喘，见有上述症情者，投以本方颇为合适。如无五味子可用乌梅代之。如体痛可加海风藤、追地风，既可散风止痛又可定喘逆。

②风热犯表，肺失宣畅型

主症：痰咳不爽，口渴咽痛。可兼见头痛、恶风汗出等症。舌质淡红、苔薄白而燥，脉多浮数。

治则：疏风清热，宣肺止咳。

方选桑菊饮加减：桑叶、菊花、薄荷、杏仁、桔梗、甘草、连翘、芦根，加板蓝根 15g。若吐黄痰芦根加用至 60g；如夏热挟暑，症见咳嗽胸闷、心烦口渴、尿赤，加香薷、金银花、荷叶、六一散之类以疏风解暑。

③外感燥热型

主症：干咳无痰或痰少不易咳出。

病机分析：鼻、眼、喉干燥为燥胜则干之象；大便干乃因肺与大肠相表里，肺燥则大肠津液亦受损；咳甚则胸痛属肺气不利；小便黄少为津液受损；舌红苔薄黄而干、脉或数大皆燥热之象。

方解：燥热伤津，肺失清润，治当清热生津、润燥救肺，选清燥救肺汤为主方。桑叶、生石膏以清宣肺中燥热，阿胶、麦冬、麻子仁功能润肺滋液，党参、甘草益气生津，杏仁、枇杷叶苦泻肺气。以上诸药配伍，使热清燥解，肺气得以肃降，而干咳自止。

（2）痰热型

主症：痰多稠黏，胸痛气粗，口渴喜冷饮，舌质红、苔白黄，脉弦滑。

治法：痰黄者为毒热蕴肺，治当解毒化痰、利肺止咳，方选千金苇茎汤加味，药如芦根、冬瓜子、薏苡仁、杏仁、桔梗、黄芩、甘草、板蓝根、连翘。痰白质黏者为邪热郁肺，治当清热泻肺、平喘止咳，方选泻白散加味，药如桑白皮、地骨皮、浙贝母、杏仁、桔梗、黄芩、甘草、板蓝根、连翘。如痰色黄白相兼者则以苇茎汤、泻白散两方合用。

随症加减：口渴重者加生石膏；发热兼血常规之白细胞总数或中性粒细胞比率增高加柴胡、黄芩；胸满喘促重者加前胡、白前；两胁胀满加青皮；胸痛郁闷加瓜蒌、枳实、白蔹、紫参；大便干加决明子，甚加玄明粉、瓜蒌仁或川大黄；小便不利加石韦、车前子；吐痰艰难者加沙参、远志；痰成块者加天花粉、沙参；恶心、呕吐加竹茹、枇杷叶；咽喉痛者加薄荷、牛蒡子或射干、山豆根、锦灯笼；身体素虚、行动气乏加白参或沙参、玄参、党参（三参饮）。加减用药时有两个原则：①不助热伤津；②既能治兼症，又能对咳、痰、喘有利，甚则要达到一箭双雕的目的，非如此不能达到理想的效果。

（3）医案举例

例 1：郭某，女性，32 岁。2009 年 5 月 6 日初诊。

主诉：反复感冒咳嗽 2 年，加重 1 周。

现病史：患者 2 年前产后因劳累、情志郁闷，不慎外感而致咳嗽，自此反复感冒咳嗽不愈，常服各种感冒药和止咳药，症状时轻时重，一直未彻底治愈。最近 1 周咳嗽加重，经常半夜咳嗽而醒，影响睡眠，为求中药调理而就诊。刻下症：咽痒、咳嗽，少量黄痰，夜间咳嗽较剧，影响睡眠，进食可，二便正常，舌质淡、苔薄白，脉细弱。

中医诊断：咳嗽，证属气血亏虚、痰热蕴肺。

治法：调补气血，清热化痰。

方药：方用三分散合苇茎汤化裁。药用：当归 10g，川芎 10g，生地黄 15g，白芍 10g，生晒参 10g，茯苓 10g，白术 10g，柴胡 10g，黄芩 10g，甘草 6g，半夏 6g，金银花 15g，芦根 30g，冬瓜子 30g，薏苡仁 30g，连翘 15g，炒杏仁 10g，川贝母 10g。5 剂，水煎服，每日 1 剂。

二诊：患者自诉药后咳嗽较前明显减轻，夜间咳止，睡眠可，唯觉胃脘稍感不舒，咽喉左侧疼痛，有痰咳不出，舌质淡、苔薄白，脉弱。上方减金银花，加马勃 10g、沙参 10g、远志 12g、紫菀 10g，以加强清热养阴化痰之功。7剂，水煎服，每日1剂。

三诊：患者精神好，仅早晨咳吐少许黄白痰，咽痛已失，夜间咳止，睡眠安，纳可，舌质淡、苔薄白，脉沉。嘱上方继续服用5剂，顽咳获愈。

按语：本例患者之咳嗽缘于产后气血亏虚，加之劳累、情志不畅暗耗气血，外邪郁闭于肺，肺失宣降所致，正气愈虚则邪伏愈深而致反复不愈。久病必虚，久咳肺气必伤，舌质淡、苔薄白、脉弱等均为气血亏虚之证；咳嗽吐黄痰，为肺蕴痰热。辨证为本虚标实之证，故用三分散补益气血、扶正达邪，苇茎汤清肺化痰。三分散为邢月朋老师治疗虚人外感咳嗽常用方剂。三分散见于《内经拾遗方论》，乃四物汤、四君子汤、小柴胡汤三方各用一份，谓“调荣益卫，止嗽之神剂也”。别名三合散，亦治产后日久虚劳。《医约·咳嗽》曰：“咳嗽毋论内外寒热，凡形气病气俱实者，宜散宜清，宜降痰，宜顺气。若形气病气俱虚者，宜补宜调，或补中稍佐发散清火。”临证中常见形气病气俱虚之咳嗽患者，邢月朋老师投用此方，无不应手而效。该方由党参、白术、茯苓、当归、川芎、白芍、熟地黄、炙甘草、柴胡、黄芩、半夏组成。其中四君子汤、四物汤补益气血，强壮人体。小柴胡汤为枢利气机之主方，具有助正达邪之功效，故所有外感、内伤之患，五脏六腑之疾，凡属于正虚邪恋者，皆可用本方加减治疗。苇茎汤本为治疗肺痈有效方剂，临床遇到痰热壅肺，症见咳嗽吐黄痰者，邢月朋老师每每用之清肺化痰。诸药合用，标本兼治，证合病机，疗效显著。

例2：张某，男性，44岁，主因咳嗽2个月余，于2009年6月4日初诊。患者2个月前感冒后出现咳嗽，经服用“抗感冒药、川贝止咳露、抗生素、润喉片”等药，咳嗽不但未愈反有加重趋势，曾查血常规、胸片均未见异常，遂转求中医治疗。刻下症：咽痒则咳嗽阵阵，遇风加重，咳痰清稀味咸，痰出则咳止，咳则汗出，后背寒凉如被覆冰坨，食欲正常，口渴欲饮，睡眠可，二便正常，舌质暗红、苔薄白腻，脉滑。诊断为咳嗽，证属风寒外袭、痰饮内停，兼有郁热。治以发散风寒，温化痰饮，兼清内热。方用小青龙加石膏汤，药用：桂枝6g，麻黄5g，半夏10g，干姜4g，细辛3g，五味子6g，白芍10g，甘草6g，生石膏15g。4剂，水煎服，每日1剂。服药后症状明显减轻，患者又续服4剂后再诊。症见遇风咽痒咳嗽大减，痰量减少，但仍清稀色白味咸，后背寒冷如前，咳嗽或稍动汗出，口渴欲饮症已失，进食可，大便偏稀，日 2 次，舌质暗红、苔薄白，脉滑。郁热已除，外寒内饮仍存，前方减石膏，合苓桂术甘汤加减，药用：桂枝 10g，麻黄 6g，半夏 10g，干姜 6g，细辛 3g，五味子 10g，白芍 12g，茯苓 30g，白术 12g，乌梅 10g，炒杏仁 10g，肉桂 10g，甘草 6g。服药 5 剂后复诊，患者自诉咳嗽、咽痒、咳痰、汗出等症基本消失，后背微有凉感，纳可，二便正常，舌质暗红、苔薄白，脉滑。上方麻黄改为炙麻黄，再服 5 剂，诸症痊愈。

按语：患者咳嗽日久，现遇风咽痒咳嗽，痰液清稀味咸，为外有风寒，内有痰饮；咳则汗出、饮水量多为内有郁热；结合舌苔脉象，辨证为风寒外袭，痰饮内停，兼有郁热。《伤寒论》曰："伤寒表不解，心下有水气，干呕，发热而咳，或渴，或利，或噎，或小便不利、少腹满，或喘者，小青龙汤主之。"用小青龙汤发散风寒、温化痰饮，石膏清泄内热。药后咳嗽诸症减轻，唯后背寒冷如被覆冰坨，稍动汗出，为痰饮阻滞气机，阳失温化之权。《金匮要略·痰饮咳嗽病脉证并治十二》云："夫心下有留饮，其人背寒冷如掌大""病痰饮者，当以温药和之。"用苓桂术甘汤温化痰饮，其中肉桂一则助阳，一则温化；乌梅合五味子、白芍敛肺止咳、和营养血，亦防辛散之品耗伤肺气，杏仁合麻黄宣降肺气。本方配伍严谨，散中有收，开中有合，温中有清，泄中有补，使风寒解，水饮去，郁热清，阳气复，肺脏宣降如常，则诸症自平。

例 3：张某，女性，56 岁，2012 年 8 月 3 日初诊。

主诉：阵发性胸闷气喘 3 年，伴咽痒干咳 2 个月。

现病史：患者于 3 年前因情绪不畅出现阵发性胸闷气喘症状，每因上坡、爬楼及疾行时诱发并加重，未予重视及诊治，症状呈进行性加重。每年阴历 3 月总易感冒，且缠绵难愈，愈后咽痒干咳仍会持续数月。2 个月前再次出现感冒，周身拘谨不舒，伴咳嗽咳痰，至附近社区医院静脉滴注抗生素及抗病毒药物（具体不详）后周身拘紧感及咳痰好转，但遗留咽部干痛、口干，且于睡眠时可因口干而醒。近日胸闷气喘症状亦有所加重，稍活动即可发作，休息后可逐渐缓解，自感吸气不能透达，日饮水量多（约

3500mL），食欲缺乏，体倦乏力，周身困顿，且善悲易哭、善太息，咳之无痰，嗳气频频，时感头晕，时感牙痛，寐差，小便正常，大便黏滞不畅。为求中医治疗而就诊。查血压145/100mmHg，咽后壁红略肿，扁桃体不大，双肺呼吸音粗，未闻及干湿性啰音，心音正常，心率89次/分，律齐，各瓣膜听诊区未闻及病理性杂音，双下肢无水肿。血常规及尿常规示各项指标未见异常。患者面色晦暗，形体消瘦，干咳频频声不高，舌尖红，苔根部微黄腻，脉细数。

西医诊断：上呼吸道感染；冠心病，心功能不全。

中医诊断：咳嗽，余邪未清；胸痹，心肺气虚。

治法：透邪解表，补益心肺。

方药：银翘散合益气升降汤化裁。药用：金银花15g，板蓝根15g，连翘10g，竹叶10g，荆芥10g，牛蒡子10g，淡豆豉10g，薄荷10g，人参10g，麦冬10g，五味子10g，桔梗10g，枳实10g，滑石粉10g，甘草6g，黄芪30g，芦根30g。5剂，水煎服，每日1剂。

二诊：2012年8月8日。服上方后干咳咽痛症状好转，行日常家务无胸闷气短症状，口干好转，周身较前舒畅，仍喜饮，服药后感恶心。舌尖红好转，苔根部仍腻，脉细。上方加知母10g、石膏20g、半夏10g、茯苓10g、天花粉10g以清热生津止渴、化痰降胃和逆。7剂，水煎服，每日1剂。

三诊：2012年8月15日。诉药后咽痛症状消失，口干口渴好转，大便黏腻好转明显，胸闷气短、善太息好转，咽部红肿消失，舌质红、苔白根部微腻，脉沉。上方增加黄芪用量，并减石膏为10g，去牛蒡子、淡豆豉、芦根，调方如下：金银花15g，板蓝根15g，连翘10g，竹叶10g，荆芥10g，薄荷10g，人参10g，麦冬10g，五味子10g，桔梗10g，枳实10g，滑石粉10g，知母10g，石膏10g，半夏10g，茯苓10g，天花粉10g，甘草6g，黄芪40g。7剂，水煎服，每日1剂。

四诊：2012年9月22日。咽痛消失，干咳明显好转，口渴喜饮好转，胸闷、气短、善太息好转，周身较前有力，精力好转，语声较前增高，自觉吸气透达。上方加入柴胡、白芍组成四逆散以调达气机。调方如下：金银花15g，板蓝根15g，连翘10g，竹叶10g，荆芥10g，薄荷10g，人参 10g，麦冬 10g，五味子 10g，桔梗 10g，枳实 10g，滑石粉 10g，知母 10g，石膏 10g，半夏 10g，茯苓 10g，天花粉 10g，柴胡 10g，白芍 10g，甘草 6g、黄芪 40g。继续服药 7 剂以巩固疗效。

按语：咳嗽是临床常见的疾病，《景岳全书·咳嗽》篇指出“咳嗽之要，唯此二证。何为二证？一曰外感，二曰内伤，而尽之矣。外感之邪多有余，实中有虚，宜补而散之。内伤之病多不足，若虚中夹实，亦当而润之”。而外感及内伤又相互影响、相互作用。外邪侵袭体表，肺卫首感，肺卫被郁，不得宣发肃降而引起咳嗽。内伤则多为脏腑功能失调，累及肺脏，肺气失其宣发清肃而发生咳嗽，如《素问·咳论》指出：“五脏六腑皆能令人咳，非独肺也。”故邢月朋老师指导治疗疾病应全方位考虑，合理辨证，抓住本质，解决表象，标本同治，表里同治。脏腑功能失调，气血阴阳失调者正气不足，不能抵抗外邪，故外邪易于感之且易入里变生他证。而外邪又常常成为脏腑发生变病、坏病的诱发因素。故临床上邢月朋老师注重驱散外邪，同时辨证求本，固护真气以防生变证。该患者病久气血亏虚，宗气不足而见胸闷气短、体倦乏力、善悲易哭、善太息。宗气又名大气，是积于胸中之气，具有“走息道行呼吸，贯心脉以行气血”的作用。因心在上，原悬于大气之中，大气不足，而心无所依附也，故心系急。邢月朋老师借鉴张锡纯之升陷汤，创制了益气升降汤治疗宗气不足之胸痹证；合用银翘散以外散风热、透邪解表，标本兼治。

例 4：彭某，男性，65 岁，2009 年 2 月 7 日初诊。

主诉：间断咳嗽 10 多年，加重 1 个月。

现病史：患者 10 多年来断续咳嗽，时轻时重，近 4 年来每于深冬腊月时节咳嗽明显加重，夜间咳剧而难于入眠，深为所苦，为此每年以“咳嗽变异性哮喘”住院月余，予抗感染、解痉平喘为治以求暂缓。本次咳嗽加重已 1 月余，遍服中西药不效，遂慕名前来求治于邢月朋老师。刻诊：咳嗽痰多难咳，痰白质黏，午夜前后咳嗽尤重，不能卧床睡眠，可闻喉间喘鸣，动则加剧，口燥咽干，饮水量多，饮不解渴，食后腹胀，持续难下，大便稀，日 1 次，舌淡、苔薄白，脉洪。查双肺呼吸音清，血常规正常，胸片示肺纹理稍粗糙。

既往史：有高血压病史。

西医诊断：咳嗽变异性哮喘，高血压。

中医诊断：咳嗽，证属肺胃热盛，复感外邪。

治法：疏风宣肺止咳，清泻肺胃平喘。

方药：方用银翘散、泻白散、葶苈大枣泻肺汤、白虎汤加减。药用：夏枯草 12g，玄参 12g，黄芩 12g，郁李仁 12g，浙贝母 12g，葶苈子 12g，桑白皮 15g，连翘 15g，板蓝根 15g，明党参 15g，地骨皮 20g，知母 20g，金银花 30g，芦根 30g，薄荷 10g，牛蒡子 10g，荆芥 10g，甘草 6g，生石膏 40g。7 剂，水煎服，每日 1 剂。

二诊：2009 年 2 月 14 日。患者服药 7 剂后自诉咳喘症状已明显减轻，午夜咳嗽几近消失，痰少，口燥咽干、胃胀等均大减，大便仍稀，舌暗、苔薄白，脉弦滑。此乃外邪渐解、里热渐退之征，于原方加白梅花 10g 以和胃化痰。

三诊：2009 年 2 月 19 日。患者自诉午夜咳嗽已失，昼间偶有咳嗽，但痰量少，口燥咽干、饮不解渴、食后腹胀等症均消失，舌暗、苔薄白，脉弦滑。上方再服 5 剂，病告痊愈。

按语：肺为娇脏，无论外感与内伤，感之则宣发肃降功能失常，而引发咳嗽。咳久则必损肺气，肺卫不固易招各种邪气侵袭而病发，特别是在寒冷季节，往往受到外邪侵袭而使咳嗽加重，此时外感与内伤混杂，寒热虚实交杂，多个脏器并损，辨证至为困难。邢月朋老师强调“以八纲辨证定病性，以脏腑辨证定病位”可谓一言中的。本例患者乃素体阳热亢盛，肺气郁闭，容易感受外邪侵袭而发病。本方以银翘散疏风清热、宣肺止咳为主方；以白虎汤清肺胃热而生津止渴，泻白散清泻肺热，恢复肺脏宣降功能，使咳止喘平为辅方；葶苈子泻肺定喘，明党参润肺化痰、和中养胃为佐使药；夏枯草汤（夏枯草、玄参、黄芩三味药物组成）是邢月朋老师总结多年临证经验，治疗高血压的基础方。本例患者有多年高血压病史，所以合用此方以治兼证。邢月朋老师抓住患者咽干、咳嗽痰黏、饮水多特点，认为乃素体阳亢，风热犯肺，肺失宣降，而致咳嗽，用银翘散、白虎汤、泻白散三方合用各成其功。方中葶苈子一药，《本草备要》曰“属火性急，大能下气，行膀胱水，中水气腹急者，非此不能除”，临床多用于咳喘不得卧之证，泻肺中痰饮而平喘，用量多为 6 ~ 10g，而临证恒用至 40g 亦未见不良反应者，反见疗效突出，值得进一步总结。

例 5：梁某，女性，85 岁，2006 年 4 月 23 日初诊。

主诉：发热伴喘息痰鸣 2 天。

现病史：患者 2 天前不明原因出现发热，自测体温 38℃左右，因活动不便而赴家中诊治。患者喘息、气短，喉中痰鸣有声，汗出，时时有呻吟声，寐不安，大便干燥，需用开塞露，3 天一行。已经在社区门诊给予“抗生素、祛痰药、平喘药”等口服与静脉滴注综合治疗，但效果不显，慕名寻求中医治疗。刻下症：发热，喘息，气短，喉中痰鸣有声，汗出，大便干燥，数日一行，时时弄舌，舌质红、苔黄而干，脉象滑数。

既往史：高血压病史 15 年，脑血栓病史 10 余年，卧床 3 年。

查体：体温 38℃，肌肤灼热，两肺呼吸音粗，可闻及干性啰音及痰鸣音。

辅助检查：血常规示白细胞计数 11×10^9/L，中性粒细胞百分比 76%；胸部 X 线片示两肺纹理增粗紊乱。

西医诊断：①急性支气管炎；②喘息性支气管炎。

中医诊断：喘证，证属热盛阴伤、痰浊闭肺。

治法：清热化痰，宣肺平喘，凉营开窍。

方药：方选麻杏石甘汤、清营汤加减。药用：麻黄 10g，杏仁 10g，石膏 30g，甘草 10g，水牛角粉 10g，生地黄 15g，牡丹皮 10g，玄参 15g，连翘 15g，金银花 30g，大黄 10g，浙贝母 15g，知母 10g，黄芩 15g，瓜蒌 15g。3 剂，水煎服，每日 1 剂。

二诊：2006 年 4 月 26 日。服药后邪热渐清，身热渐退，津液渐复。肺气宣降趋于恢复，则咳喘已减，张口抬肩、时时弄舌消失，大便得通，口干欲饮。舌质红，薄黄而干。原方再加竹叶石膏汤出入化裁。药用：麻黄 10g，杏仁 10g，石膏 30g，甘草 10g，水牛角粉 10g，生地黄 15g，牡丹皮 10g，玄参 15g，连翘 15g，金银花 15g，大黄 6g，浙贝母 15g，知母 10g，黄芩 12g，瓜蒌 15g，半夏 10g，太子参 15g，麦冬 15g，竹叶 6g。3 剂，水煎服，每日 1 剂。

三诊：2006 年 4 月 29 日。服药 3 剂后自觉全身较前舒适，发热逐渐消退，咳喘明显减轻，但仍有汗出，口干欲饮，大便得通。治以清解余热、养阴益气。调方如下：麻黄 10g，杏仁 10g，石膏 30g，甘草 10g，水牛角粉 10g，生地黄 15g，牡丹皮 10g，玄参 15g，连翘 15g，金银花 15g，大黄 6g，浙贝母 15g，知母 10g，黄芩 12g，瓜蒌 15g，半夏 10g，太子参 15g，麦冬 15g，竹叶 6g，明党参 15g。3 剂，水煎服，每日 1 剂。

四诊：2006 年 5 月 2 日。服药 3 剂后口干欲饮症明显缓解，仍稍有汗出。舌质红、苔薄黄，脉弦滑略数。此为余热未清，气阴未复。继以清解余热、养阴益气为法。调方如下：杏仁 10g，石膏 30g，甘草 10g，生地黄 15g，玄参 10g，连翘 10g，金银花 10g，浙贝母 10g，知母 10g，半夏 10g，太子参 30g，明党参 15g，麦冬 15g，竹叶 6g。3 剂，水煎服，每日 1 剂。后患者来告诸症消失，病告痊愈。

按语：本案属痰热闭肺之气分证，身热而不恶寒，说明热邪已不在表而是入里。因为有咳喘症状，其病位在肺；因邪气入肺，正邪相争，体温则升高，里热盛鼓动体内津液外渗，即有汗出。肺为清虚之脏，热邪壅滞在肺，导致肺的宣发、肃降功能障碍，出现咳喘气促。宗张仲景之“汗出而喘，无大热者，可与麻杏石甘汤主之”。同时患者有神志改变，有邪入营分之虞，故选用麻杏石甘汤加清营汤即可清热化痰、宣肺平喘，又可清营透热转气，达到气营双清的目的。石膏辛寒，清透肺热；麻黄辛温，宣肺平喘，两者比例为 2 ∶ 1，石膏用量多在 30g 以上才能达到清热宣肺平喘的目的。咳嗽痰多者再加清化痰热药如贝母、瓜蒌、黄芩等。

例 6：刘某，女性，73 岁，2010 年 6 月 4 日初诊。

主诉：咳嗽半个月。

现病史：患者于半个月前因外出感寒后出现鼻塞、鼻流清涕、咳嗽，无发热恶寒，在我院门诊服用中药汤剂治疗，症状无减轻，并且咳嗽逐渐加重，咳嗽不断，伴咽痒，自觉咽喉肿胀，自行服用头孢羟氨苄胶囊及急支糖浆，咳嗽仍无减轻，咳声连连，咽痒咽肿，自觉喉中有痰但不易咳出，唇干咽燥，夜间平卧后咳嗽加重，故而影响睡眠，精神疲惫，饮食可，二便正常，舌暗淡有瘀斑、苔中部白腻，脉数（左细、右滑）。

既往史：冠心病史 5 年。

辅助检查：心电图示窦性心律，心率 78 次 / 分，心肌缺血。血常规正常。胸片示肺纹理增粗。

西医诊断：①急性支气管炎；②冠心病。

中医诊断：咳嗽，证属风热犯肺。

治法：疏风宣肺，清热止咳。

方药：方选银翘散化裁。药用：金银花 15g，连翘 15g，竹叶 10g，荆芥 10g，牛蒡子 10g，薄荷 10g，桔梗 10g，防风 10g，蝉蜕 10g，甘草 6g，僵蚕 10g，白蒺藜 10g，葶苈子 8g，芦根 30g，香薷 10g，板蓝根 15g，淡豆豉 10g，前胡 10g。3 剂，水煎服，每日 1 剂。

二诊：2010 年 6 月 7 日。服药 1 剂即咳嗽减半，现咽痒咳嗽明显减轻，夜间可平卧睡眠，口黏不爽，饮食可，二便正常，舌暗淡有瘀斑、苔白而腻，脉数（左细、右滑）。辨证准确，方药对症，故疗效显著。患者苔腻、口黏，为夏季暑湿气盛，于方中加佩兰、滑石。调方如下：金银花 15g，连翘 15g，竹叶 10g，荆芥 10g，牛蒡子 10g，薄荷 10g，桔梗 10g，防风 10g，蝉蜕 10g，甘草 6g，僵蚕 10g，白蒺藜 10g，葶苈子 8g，芦根 30g，香薷 10g，板蓝根 15g，淡豆豉 10g，前胡 10g，佩兰 6g，滑石 10g。4 剂，水煎服，每日 1 剂。

三诊：2010 年 6 月 11 日。服药后咳嗽消失，偶有少量白痰，饮食、二便正常，舌质暗、苔薄白，脉细。患者精神好，未闻及咳嗽。患者症状消失，拒绝胸片等检查。仍以疏风清热、宣肺止咳、清暑利湿巩固治疗。上方继服 3 剂，水煎服，每日 1 剂。嘱患者清淡饮食，适劳逸，避风寒。

按语：支气管炎是一种呼吸系统常见疾病，属中医“咳嗽”“痰饮”“喘息”“肺痿”的范畴。对于疾病的发生原因，邢月朋老师认为外因是造成气管炎的必要条件，应予重视，由于四时气候变化的不同，人体所感受的致病外邪亦有区别，因而临床上会出现风寒、风热及燥热等不同证型。风为百病之长，其他外邪多随风邪袭人，肺系为气体出入之孔道，首当其冲。正如叶天士所说：“温邪上受，首先犯肺。”由于风热犯表、肺失宣畅，故可出现痰咳不爽、口渴咽痛等。对此，邢月朋老师多选用银翘散加减，咽痛甚加板蓝根15g，吐黄痰芦根加量至60g。如夏热挟暑，加香薷、荷叶、六一散等以疏风解暑。

本例患者咳嗽日夜不断，邢月朋老师应用平淡无奇的银翘散化裁，取得了一剂知、二剂已的良效，主要是因为抓住以下几个方面：①患者咽喉红肿、咽痒，咳嗽不已，为风热邪气上犯肺卫所致，以银翘散为主方，方中荆芥、薄荷、淡豆豉、牛蒡子疏风散热；金银花、连翘、竹叶、芦根清解邪热且清热保津；桔梗、牛蒡子、前胡宣肺化痰止咳；甘草调和诸药，甘缓止咳，共奏疏风宣肺、清热解毒利咽之功。②患者咳嗽不止伴咽痒，邢月朋老师认为痒为风邪偏盛，故方中应用防风、蝉蜕、僵蚕、白蒺藜祛风解痉止咳。③邢月朋老师认为，咳嗽夜间加重，不能平卧，为心源性咳嗽，是水饮凌心的表现，必须用葶苈子泻肺才能止咳。④夏季风热咳嗽，舌苔白腻为兼有湿邪表现，必须应用化湿药物如佩兰、滑石等方能祛除外邪。

小结：咳嗽是肺系疾病的主要证候之一，外感、内伤均可导致肺气失于宣发、肃降，使肺气上逆而咳嗽。正如陈修园《医学三字经·咳嗽》所云："《内经》云：五脏六腑皆令人咳，非独肺也。然肺为气之主，诸气上逆于肺则呛而咳，是咳嗽不止于肺，而亦不离乎肺也。"邢月朋老师常谓咳嗽的辨证论治要首辨外感与内伤，次辨病性之属虚属实，再辨病位在何脏何腑，如此方不致以偏概全，贻误病情。临证时除有外感一般症状外，咽痒、咽干、眼痒、嗓音微浊、鼻音稍重等轻微变化均应视为外感之症而不可疏忽，并仔细辨别风、寒、热、燥何种邪气所为，其治总宜祛邪宣肺、肃肺止咳为法；内伤咳嗽则重在肺脏亏虚，或由他脏功能失调累及于肺，如脾虚生痰、肝火犯肺、肾气虚衰致肺失濡养或饮邪犯肺等，明辨虚实轻重，其治不离祛邪止咳，兼以扶正或扶正以达邪。因此，邢月朋老师治疗咳嗽总不离祛邪一途，在方剂的选择上，对经方应用独具匠心，如小青龙汤、大青龙汤、麻杏石甘汤、苓桂术甘汤、银翘散、桑菊饮等皆为其所喜用，组方看似平淡无奇，却能屡起沉疴，实需后学者仔细揣摩，方悟其中之奥妙。

2．慢性迁延期

（1）痰湿型：其主症为痰多色白，或稀或稠，咳痰爽利，胸闷气短，肢体困重，口淡发黏，食少腹胀，大便溏，舌苔白腻，脉濡滑。证属脾虚不运，痰湿壅肺。治当健脾燥湿、化痰理肺，方选苍白二陈汤加味。苍术、白术、半夏燥湿化痰；陈皮、厚朴、杏仁理气化痰；茯苓、甘草健脾渗湿。湿去则痰消，气顺则痰降，痰消气降则肺安咳止。如胃脘发凉可加干姜。但本型最易和痰热型吐白痰者相混淆，必须详参鉴别。痰湿型与痰热型都见白色痰，痰湿型痰不黏，咯吐爽利；痰热型黏性痰，咯吐不利。痰湿型的白色痰，可用健脾燥湿药；痰热型的白色痰不可用燥湿药，否则会伤阴，治应清肺化痰。

（2）肺燥型：肺肾阴虚型主症为干咳无痰，或少痰，痰黏连成丝，喉痒咽干，舌红少津少苔或无苔，脉细弦或数。病机：肺肾阴亏，虚火上炎。治当甘寒养阴，滋肾保肺。方选百合固金汤。百合味甘性平，保肺止咳；生熟二地滋养肾水，补阴清热；麦冬味甘性寒，清热润肺；玄参助二地滋肾壮水，去无根之火；贝母润肺化痰止咳；当归、白芍养血和肝；甘草、桔梗清肺利咽。方中重用甘寒一类的药物，肺肾双补，使真阴受益，虚火自平，因而虚火灼津造成的肺燥、咳嗽自止，如咳久日深，可酌加罂粟壳、乌梅、诃子、五味子之类以收敛肺气。本型多见于体素阴虚，或有结核病史的患者，用此方药效果较佳，长期服用无不良反应。

本型易与燥热型相混淆，但似是而非是。燥热型、肺燥型之咳嗽均是干咳少痰。但燥热型表现为口、眼、鼻干燥感，发病季节为秋季，病机为实中挟虚，病因由外感而起，属燥邪病实；肺燥型表现为喉痒咽干，可一年四季发病，病机为肺肾阴虚，病因由素体阴虚而发，属阴损病虚。

（3）虚寒型：主症为喘咳气逆，痰白而稀，口淡纳减，便溏溲频，甚则肢背冷感，舌苔白润，脉沉细无力。（上虚不能制下。）

肺脏虚寒偏重者，除上症外，气逆而短，痰稀带泡沫（轻浮而白），其病机为肺寒气虚，涎沫射肺，治当温肺益气、健脾保肺（培土生金），方选甘草干姜汤合六君子汤加味。干姜温肺脾，使气能化津，水各归于正化则吐泡沫自止；人参、白术、甘草补脾保肺益气；茯苓、半夏、陈皮燥湿去痰；五味子收敛肺气。

脾肾虚寒，除有上症外，可见喘满心悸，为脾虚不能制水，肾虚不能化水，水凌心肺；咳吐咸痰或咸水，或不能吃咸菜者，属水泛为痰，肾液外现；小便不利为肾不化气，甚则肢体浮肿，属水液外溢；舌质淡胖、脉象沉细均为脾肾阳虚之征。治当温阳化水、补脾安肺，方选真武汤加味。茯苓、白术补脾制水；川附子、生姜、细辛温散在里之寒水，熟地黄、肉桂、五味子、胡桃仁温补肾气、以固下元；白芍敛阴和营而止咳，不致温散太过。本方确有振奋真阳，制止水气上逆的功效，“离照当空，阴霾自散矣”。如本脏虚寒又复加外感，症见咳吐咸痰，而又发热咽痛，为本寒标热之证。以真武汤合银翘散并用。

总之，在治疗慢性支气管炎方面，邢月朋老师将复杂兼夹的病情分两期五型，强调慢性支气管炎的初期阶段，尤其在急性期阶段，必须彻底清除病邪，不留病根。疾病恢复期要补养正气，故有“喘时治上，平时治下”之说，意在咳喘发作时治疗以肺为主，咳喘止时以扶养正气为主，正气足则邪不可干，即《内经》所云“正气存内，邪不可干”。若因循失治，必致由实变虚，越治越重，咳喘无止日也。

（4）医案举例

例 1：李某，女性，78 岁，2012 年 8 月 8 日初诊。

主诉：咳喘气短 20 年，加重 2 个月，重甚 1 周。

现病史：患者慢性支气管炎、慢性阻塞性肺疾病病史约 20 年。咳嗽喘息间断发作，每因遇寒及感冒后咳嗽喘息发作，且逐年加重，每次治疗难度亦逐年增加，渐出现稍活动即气短喘息症状。曾至某省级医院诊治，诊断为“慢性阻塞性肺疾病，肺源性心脏病，Ⅱ型呼吸衰竭”，予相应治疗后有所好转，但平素已无太多体力劳动。2 个月前感冒后再次出现咳嗽咳痰，稍动则喘息气短，张口抬肩，夜间不能平卧。自行口服“止咳化痰糖浆、氨茶碱片、复方丹参滴丸”等，症状无明显减轻。最近 1 周因外感后病情明显加重，为求中医治疗而就诊。刻下症：咳嗽，咳痰，胸闷喘息气短，动则加重，不能平卧，胸胁满闷，双上肢憋胀感，双下肢自感烦乱无处安放，略有水肿，倦怠少言，恶心欲吐，纳欠佳，寐欠安，二便调。舌暗淡、苔白微腻，脉沉弦。血压 150/60mmHg。

既往史：高血压病史 13 年。

西医诊断：肺源性心脏病。

中医诊断：喘证，证属气血亏虚、痰邪郁伏。

治法：扶正祛邪，和解少阳。

方药：八珍汤合小柴胡汤。药用：当归 10g，生地黄 10g，白芍 10g，川芎 10g，人参 10g，白术 10g，茯苓 10g，半夏 10g，黄芩 10g，柴胡 10g，甘草 6g。5 剂，水煎服，每日 1 剂。

二诊：2012 年 8 月 13 日。服上方后，患者自觉咳喘有所好转，胸胁胀满减轻，进食有所好转，能够进行一般日常洗漱活动，精神较前好转，面色稍有红润。舌质淡暗、苔白微腻，脉沉弦。考虑辨证准确，方药有效，于上方中加麦冬 10g、五味子 10g、葶苈子 6g 组成葶苈生脉饮以助益气宣肺利水之功，减炙甘草为 3g 以避其引起水钠潴留而加重水肿。调方如下：当归 10g，生地黄 10g，白芍 10g，川芎 10g，人参 10g，白术 10g，茯苓 10g，半夏 10g，黄芩 10g，柴胡 10g，麦冬 10g，五味子 10g，炙甘草 3g，葶苈子 6g。7 剂，水煎服，每日 1 剂。

三诊：2012 年 8 月 20 日。服上方后，患者咳嗽、喘息、气短较前明显减轻，胸胁满闷症状好转，双上肢憋胀感及双下肢烦乱水肿症状亦明显减轻，活动耐量进一步提高。舌暗淡、苔白微腻，脉沉弦。上方继服 7 剂。

四诊：2012 年 8 月 27 日。服上方后，咳嗽、喘息、气短症状进一步好转，胸胁满闷、双上肢憋胀感及双下肢烦乱、水肿症状基本消失，活动耐量提高，进食正常。面色较前红润，语声较前增高。舌暗淡、苔白腻，脉沉弦。血压 120/65mmHg，脉率 72 次 / 分。上方加黄芪以益气扶正，促进元气恢复。调方如下：当归 10g，生地黄 10g，白芍 10g，川芎 10g，人参 10g，白术 10g，茯苓 10g，半夏 10g，黄芩 10g，柴胡 10g，麦冬 10g，五味子 10g，黄芪 30g，炙甘草 3g，葶苈子 6g。10 剂，水煎服，每日 1 剂。

按语：慢性肺源性心脏病属于中医学“肺胀”“喘病”“水肿”等范畴。喘病临证复杂多样，多难治愈，但不外乎虚实两证。实证多因痰饮瘀血伏于肺底膈间，每于外感或引起过敏的粉尘异味吸入而诱发。虚证多见肺脾气虚、肺肾两虚，正气不足、抗邪无力所致。在临床上多虚实夹杂，互为因果，共同致病。因此，治疗喘证必以涤除膈间痰饮瘀血与补益气血使正气充足并重。邢月朋老师多选择气血双补的八珍汤合祛除伏邪的小柴胡汤加减使用。八珍汤源自《正体类要》，由当归、川芎、白芍、熟地黄、人参、白术、茯苓、炙甘草组成，为补气方四君子汤和补血方四物汤的合方，有气血双补之效。配以小柴胡汤可斡旋表里、和解少阳、扶正达邪。方中柴胡气轻清、味芳香，透泄少阳之邪，疏泄气机之郁，用之可导邪外出；黄芩清泄少阳邪热；人参、甘草、大枣补脾益气，脾气运则可杜生痰之源，益气则可扶助正气，正气足则可御邪于外；半夏、生姜可化痰散饮。故小柴胡汤可通表里内外，调达升降，通达三焦，对正气不足而致外邪引动伏痰的喘证效果甚佳。八珍汤合小柴胡汤治疗喘证补虚但不壅滞，通而不损正气，临床应用效如桴鼓。

例 2：姚某，女性，45 岁，2006 年 5 月 19 日初诊。

主诉：咳嗽、痰多味咸 3 个月。

现病史：患者于 3 个月前无明显原因出现咳嗽、咳痰、痰多色黄，经中西药多方治疗咳嗽稍有减轻，但夜间仍稍明显，稍食咸味则咳嗽加重而痰涎清稀，痰味咸，痰色发黑，如此反复不愈，中西药治疗再无进展，辗转求治于邢月朋老师。刻诊：咳嗽，日轻夜重，痰涎清稀，痰味咸，痰色发黑，乏力，双目胀，眼皮肿，睡觉多，困倦，口淡，不欲饮水，舌淡苔白，脉沉。

西医诊断：慢性支气管炎。

中医诊断：咳嗽，证属肾虚水泛、水饮射肺。

治法：温阳散寒，化气行水。

方药：真武汤、麻黄附子细辛汤、苓桂术甘汤加减。药用：麻黄 6g，白术 10g，茯苓 10g，白芍 10g，桂枝 10g，川附子 5g，生姜 3 片，甘草 3g，细辛 3g，薏苡仁 30g。5 剂，水煎服，每日 1 剂。

二诊：2006 年 5 月 24 日。服药 5 剂后，患者面部及眼睑水肿大减，咳嗽痰量明显减少，咸味已瘥，黑痰已失，纳食正常。舌淡、苔薄白，脉弦细。此乃阳虚渐复，水气渐化，痰饮减少之征，仍以前法出入。于原方加干姜 10g、半夏 9g。5 剂，水煎服，每日 1 剂。

三诊：2006 年 5 月 29 日。患者面目水肿全部消退，痰液清稀量少，痰色白，咳嗽明显减少，活动时偶有咳嗽，困倦嗜睡，口淡不渴，不欲饮水等症已消失，胃纳可，小便通畅。舌质淡红、苔薄白，脉沉细。此乃寒饮渐退，阳气来复之象，正复邪退，适量减少辛温药以防耗散正气，加用健脾药以杜痰饮之源。调方如下：党参 15g，白术 10g，茯苓 10g，白芍 10g，五味子 10g，川附子 5g，生姜 3 片，甘草、细辛各 3g，薏苡仁 30g，山药 30g，干姜 6g，半夏 9g。5 剂，水煎服，每日 1 剂。

按语：本案为以经方治疗常病的典型案例，辨证准确为治疗成功的关键。邢月朋老师常谓咳嗽的辨证论治要首辨外感与内伤，次辨病性之属虚属实，再辨病位在何脏何腑，如此方不致以偏概全，贻误病情。本例患者平素体质虚弱，病久伤及于肾，肾阳亏虚，气化失司，水液上泛，上逆于肺则咳嗽，痰涎清稀；肾在五味为咸，在五色为黑，故痰味咸，痰色黑，正应肾之本色；乏力，双目胀，眼皮肿，睡觉多，困倦，口淡，不欲饮水，舌淡苔白，脉沉，均为肾阳不足，水饮上泛，清窍被困所致。因此本例为典型的内伤咳嗽，其病性为阳虚，病位在肾。正如《内经》所云："五脏六腑皆令人咳，非独肺也。"但陈修园认为"然肺为气之主，诸气上逆于肺则呛而咳，是咳嗽不止于肺，而亦不离于肺也"。临证时宜降肺气为治疗咳嗽不可忽视的重要一环。方选真武汤与麻黄附子细辛汤合方治疗。方中附子温肾壮阳为主以治少阴之里虚；细辛之辛温专走少阴温经散寒；薏苡仁、茯苓淡渗利湿兼以排痰；白术健脾制水；麻黄辛温以振奋气机，宣肺行水，焦树德先生在《用药心得十讲》中论述麻黄"主要用于上半身水肿明显的，或头面四肢水肿或急性水肿兼有表证的治疗，麻黄可以温宣肺气、开发腠理、助上焦宣化而达到行水消肿的目的"；桂枝、生姜和胃散水除饮；白芍存阴制阳以为佐；甘草调和诸药。"病痰饮者，当以温药和之"，故以苓桂术甘汤温胃化饮，脾胃运化正常则自无生痰之源。标本兼治，治本为主，方合病机，故取佳效。

例 3：单某，男性，67 岁，2009 年 5 月 6 日初诊。

主诉：心悸、气短、胸憋、喘促 2 年余，加重 1 个月。

现病史：患者于 2 年前无明显诱因活动时出现气短、心慌，休息后症状缓解，未予重视及治疗，后上述症状逐渐加重，并出现胸部憋闷、喘促、夜间睡眠中憋醒等，服用治疗冠心病药物而无明显疗效。1 个月前症状加重，动则气喘加重，不能平卧，出现下肢指凹性水肿。曾在多家医院诊治，予强心、利尿、平喘、扩张血管等治疗，症状时好时坏。由于口服多种西药以致胃脘不适，饮食不振，并有精神抑郁，家属慕名求治。刻下症：呼吸急促，声低气怯，心悸，气短，胸闷，喘憋动则加重，夜间不能平卧，下肢水肿，胃脘胀满，食欲不振，尿少便溏。舌质淡暗、苔白滑，脉细弱。

查体：面目轻度水肿，口唇微有发绀，颈静脉怒张，心尖区可闻及吹风样杂音，肺动脉瓣区可闻及第二心音亢进，三尖瓣区有收缩期杂音，双肺底可闻及湿性啰音，肝脏轻度肿大伴压痛，双下肢凹陷性水肿。

既往史：冠心病病史 8 年，长期服鲁南欣康、阿司匹林、辛伐他汀等药物。

西医诊断：①冠心病，心力衰竭；②高血压 3 级，极高危。

中医诊断：喘证，证属心肺气虚、血瘀水停。

治法：益气通阳，化瘀利水。

方药：葶苈生脉五苓散化裁。药用：葶苈子 10g，生晒参 10g，麦冬 12g，五味子 10g，白术 10g，茯苓 12g，泽泻 30g，桂枝 10g，当归 10g，川芎 10g，赤芍 10g，丹参 20g，黄芪 30g，知母 12g，甘草 3g。5 剂，水煎服，每日 1 剂。

二诊：2009 年 5 月 11 日。患者服药后心慌、气短、胸憋而喘明显好转，夜间已能平卧睡眠 3 小时，仍胃脘硬满，但纳食较前增加，小便利，大便软而通畅。面目轻微水肿，口唇发绀好转，精神好转。呼吸急促较前平稳，仍声低气怯。舌质淡紫、苔白腻，脉沉滑。经治疗后心肺气虚得补，故心慌气短明显缓解；脾阳渐复，水湿运化正常，水湿渐利，故全身水肿均得以缓消；水湿痰饮未能上逆，肺气得平，宣降正常，则胸憋、喘不得平卧好转；脾阳渐复，中运正常，则胃腹胀满显减，食纳增加，小便利，大便软而通畅。方以葶苈生脉五苓散加平胃散化裁，以助温阳化湿消胀。药用：葶苈子 10g，生晒参 10g，麦冬 12g，五味子 10g，白术 10g，茯苓 12g，泽泻 30g，桂枝 10g，当归 10g，川芎 10g，赤芍 10g，丹参 20g，黄芪 30g，知母 12g，甘草 3g，苍术 10g，厚朴 10g，陈皮 10g，猪苓 10g，肉桂 10g。7 剂，水煎服，每日 1 剂。

三诊：2009 年 5 月 18 日。服药后自觉全身有力，口唇发绀、气短、纳差等症状均近消失，下肢凹陷性水肿消失，面有光泽，夜寐可，自觉有内热上火，小便有味，大便正常。心电图示窦性心律，轻度 ST-T 改变。上方加冬瓜皮 30g、通草 10g、白茅根 30g 清火利小便。调方如下：葶苈子 10g，生晒参 10g，麦冬 12g，五味子 10g，白术 10g，茯苓 12g，泽泻 30g，桂枝 10g，当归 10g，川芎 10g，赤芍 10g，丹参 20g，黄芪 30g，知母 12g，甘草 3g，苍术 10g，厚朴 10g，陈皮 10g，猪苓 10g，肉桂 10g，白茅根 30g，通草 10g，冬瓜皮 30g。7 剂，水煎服，每日 1 剂。

四诊：2009 年 5 月 25 日。服药后自觉诸症明显减轻，已无心慌、憋闷等，活动时稍感气短、口干，疲乏无力症状消失，饮食二便正常，精神好。心电图示 ST-T 异常有所改善，心率 70 次 / 分。上方加沙参 12g、党参 12g、去川芎、赤芍、苍术、厚朴、陈皮。5 剂，水煎服，每日 1 剂。

按语：冠心病心力衰竭属中医“喘证”“惊悸”“水肿”等范畴，本案以心慌、气短、喘咳憋闷、水肿为突出表现，中医辨证为本虚标实、虚实夹杂，但以本虚为主。邢月朋老师认为气虚是心力衰竭的根本，贯穿于疾病始终。在治疗上以葶苈生脉五苓散加减，其中黄芪生脉散、四君子汤补益心肺之气，健运中州以扶正；当归、川芎、白芍、丹参活血除其瘀；五苓散、葶苈子通阳利水逐其痰饮；平胃散燥湿运脾，行气除满。其组方之妙在于扶正以助攻邪，祛邪而不伤正气，亦正合本病之病机与病理改变，故取桴鼓之效。

本案病程长，病机复杂，治疗中当配合西药对证治疗，中西治疗重点各有侧重，互有弥补。如中药的利水药可明显增加利尿作用，因此对于重症患者中西药并用时可以减少西药利尿剂的用量，以防引起电解质紊乱等不良反应。因此，中西医结合治疗心力衰竭在改善患者临床症状、提高患者生活质量、减少心力衰竭反复发作、减少西药不良反应方面有着很好的疗效。

邢月朋老师治疗疾病强调辨证论治，有是证则用是药，本案中当患者病情已得到有效控制，标实病变十去其八，而本虚尤显突出，在治疗上调整为以补虚为主，以恢复其脏腑功能，防止复发。

例 4：马某，男性，80 岁，2005 年 10 月 13 日初诊。

主诉：喘息不能平卧 3 个月，加重 1 周。

现病史：患者慢性支气管炎、慢性阻塞性肺疾病病史 30 年。咳嗽喘息间断发作，每因遇寒及冬季咳嗽喘息发作或加重，经常服药治疗。3 个月前无明显诱因出现喘息加重，喘息不能平卧，动则喘息更甚，自行口服养心氏片及丹参片、氨茶碱等症状无明显减轻。最近 1 周因外感后病情加重，为求中医治疗而就诊。刻下症：喘息动则加重，不能平卧，伴有颈部疼痛，饮水后胃中不舒，食量减少，精神欠佳，睡眠差，大便干，小便量少，四肢冷，舌暗淡、苔白，脉沉数。

西医诊断：慢性肺源性心脏病，心力衰竭，心功能Ⅲ级。

中医诊断：喘证，证属心肺气虚、饮邪上泛。

治法：补益心肺，温阳利水。

方药：益气升降汤合五苓散化裁。药用：黄芪 30g，升麻 10g，柴胡 10g，枳实 10g，桔梗 10g，党参 30g，麦冬 10g，五味子 10g，葶苈子 6g，桂枝 10g，猪苓 20g，炙甘草 6g，泽泻 30g，茯苓 15g，白术 15g，郁李仁 30g。5 剂，水煎服，每日 1 剂。

二诊：2005 年 10 月 18 日。服上方后患者气喘症状明显减轻，双下肢水肿减轻，仍有饮食欠佳，胃中有阵水声，口干不欲饮，舌暗淡、苔白，脉沉数。上方加半夏 10g 燥湿和胃。5 剂，水煎服，每日 1 剂。

三诊：2005 年 10 月 23 日。服上方患者大便通畅，仍有乏力、气短，舌暗淡、苔白、脉沉。乏力、气短为心肺气虚之证，上方加生晒参以增补气之功。5 剂，水煎服，每日 1 剂。

四诊：2005 年 10 月 28 日。患者自诉已无乏力、气短。精神好，面色润泽，水肿消失，呼吸平稳，无明显喘息，舌质暗、苔薄白，脉沉。治疗有效，继续服药巩固疗效。

按语：《灵枢·邪客》言“宗气积于胸中，出于喉咙，以贯心脉，而行呼吸焉”。患者为老年男性，主症为喘息不能平卧，动则加重，属于中医“喘证”范畴。患者素有痰饮内停，久病正气不足，心肺气虚，运化水湿功能减退，水饮内停，饮邪上泛，凌心射肺，出现喘息不能平卧；动则耗气，故活动则喘息加重；水饮内停则颈部疼痛，饮水后胃中不舒；水饮内停，运化失职则进食量少；心肺气虚，传导失职，见大便干；膀胱气化不利，见小便量少；气主温煦，气虚无以温养，致形寒肢冷，故四肢冷为气虚之症。舌暗淡、苔白，脉沉数，为心肺气虚、饮邪上泛之象。治疗上应补气使气化功能恢复，所谓“膀胱者，州都之官，津液藏焉，气化则能出矣”，“病痰饮者，当以温药和之”，温阳益气，使“离照当空，阴霾自散”。治疗以补益宗气、温阳利水为主，少佐葶苈子泻肺平喘。益气升降汤为邢月朋老师补益心肺、升举宗气的常用方剂，心肺之气充足，大气一转，其气乃散。葶苈子为特殊用药，邢月朋老师对于咳喘不得卧者在辨证论治基础上每用此药 6 ~ 10g，泻肺平喘，以助疗效。

例 5：桑某，男性，65 岁，2009 年 9 月 2 日初诊。

主诉：胸憋气喘间断发作 2 年。

现病史：患者于 2 年前出现胸憋气喘间断发作，每因上楼或快速行走而诱发，症状逐渐加重，未予系统治疗。3 个月前曾就诊于某医院，查胸部 CT 诊断为“双肺间质纤维化，双肺气肿”。心脏彩超示左室稍大，主动脉瓣、肺动脉瓣、二尖瓣、三尖瓣轻度反流，左室收缩功能正常，舒张功能减低，遂住院治疗，具体治疗经过不详，症状无明显改善。出院后服用人参虫草胶囊等，症状仍无改善，胸部憋闷，上楼 2 ~ 3 层或快速行走时发作胸憋气喘，休息可逐渐缓解，自觉有痰堵于胸中，咳痰不爽。自诉吸气吸不到底，痰色白质黏，口渴喜饮，日饮水 3000mL 左右，进食可，睡眠可，二便正常，为求中医治疗而就诊。查双肺呼吸音低，可闻及干湿性啰音，心音正常，双下肢无水肿。血常规正常。患者面色晦暗无华，口唇暗而无泽，爪甲暗淡无华，舌暗红、苔薄白，脉沉滑。

西医诊断：①肺间质纤维化；②肺气肿；③老年性退行性心脏瓣膜病。

中医诊断：喘证，证属心肺气虚、痰阻血瘀。

治法：补益心肺，活血化痰。

方药：方选益气升降汤化裁。药用：黄芪 30g，生晒参 10g，党参 30g，枳实 12g，桔梗 15g，麦冬 10g，五味子 10g，甘草 6g，沙参 30g，远志 30g，前胡 10g，知母 15g，竹茹 10g。7 剂，水煎服，每日 1 剂。

二诊：2009 年 9 月 9 日。患者诉上楼气喘稍减轻，痰易咳出，口渴喜饮，服药后恶心。舌暗红，苔薄白，脉沉滑。上方加半夏 10g、茯苓 12g、天花粉 20g、丹参 12g 以化痰和胃、生津止渴。调方如下：黄芪 30g，生晒参 10g，党参 30g，枳实 12g，桔梗 15g，麦冬 10g，五味子 10g，甘草 6g，沙参 30g，远志 30g，前胡 10g，知母 15g，竹茹 10g，半夏 10g，茯苓 12g，天花粉 20g，丹参 12g。5 剂，水煎服，每日 1 剂。

三诊：2009 年 9 月 14 日。诉药后仍有恶心，上楼胸憋气喘好转，痰白易吐，痰咳出后胸憋明显减轻，口干喜饮，舌质暗红、苔薄白，脉滑。上方增加黄芪用量，并加川芎、赤芍、当归以益气生津、活血通脉。调方如下：黄芪 40g，生晒参 10g，党参 30g，枳实 12g，桔梗 15g，麦冬 10g，五味子 10g，甘草 6g，沙参 30g，远志 30g，前胡 10g，知母 15g，竹茹 10g，半夏 10g，云苓 12g，天花粉 20g，丹参 12g，川芎 10g，赤芍 10g，当归 10g。7 剂，水煎服，每日 1 剂。

四诊：2009 年 9 月 21 日。诉服药后胸闷气短症状逐渐好转，偶有痰出不爽，胸中不适，痰量较前减少，感觉活动后胸憋气喘减轻，上方减远志，加瓜蒌、白前以增加化痰下气之功。调方如下：黄芪 40g，生晒参 10g，党参 30g，枳实 12g，桔梗 15g，麦冬 10g，五味子 10g，甘草 6g，沙参 30g，前胡 10g，知母 15g，竹茹 10g，半夏 10g，云苓 12g，天花粉 20g，丹参 12g，川芎 10g，赤芍 10g，当归 10g，瓜蒌 15g，白前 12g。7 剂，水煎服，每日 1 剂。

五诊：2009 年 9 月 28 日。诉药后未出现恶心，吐痰爽利，有痰即能吐出，情绪激动或生气时稍显气短，自觉吸气能吸到底，上楼亦无胸憋气喘。上方改赤芍为白芍，加柴胡组成四逆散以调达气机。调方如下：黄芪 40g，生晒参 10g，党参 30g，枳实 12g，桔梗 15g，麦冬 10g，五味子 10g，甘草 6g，沙参 30g，前胡 10g，知母 15g，竹茹 10g，半夏 10g，云苓 12g，天花粉 20g，丹参 12g，川芎 10g，白芍 10g，当归 10g，瓜蒌 15g，白前 12g，柴胡 10g。继续服药以巩固疗效。

按语：肺间质纤维化是呼吸系统的疑难病症，治疗目的是控制病情发展，改善症状，提高生存质量。本病有起病隐匿、进行性加重的特点，临床以活动后呼吸困难、进行性加重，干咳，喘憋为主要特征。中医无肺间质纤维化之名，根据其临床表现，可归属“肺痿”“肺痹”“喘证”“咳嗽”“肺胀”等范畴。本病病位在肺，而与五脏相关，“虚、痰、瘀”是病理关键，虚则肺气、肺阴亏虚，实则痰瘀阻络，络脉不通，病机特点是本虚标实而以本虚为主。本案证属本虚标实、心肺气虚、痰阻血瘀。邢月朋老师在治疗内科疾病时，非常重视人体正气的作用，尤其强调心肺之气、宗气的重要性，本案选用益气升降汤化裁以补益心肺之气、活血化痰降气，标本兼治。其中益气升降汤补益宗气，调畅气机，使气有所主；远志、前胡祛痰下气；枳实、竹茹、半夏化痰降逆；川芎、赤芍、当归活血通痹；瓜蒌、白前化痰宽胸；四逆散调畅气机。诸药合用，肺气充盛，痰清邪去，血脉通畅，呼吸功能自然改善。益气升降汤是邢月朋老师创制的补益宗气、调畅气机的方剂，临床应用非常广泛、灵活，此案也是他辨证论治、异病同治的范例。

三、立足辨证，唯效是求

邢月朋老师治疗疾病的思辨特点之一就是立足辨证，博采众方，唯效是求。他不仅熟练运用经方，对后世医家的论点和精华也有深刻的探讨和研究。他自学医初期就熟读陈修园的《医学三字经》《医学实在易》《时方妙用》《医学从众录》等，特别对咳嗽一证的认识，与陈修园的立论是密不可分的。正如《医学三字经》云：“肺如钟，撞则鸣，肺最重，胃非轻，风寒入，外撞鸣，房损积，内撞鸣。”肺体如金如钟也，内外因皆能为鸣之因，无论外感、内伤，一旦出现咳嗽一证，即为肺脏受累。邢月朋老师认为其病因仍是以外感所致较多，因此在诊治方面极为重视祛除外邪，而且是尽早尽快地祛除邪气。外感咳嗽表现为痰稠，咳而不爽，咽痛，口渴，或兼发热、头痛、恶风等，为风热咳嗽袭表、肺失宣畅证，治疗以辛凉解表、清热肃肺为法，方选银翘散加川贝母、杏仁、黄芩。咽痛加射干、山豆根；口干渴加花粉、知母、生石膏；便干加大黄，或加虎杖。若表证已罢，邪入伤肺，表现为咳嗽阵作，痰多黏稠，或色黄而稠厚，胸满气粗者，邢月朋老师多用清热化痰、利肺止咳嗽的千金苇茎汤合泻白散，药用芦根、冬瓜子、桑白皮、地骨皮、桔梗、黄芩、金银花、浙贝母、薏苡仁、甘草。

体温高者，加生石膏、柴胡、黄芩，胸闷喘促加前胡、枳实，大便干加大黄或决明子、瓜蒌仁，小便不利加石韦。

邢月朋老师在治疗慢性支气管炎时，还特别注意疾病的起因和治疗用药后的反应，既重视疾病的发生发展转化的辨证规律，又避免固守一个证型一治到底的机械辨证论治现象，他认为一个疾病的治疗过程中，疾病的初、中、后期都有各自的转化和侧重规律，治疗上就必须在一般规律的指导下，针对不同证候采取相应的治法方药。如治疗一咳嗽患者，患者主诉感冒后出现咳嗽咳痰，近日痰中带血丝，色鲜红，伴咽痛，舌尖红，苔薄黄，脉细数。查血常规示白细胞 1.2×10^9/L，中性粒细胞百分比 76%，淋巴细胞百分比 24%。胸片示气管炎、左下肺肺炎。邢月朋老师经过分析，认为证属邪热入肺，伤及血络，但表邪未尽，因此当全面权衡其病机，治以清肺止咳兼解表邪的表里双解法，药用金银花、连翘、板蓝根、牛蒡子、薄荷、芦根、桔梗、黄芩、川贝母、栀子、紫菀、生柏叶、茜草、大蓟、小蓟。服药 4 剂后，患者咳嗽减轻，咳血消失，查白细胞仍高，在原方基础上加枇杷叶、知母以清润止咳，以防娇脏受损。经治疗 1 周，患者咳嗽仍在，咳吐黄或白色黏痰，查血常规正常，邢月朋老师说，咳嗽在此期为表邪已解，邪热在肺，壅滞不去，治疗也应当随之更法更方，易银翘散之辛凉，予清肺止咳之重剂，药用生石膏、知母、芦根、桑白皮、枇杷叶、地骨皮、浙贝母、黄芩、杏仁、紫参、白蔹、栀子。服 7 剂后痰量减少，咳嗽逐渐减少至消失，复查胸片、血常规皆恢复正常。

四、扶正祛邪，合理运用

邢月朋老师认为在治疗疾病的过程中，应正确运用扶正祛邪原则。正和邪是密切相关的，扶助正气和祛除邪气都有利于疾病向痊愈方向转化，如何摆正两者的关系是很重要的一环。因此，要细致认真地分析邪正双方的情况，任何一方都不能忽视，尤其对慢性支气管炎久病，肺之精气损伤，或年高体弱气血暗耗，肺主气功能衰退，表现为邪气渐退，肺脏虚衰或肺虚不耐寒热的本虚标实证，更应很好地运用扶正祛邪原则，祛邪不忘扶正，祛邪不使伤正。对于本虚而邪不尽的咳喘证，邢月朋老师多选用三分散治之，兼顾扶正祛邪。

三分散见于《内经拾遗方论》，乃四物汤、四君子汤、小柴胡汤三方各用一份，谓“调荣益卫，止嗽之神剂也”。《医约·咳嗽》曰：“咳嗽毋论内外寒热，凡形气病气俱实者，宜散宜清，宜降痰，宜顺气。若形气病气俱虚者，宜补宜调，或补中稍佐发散清火。”临证中常见形气俱虚之慢性支气管炎咳嗽患者，无有效的对应方剂，邢月朋老师每用此方多获良效。

方中四君子汤、四物汤补益气血，强壮人体，小柴胡汤为和解少阳之主方。本方具有助正达邪之功效，故所有外感、内伤之患，五脏六腑之疾，凡属于正虚邪恋者，皆可用本方加减治疗。

《伤寒论》96条云：“伤寒五六日，中风，往来寒热，胸胁苦满……或心下悸，小便不利，或不渴，身有微热，或咳者，小柴胡汤主之。”故此方加入小柴胡汤取其助正达邪，于补中稍佐发散清火之意。

邢月朋老师曾治疗一慢性支气管哮喘患者，男性，69岁，形体消瘦，面色萎黄，语声弱，咳嗽声低，痰白质稀，乏力、喘促，夜间症状加重，近日发热恶寒，以上症状加重，舌暗淡、苔薄白，脉沉细。邢月朋老师认为该患者病程长久，气血俱虚为其本，又由于体虚不耐寒热外邪侵袭为其标，证属气血虚弱、邪恋不去。针对这种情况，要扶正祛邪并用，药用党参、黄芪、茯苓、白术、肉桂、柴胡、黄芩、半夏、川贝母、甘草。服7剂后，患者症状大减，体质增强，其效显著。所以说，邢月朋老师在治疗慢性咳喘方面所施之法、方，无疑是扶正祛邪治法应用的楷模。

五、有是证则用是药

中医学是具有完整的、独立的理论体系的学科，邢月朋老师治学严谨，注重基础理论的学习，善运用并充分发挥理论的指导作用，扩大思路，多途径地寻求治病方法；以仲景学说和先贤理论为指导，应用经方并结合自己的经验化裁变通，主张有是证则用是方。邢月朋老师在临床辨证施治中，重视每个病症的辨证要点，认为某些症状在整个证候群中，虽非主要方面，但却能反映病机关键，只有抓住决定疾病发生发展的关键病机来立法用药，才能真正做到辨证准确，提高疗效。如小青龙汤在《伤寒论》中治疗“伤寒表不解，心下有水气”的表实兼水饮的证候，邢月朋老师并不局限于此，认为形成本证的病机是外寒内饮相互搏击，壅滞于肺证，其辨证重点为咳吐痰稀色白或呈泡沫样稀痰，只要临床上患者有如此症状，无论有无表证，皆可酌情使用，取得了很好的疗效。又如《伤寒论》中张仲景用真武汤治疗阳虚水泛“心下悸，头眩，身瞤动，振振欲擗地”，邢月朋老师认为，张仲景方剂的核心是肾阳虚不能化气行水，水气泛滥，其表现并不一定只在以上范围内，如果在咳嗽病证中，表现为咳嗽痰稀、咳吐咸痰或咸水或恶咸者，就说明其病机是肾阳虚，水泛为痰，肾液外现。因此，凭此症状就可以辨为本证。治疗可以用真武汤加味，药用茯苓、白术、白芍、川附子、细辛、肉桂、胡桃仁、五味子。由此可见，在辨证论治的过程中，病情表现是复杂的，但如何抓住关键，寻求病机，并有是证则用是方，这才是临证的基本功。邢月朋老师曾引用张仲景之言“但见一证便是，不必悉具”，这就是关键病机表现所在。

第七节　脾胃病

一、久病体虚，健脾为先

邢月朋老师在长期医疗实践中，不断探索疾病的发生机制和偏盛偏衰，认识到有很多疾病应当从脾胃着手，通过治疗脾胃而求其因，维护正气。因脾胃为后天之本、气血生化之源，五脏六腑之精气皆赖其营养，肌肉血脉均由其主持，因此，脾胃功能正常是保证人体健康、长寿的关键。脾胃互为表里，主通降，共同完成饮食的消化吸收、运输和营养的任务，脾胃功能失常，就会变生多种病证，只有脾胃振奋，其变生的病证才能从根本上得到调治。

邢月朋老师重视脾胃，常常表现在治疗复杂病症方面，有时患者并未把脾胃症状作为主诉，但其透过现象判断出疾病的实质，从而治疗根本。如一位脑血栓后遗症患者患带状疱疹，治疗痊愈后，肢体活动不利较前加重，查头颅CT未见新的梗死病灶，表现为头晕，乏力，不思饮食，舌质暗淡、苔薄白，脉沉细。邢月朋老师并未按照一般的治疗脑血栓模式采用益气活血通脉法，而是考虑患者的病机关键是脾胃虚弱，后天之本不足而生诸症。因此，其从脾胃论治，振奋脾胃，使之功能恢复正常，恢复生机，患者的饮食量增加，对于全身其他脏腑、肢体功能的恢复可以起到推动作用。邢月朋老师选用香砂六君子汤，药用陈皮、半夏、茯苓、党参、白术、乌梅、木香、砂仁、甘草。方虽然简单，但寓意深刻。患者服药5剂，饮食量明显增加，精神好转，行走有力。由此看出邢月朋老师重视后天之本，重视脾胃功能对于整体功能的重要性，抓住病机关键，有的放矢地采用治疗方法。

二、借鉴妙方，健中为首

邢月朋老师在慢性胃炎的辨证施治过程中，遵《内经》“谨守病机，各司其属”之意，熟究精旨，精方妙用，用小方、原方治疗病证，特别是对于临床常见的慢性萎缩性胃炎，表现为病程长，体质消瘦，以胃脘部胀满、隐痛、纳差、便稀为主要症状，辨证属脾胃虚寒者，多以建立中气为先。《金匮要略·血痹虚劳病脉证并治六》曰：“虚劳里急，诸不足，黄芪建中汤主之。”用黄芪建中汤原方或加乌梅治疗，临床取得显著疗效。兼有胃脘胀满者加厚朴、广木香；纳差者加鸡内金、焦三仙。

邢月朋老师临床注重辨证论治，认为这是中医理论的精髓和核心。治病不可局限于某种法、方，辨证手段应当非常全面，可以根据不同的病证采用相应的辨证手段，并且相互之间可以融会贯通，用药不失辨证之准绳，博采众长，恰到好处地运用经验方治疗脾胃疾病。如运用瓦橘散治疗消化道溃疡病。瓦橘散是我院已故名老中医胡东樵老师根据中医文献自行研制的治疗各种急慢性胃炎及反流性食管疾病的方剂。胡东樵老师曾以该方救人无数。邢月朋老师曾师从于胡东樵老师，并在多年的临床实践中对该方进一步完善和升华，用于治疗急慢性胃炎及反流性食管疾病，症见吞酸、胃灼热、嘈杂，证属脾胃湿热型者，取得了满意的临床疗效。

瓦橘散原方如下：煅瓦楞子 3 两，橘红 2 两，乌贼骨 3 两，甘草 1 两，紫蔻 3 钱，白及 5 钱。邢月朋老师改进后处方如下：煅瓦楞子、乌贼骨、浙贝母、橘红、白及、鸡内金、广木香、蒲公英。方中煅瓦楞子、乌贼骨收敛、制酸、止血，能有效缓解其吞酸、吐酸以治其标；鸡内金、广木香消食理气和胃、健脾化湿，橘红、浙贝母健脾化痰、理气散结，四药相合以壮其本元，助脾气得升，胃气得降；蒲公英清热解毒、消痈散结和胃，以祛脾胃郁热，复胃腑凉润之本性；白及止血消肿、祛腐生肌，以使邪祛正复。诸药配伍，标本兼顾，共奏健脾和胃、清热祛湿之功。

慢性胃炎辨证要点：临床由于胃酸分泌过多，多表现为胃脘不舒、吞酸、烧心、嘈杂。邢月朋老师用本方治疗消化道溃疡得心应手，加减自如。并且现代药理学研究证明，瓦楞子、乌贼骨等药有抑制胃酸分泌、调整胃蠕动功能，降低胃泌素的水平，有利于溃疡的愈合，从而消除致病因素，改善症状。

例 1：严某，女性，63 岁，2003 年 11 月 8 日初诊。

主诉：空腹时胃脘胀痛 4 个月，近 1 周加重。

现病史：患者因患类风湿关节炎常年服用“消炎痛”治疗。4 个月前因发热、身痛加剧，自行服用“强的松”2 周，热退并身痛减轻，继而出现胃脘胀痛不舒，多发生在下午 5 时及夜间 11 时左右，服“甲氰咪胍”后症状可缓解，后又复发。近 1 周胃脘胀痛加重，影响正常饮食，服用“甲氰咪胍”无效，坐轮椅来门诊欲求中医治疗。症见：胃脘胀痛，口干喜饮，鼻干有异味，眼睛分泌物增多，不喜食热烫食物，能吃水果，周身关节疼痛，二便正常。舌红、苔薄黄，脉沉细数，沉取无力。

西医诊断：十二指肠球部溃疡。

中医诊断：胃脘痛，证属肝肾阴虚、肝郁气滞、脾胃虚弱。

治法：此患者患风湿痹证已逾三十年，风湿日久必损伤肝肾。治宜滋养肝肾，疏肝理气。

方药：一贯煎合芍药甘草汤加减。药用：生地黄 30g，沙参 15g，当归 10g，枸杞 15g，麦冬 15g，玄参 12g，川楝子 15g，生麦芽 30g，白芍 15g，甘草 6g。7 剂，水煎服，每日 1 剂。

二诊：2003 年 11 月 15 日。服药后胃脘胀痛减轻，1 周内仅发作 1 次，大便次数多，每日 2 ~ 3 次，腹中肠鸣。空腹时不能喝水，喝水后即感不舒，能吃水果。舌暗、苔薄黄，脉沉细无力。此为通过滋养肝肾、疏肝理气，使肝阴得养，肝气条达，故药后胃脘胀痛减轻。但患者因久病常年服用多种药物，伤及脾胃，加之上药中补阴滋腻之品偏多，更使胃肠功能不健，故出现大便次数增多，饮水后不舒。上方加白术 10g、茯苓 10g 加强健脾和胃之功。调方如下：生地黄 30g，沙参 15g，当归 10g，枸杞 15g，麦冬 15g，川楝子 15g，白芍 15g，甘草 6g，生麦芽 30g，玄参 12g，白术 10g，茯苓 10g。7 剂，水煎服，每日 1 剂。

三诊：2003 年 11 月 22 日。服上药后大便成形，每日 1 次，腹中肠鸣消失，胃脘胀痛未再发作，患者心情十分愉快。此为通过滋养肝肾、疏肝理气、健运脾胃，使肝阴得养，肝气条达，脾胃功能恢复，诸症悉除，故心情愉快。续服上方 7 剂以巩固疗效。

按语：患者表现为脘腹胀痛不舒，似属实证，当用理气之品以解之，然患者患风湿痹证已逾三十年，风湿日久必损伤肝肾，加之长期药物刺激，进一步损伤脾胃。肝肾阴虚，气机升降失常，肝气横逆犯胃，肝主疏泄，性喜条达，肝失所养，横逆犯胃则生脘腹胀痛。肝肾阴虚，耗伤阴精，致阴亏血燥，故出现鼻干、口燥、喜饮等。舌红少津、脉沉细数为肝肾阴虚、津液不足之状。综观舌脉症，属肝肾阴虚、肝郁气滞证。加之常年服用对胃肠刺激性很强的药物，更伤脾胃。治标之剂，恒用香燥破气，轻病得之，往往有效。但气之所以滞，本由液之不能充，芳香气药可以助运行，但香者必燥，燥更伤阴，若频频投之，液尤耗而气尤滞。

一贯煎具有滋养肝肾、疏肝理气之功，常用治肝肾阴虚、肝气不舒之证。方中重用生地黄为主，滋阴养血以补肝肾；辅以沙参、玄参、麦冬、当归、枸杞滋阴养血而柔肝，主辅合用，滋补肝肾、养血生津以治本，配以川楝子、生麦芽疏肝解郁。配伍芍药甘草汤，白芍酸苦微寒，养血益阴；甘草甘温，补中缓急。诸药合用，养阴为主以治本，疏肝为辅以治标，标本兼顾，寓疏于补，使肝阴得养，肝气条达，而脘腹撑胀等症可除。腹中肠鸣、饮水后不舒乃脾虚失运，水湿内停，故二诊中加入白术、茯苓健脾燥湿利水。

邢月朋老师用一贯煎加减治疗胃脘胀满乃“塞因塞用”之法，因明辨病之标本，故而得良效。

例 2：张某，男性，66 岁，退休工人。主因“阵发性胃脘部堵塞、嘈杂感 3 年，加重约 1 周”于 2013 年 2 月 18 日初诊。症见：阵发性剑突下堵塞、烧灼、嘈杂感，食欲缺乏，寐差，小便正常，大便略干，每日 1 次。既往有腔隙性脑梗死、脂肪肝病史。查体：血压 140/80mmHg，双肺呼吸音清，心率 89 次 / 分，律齐，腹软，剑突下轻压痛，无反跳痛。血常规、电解质、肾功能检查示各项指标均正常。腹部彩超示：肝内多发囊肿，胆胰脾未见明显异常。胃镜示：慢性胃炎，反流性食管炎。舌质暗红、苔微黄腻，脉小滑。西医诊断为慢性胃炎、反流性食管炎。中医诊断为嘈杂，证属脾胃湿热。予瓦橘散加减：瓦楞子 10g，乌贼骨 10g，化橘红 10g，浙贝母 10g，佛手 10g，木香 10g，陈皮 10g，白及 6g，黄芩 6g，甘草 6g，蒲公英 30g，薏苡仁 30g，白术 30g，丹参 15g，黄连 9g。5 剂，水煎服，每日 1 剂。复诊述胃脘部堵塞及嘈杂症状较前明显好转，食欲仍偏差，无饥饿感，夜寐亦好转，剑突下压痛有所减轻。舌苔略变薄，余舌脉从前。上方加焦三仙 30g、炒鸡内金 12g。7 剂，水煎服，每日 1 剂。三诊诉胃脘部不适感基本消失，食欲较前好转，二便调，上方继服 5 剂善后。

例 3：何某，女性，57 岁。主因“胃脘部烧灼、嘈杂、疼痛半年”于 2012 年 10 月 28 日初诊。患者于半年前因感冒及极度生气后出现胃脘部烧灼、嘈杂、疼痛感就诊于当地医院，查胃镜示：胃黏膜轻度溃疡，反流性食管炎。曾服用奥美拉唑片及果胶铋等药物无明显效果，故求治于我院门诊。查心电图示：窦性心动过缓。电解质及肾功能示正常。血压 120/60mmHg，表情痛苦，腹软，剑突下轻压痛。就诊时症见：胃脘部烧灼胀满，胸骨后烧灼感（以平卧位加重），嘈杂，恶心欲吐，善太息，善悲易哭，易受惊吓，焦虑不安，周身无力，食欲缺乏，寐差，小便正常，大便平素干，但近日便稀，每日约2次。舌质淡暗、苔腻微黄，脉缓滑。西医诊断为慢性胃炎、反流性食管炎、自主神经功能紊乱。中医诊断为嘈杂，证属肝气郁滞、脾胃湿热。药用：乌贼骨10g，瓦楞子10g，化橘红10g，浙贝母10g，炒槟榔10g，木香10g，厚朴10g，白芍10g，茯苓10g，柴胡10g，白术15g，丹参15g，清半夏6g，甘草6g，蒲公英30g，炒酸枣仁30g，明党参20g。加减共服用12剂，胃脘部不适症状明显好转，进食恢复正常。

按语：急慢性胃炎及反流性食管疾病，属中医“嘈杂”“吐酸”“吞酸”等范畴。患者常述胃脘部一种难以名状的类似于烦躁样的不适感，常感“似饥非饥，似痛非痛，而有懊憹不自宁之状是也”，且常常伴有饱胀、吞酸、胃灼热、食欲缺乏。叶天士云：“嘈杂有虚实真伪，其病总在于胃。”《类证治裁》曰：“嘈杂日久，渐吞酸停饮，胸前隐痛。”《医学心悟》曰：“若治失其宜，可变为噎膈。”据此不能忽视该病，以防变生他证。

胃炎及反流性食管炎见到吐酸、嘈杂、腹胀、食欲缺乏等症时，其总的病机为脾胃失和，胃腑失于通降。而今人们多饮食无度、饥饱失常，致脾胃受损，不能运化水湿，湿邪久而成痰化热；且过食辛香燥热之品而致积热于胃肠，胃津亏耗，均致胃气不能润降，上逆而发为吐酸；加之生活节奏快，工作压力大，易致肝气郁结，肝郁日久化热，横犯脾土而致浊内生，湿邪久聚成痰，则痰热即为该病主因，痰热内扰则出现以上诸症。“中脘有痰则嘈，有宿食则酸”。湿为阴邪，易阻遏气机；热为阳邪、易耗伤气阴；湿热相和则其病情往往缠绵反复难愈。据以上病机，此病证属脾胃湿热型者应治以健脾、祛湿、化痰、清热、消食之法。瓦橘散组方正是针对其病机，配伍合理，故临床疗效甚佳。

第八节　外感疾病

邢月朋老师经常教导我们，要重视人与自然的关系，因为每个人都生活在自然界中，生活在各种病毒、细菌等微生物中，人的生理功能必定受到它们的影响而发生某种变化。如果机体不能适应外界的影响和各种致病因素对人体的侵害，就会出现外感病证，外感病证与外界环境关系最为密切。邢月朋老师认为对于外感病证，首先要掌握季节性，就临床最常见的“上感”病症——感冒而言，由于它的发生与四季气候的异常变化有关，因此又成为多发病、常见病。邢月朋老师认为，人的一生都要患感冒，只是多少和轻重的差异。

一、注意季节时令而施治

由于季节特点不同，外感病的病理过程也不完全一样，但病因多以风邪为主，风为百病之长，往往兼夹寒、热、湿及暑邪一同而侵入人体，在确定治法和用药时，要根据不同季节而有所侧重。如在夏季外感的患者，由于外界暑邪较盛，故对于风寒、风热及风湿之邪所致的感冒，邢月朋老师都注意其发病的季节性，在辨证用药的同时，时刻不忘祛除暑邪。一般在处方中加六一散以祛暑利湿，使外邪同暑邪一起祛除，否则，其他病邪亦不易迅速祛除或恋邪不去，反而伤及人体气阴。所以，外感病更要注意时令之气的因素。如治疗一外感病证患者，感冒不愈三个月之久，仍低热，时有恶寒，口干不欲饮，腹胀，食少，舌苔白腻，脉濡。邢月朋老师认为该病发病于夏末秋初之际，病程长而缠绵，究其病因为感受时邪所致，属于湿温病。湿温病邪侵入人体，未在表也未入里，是在膜原之位，由于湿性黏滞不易祛除，故病程长。邢月朋老师根据病情选用吴又可《温疫论》中的方剂“达原饮”治疗，以开达膜原，避秽化浊，兼清热解毒，使久伏之邪得以迅速祛除而告愈。

二、有病早治，未病先防

邢月朋老师治疗外感病证的另一个特点是注重表证的及时处理，强调贵在早治、先治，以免病邪传变入里或诱发其他痼疾。即分清疾病的标本缓急，有外感表证者，当先治其表证，无论有无其他病证，应首先针对外感病证而采取果断治法，不能因某种因素而姑息不治。因为外感病证可以成为很多疾病的起因和诱发因素。所以，邢月朋老师很重视祛除外邪。即使未发生外感疾病，也要注意积极预防外感病的发生，尤其老人和体弱之人，更应益气固表，抵抗外邪。

三、注重辛凉解表

在治疗方面，邢月朋老师指出，由于四时有春温、夏热、秋凉、冬寒的不同，在用药时，就应春用辛凉，夏兼清暑，秋宜滋润，冬用辛温，虽然是感冒，其治则用药也要明乎时令气候、地理方位、体质强弱，很多疾病莫不如此。邢月朋老师善用辛凉解表剂，他认为疾病的发生与自然界气候变化及人体本身等因素有关，由于时代变迁和社会的发展，人们生活水平的提高，饮食结构的变化，各种抗生素的广泛应用，疾病的种类也相应发生变化，所以目前的外感病证多以风热之邪侵袭而发，即使是风寒之邪侵入人体后，也迅速化为热邪，在临床表现上，多有咽痛、咽干，或兼发热、咳嗽、鼻塞等。基于以上情况，邢月朋老师指出外感病大多应按温病进行辨证论治，治疗上重用辛凉解表药物，如银翘散加减，根据患者体质强弱、感邪轻重，灵活掌握药物配伍和剂量，权衡变通。方药如下：金银花、连翘、板蓝根、牛蒡子、薄荷、桔梗、芦根、甘草、杏仁。发热时加柴胡、生石膏、黄芩，咳嗽加川贝母、杏仁、黄芩，咽痛加山豆根、射干。邢月朋老师对外感病研究颇深，他精读古代医家张仲景及其他温病学家的论著，并将之融合在一起，强调要掌握全面的辨证施治手段，运用六经辨证、卫气营血辨证的方法治疗外感病症。

综上所述，邢月朋老师治疗外感病是本着辨证施治原则，全面考虑病情而施法用药。

第四章　医话医论杂谈

第一节　中医现代思维与辨证论治

这些年来中西医之争日趋激烈，在20世纪80年代即崔月犁担任卫生部部长时期对中医支持力度很大，提倡三套马车——中医、西医、中西医结合，产生了许多派别，如重构派、改造派、中西医结合派、现代化派、补天派等。中西医如何结合？结合到何种程度？中西医之争不是孤立的医学之争，而是中西方文化一百多年来争论的一部分。

1840年鸦片战争，西方列强的坚船利炮打开了中国的大门，西方文化进入，中西方文化发生碰撞。20世纪，西方文化在许多方面取得了优势，占据了主导地位，如教育体制基本上是照搬或参照，专业设置、教材编写、教学方式直接影响一代又一代青少年直至现在，这对我国经济文化产生了深刻影响，至于各部门管理，包括医药卫生管理，基本上搬用西方的模式。因此中华民族文化有些被淹没、埋藏，而有的文化却顶住了西方文化的冲击，如中医、太极拳、京剧、书法等。

如何看待中华民族文化，在这场争论中是一个不可回避的问题。中国文化的特点是古、深、精、高。春秋战国是中国文化鼎盛时期，百家争鸣、诸子立说，许多经典出自这一时期，如《易经》《内经》《孙子兵法》《道德经》。这些书籍问世已达两千多年，道理深奥、论述精辟，立论之高，以致当代人还不能完全读懂，目前还不知道何人能超越。

《内经》仍是中医的最高经典，离开它就谈不上“中医”。中国文化实用，计算机的二进制据说就是受《易经》阴阳学说启发，日本人“经商”除了《孙子兵法》外还读《论语》。马王堆汉墓出土的女尸两千多年了，肌肉还有弹性，是依据什么理论？靠什么技术？绝不是现代理论技术。

古代没有经纬仪、罗盘仪，但是三国张松献图、诸葛亮的木牛流马、张衡的地动仪靠什么原理、什么理论、什么工艺造出来的？无梁殿、悬空棺、都江堰都是根据中国人的理论独创的。

上千种中药（实为上万种）的四气（寒热温凉）、升降浮沉、归经配伍是如何确定的，西医理论是解释不了的。有人说是尝出来的（神农尝百草，一日遇七十毒）、试出来的，尝、试是可能的，但是单凭尝、试是不可能的，果真如此，不知道要死几次、死多少人。如治寒性痰喘的“砒霜”，尝一次就可能导致死亡。抛开四气五味、升降浮沉不论，单是数百种中药的归经、配伍、用量用现代正交设计方法恐怕几辈子也做不完。

同样，张仲景《伤寒论》中的千古经方是根据中医理论和法化裁而来，绝不是靠西方理论和方法。

从上述可知，中国有自己的文化理论体系而且实用，中医是其中之一。

周秦时期已确立中国文化基础，此后数千年进展缓慢。对经典注释的多，超越创新的少，近代在西方文化的冲击下，中国文化的应用急剧衰退，似乎已基本放弃或正在放弃。

在当代中国，有多少人能读懂《易经》，中医界有多少人能透彻领会《内经》要领，有多少人能认全经典古籍的文字？字都不认识，谈何应用、谈何发展？现实中，外语是必修课。在西方文化占主导地位的形势下，在西方文化氛围内进行中西医争论，西医自然占据有利地位。

西化派自认为的有力武器是西医科学、中医不科学，这些人都是比较浅薄的，不懂中国文化，其最大的误区是：用西方的标准来衡量中医，判断是非。中国古代所称“格致”相当于近代的“科学”一词。科学是正确反映客观世界某一领域内的客观规律的知识体系，是实践经验的结晶。

中医有中医的知识体系，河北医科大学李恩教授概括为“天人合一的自然观、形神统一的整体观”，后来邢月朋老师补充了“四诊合参的诊断观、辨证论治的治疗观、运用君臣佐使根据四气五味升降浮沉学说的用药观、顺天因时形神共养的预防观”，这就是我们中医的体系。中医以证为主，以外在六邪（淫）与内在七情对人体经络与脏器间运动的影响为研究对象，在用药上则以整体组方的成分和剂量的大小来适应个体。报纸杂志所载的无剂量的方剂，不值得研究、借鉴。

西医有西医的知识体系，如模式化、规范化、标准化、机械化、程式化，西医以病为主——以人体细菌病毒感染程度为研究对象，以调整剂量的大小来适应个体。

虽然体系不同，但都能为人民服务，都能为患者解除一部分痛苦，这就有了共同的目标和动机，可以互相渗透，取长补短，造福人类，这是一种潮流，是趋势，是不以任何人的意志为转移的，我们都应该“与时俱进”，中西医不能互相排斥。

可是目前中西医因体系不同，当然衡量标准也就不同，有的人说西医科学、中医不科学，这是最大的误解，甚至可以说是无知。植物学和化学哪一个更科学？手套和袜子哪个更有用？所以说提出这个问题的本身就是不科学。说中医不科学，或者说西医比中医更科学本身就是不科学、荒谬的。

中小学的生理卫生课只讲西医不讲中医，中医人才的培养、科研流程、鉴定标准皆套用西医的路数，这样很难培养出真正的中医人才，而多是挂着中医的招牌，为西化中医、消灭中医而摇旗呐喊的人。

人类对事物认识的大的框架不是能够辨别清楚的，清晰是相对的、暂时的，框架内多是模糊的、混沌的。

中国文化在世界上曾经处于领先地位，大框清晰、框内模糊。西方文化迅速发展，逐步清晰、越来越细。生物、细胞的细胞膜与细胞质之间有明显的界限。染色体内有遗传物质——生物学研究已达到了分子水平，水平越来越高，似乎越来越清晰了，其实不然，因为还可以往细里分，越细越模糊。

不少西方经典理论已经被质疑，这是由清晰走向模糊的开始。而中医的经典著作到现在动摇不了，谁能动摇《内经》《伤寒论》？

西医在分子水平研究取得了许多进展，但仍然感觉到需要更深更细的研究还很多，如此下去西医将进入真正的模糊阶段。

真正的中医治病，有严格的规矩，八纲清晰不能模糊，如麻黄用于发汗，麻黄根用于止汗，大框清晰不可混用。而西医可能认为这个麻黄用得模糊，因为麻黄中含有麻黄碱、伪麻黄碱、麻黄油等，不知哪个更有效或无效，用于复方如麻黄汤就更模糊了。中医诊断、用药看似模糊，是相对模糊，但是疗效不含糊。

西化中医、消灭中医是行不通的，可以互相学习取长补短，各自充实提高。西医应专心致志地研究西医，根据中医的疗效从中药中提取西药也可以，不要遇到难题就想从中医那里找到点什么，把中医西化帮不了西医的忙。

中医应该专心致志地研究中医，首先应该吃透中医经典著作的精神，学习中医名著，用中医理论指导医疗实践。不要被西化中医的潮流所冲垮。有些人自身是中医，说的都是西医话，认为会西医好像自己很深奥，只会中医好像很“浅薄”，沾沾自喜。

不要盲目追求让中医走向世界，而是研究让世界的患者走向我们中医。

一、中医思维模式变革

明万历十年（1582），耶稣会教士利玛窦来到中国，1601 年定居北京，1603 年徐光启受洗入教，就此中西方文化的交流与碰撞揭开序幕。

当时中国的科技处于鼎盛时期，当时出现了《徐霞客游记》《本草纲目》《天工开物》《农政全书》等专著，在地理学、医药学、工矿学、农学等各个领域取得了最高成就。

徐光启对西方文化非常崇拜，他有一段评语：“格物穷理之学，凡世间世外、万事万物之理，叩之无不河悬响答，丝分理解……有形有质之物，有度有数之事，无不赖以为用，用之无不穷巧极妙者……”他学习了西方文化之后就想着要推广，但是因为国变未果，当时中国文化和科学是很自信的。接着满清入关。在清代，康熙对西学也很感兴趣，史书记载，康熙在 16 岁学习几何，但是他没有推广到其他地方，也没有推广到他的子孙，只是他自己感兴趣。后来到了乾隆年间，与西方文化没有交流，学界主要专注考究古文，如纪晓岚编纂《四库全书》，与外界没有什么交往。到了1840年道光年间林则徐虎门销烟，英国用坚船利炮打开了中国国门，西方文化输入中国。甲午战争以后面临亡国灭种的危险，五四运动之后，中国的知识分子喊出了“打倒孔家店”的口号，与传统文化进行决裂，从道统、礼教的桎梏当中解放出来。当时国势已极度衰微，人们在焦虑、恐慌中生活，在这种情况下知识分子认为旧学不行了，要连根拔掉，在“五四运动”中，有不少知识分子欲将汉语、文字一并废除，用世界语，连中国话都不想说，当时确实就是这种情况，连鲁迅笔下的阿Q都要当革命派，在这种气氛的笼罩下，中医就受到了胡适、丁文江的漫骂，甚至连鲁迅也有一段沉痛的名言：“我们目下当务之急是：一要生存，二要温饱，三要发展。苟有阻碍这前途者，无论是古是今，是人是鬼，是《三坟》《五典》，百宋千元，天球河图，金人玉佛，祖传丸散，秘制膏丹，全要踏倒它。”其时与中医有同等待遇者还有京剧，中国人的文化自信丧失殆尽，只剩黑头发、黑眼睛、黄皮肤如何改良了，联系这一背景来看20世纪30年代余云岫提出废止中医不足为怪。

中医未被废止并非由于中医抗争，因当时中医除了有“疗效”之外，并不理直气壮。正如胡适所言：“西医知道病因，治不好病，是科学；中医治好病，不知病因，所以不是科学。”一句不是科学将中医置于万劫不复之地，只不过当时西医尚未发展壮大，暂留中医自生自灭而已。

20世纪50年代毛泽东主席指出“中国医药学是一个伟大的宝库，应当努力发掘，加以提高”。这一句话对中医的鼓舞很大。毛主席并非医师，更不是中医，而是一个革命导师与政治领袖，这句话反映了以中华人民共和国建立为标志，救亡图存的任务基本完成后，中国知识分子对传统文化重新确立起自信。

中医最爱用“枯木逢春”一词来形容二十世纪五六十年代的境遇。

中医学院、中医研究院、中医院相继成立，西医学习中医班开办，中医进入综合医院……一派欣欣向荣景象，但时过不久，许多老中医专家心底又有“花繁木茂非我春”的落寞。因为中医学院、中医研究院的学生、中医科研成果……在多大程度上“姓中”令人生疑，中医学术是繁荣了还是变形了、异化了、萎缩了也令人生疑，于是又有人企图探究原因，李致重先生的《中医复兴论》一书中就有许多篇章来进行综合分析。

当看到文化自信不等于科学自信，毛泽东主席将目光投向了掌握现代科学方法的西医，于是号召西医学习中医，并希望出几个“理论家”，正所谓只承认中医之“用”，未承认中医之“体”。以现代方法来研究中医，实际上是以“西学为体，中学为用”，恰好与张之洞的主张相颠倒。在清末张之洞主张“中学为体，西学为用”被光绪皇帝认为“持论平正、通达，于学术、人心大有裨益”的时候，严复批驳道，“体用者，即一物而言之也，有牛之体则有负重之用，有马之体则有致远之用，未闻以牛为体，则以马为用也；中西学为异也，如其种人之面目然，不可强为似也，故中学有中学之体用，西学有西学之体用，分之则并立，合之则两亡”。

新中国成立以来，中医工作投入大产出少，愿望好收效差，事与愿违。其根源即是“以西医为体，致中医之用”，因此必须打破“科学一元论”“科学霸权主义”，重新认识中医的整体科学之体，重新确立中医学的科学自信。

科学与文化共生，中西方皆同，人类认识和发展之初皆以整体来认识世界，“整体大于各个组成部分之和”，老子认为“万物负阴抱阳，冲气以为和”，表述整体方法的真理。人类知识经千百年孕育和累积，分析出还原的认识阶段，但是还原论方法有整体论方法不可比拟的强大生命力，于是将分支传统科学取代，但唯有中医学一枝独存。原因是中医学的研究对象是人，具有最大的整体性，而这种最大的整体性恰恰是还原论方法的盲区；其次，临床疗效正反两方面的检验不断修正着中医发展的轨迹，当然疗效是肯定的。中医一直在发展，即使是在以前没有吸收西方文化时中医照样发展，形成了温病学说，其经典著作《温病条辨》被列为四大经典著作之一。什么叫经典呢？就是你辩不倒，它说出来的话、讲出来的道理你至今驳不倒。使中医学在理论、实践有效之坐标中，扩展成一个庞大的实用的理论、技术社会体系。也就是说中医学之体得到了充分的发育，中医学之用不但为其他传统医学（西方希波克拉底医学、吠陀医学）不可比拟，甚至也不为西医所替代。这就说明整体论的传统科学与还原论的现代科学是两个体系、两种属性的科学，彼此不能相替代，彼此不能相否定。

中医学之体，根源于传统文化的世界观（天人合一、一阴一阳之为道、万物负阴抱阳、冲气以为和）、认识论（物我一体、主客交融、体物合心、思内揣外、思外揣内）、方法论（阴阳者一分为二也，五行生克制化）、逻辑学（辩证逻辑、包容矛盾、容中而不排中，矛盾转化——此亦一是非、彼亦一是非）。

由此发展出自己的概念体系（八纲、六经、三焦、卫气营血、藏象、气化、经络、药物学的四气五味、归经）、物化体系（中药、方剂、针灸、按摩等）及社会体系（流派传承、药品产销），惟其“体强”方能“用弘”。

由此可见，要发展中医就必须承认在现代科学之外还有传统科学。传统科学的世界观、认识观、方法论都具有目前现代科学所不能包容的真理性，因此中医体系也具有现代科学体系目前不能包容的科学性。

振兴中医、复兴中医之百年困惑实为中医学在中西文化交流与冲突中随“势”沉浮的轨迹，在中学为体、西学为用的大势下有中西汇通、衷中参西说；在“打倒孔家店”“救亡图存”的大势下，有废止中医、中医救亡之说；在救亡图存任务完成后，有中医宝库之说；在现代化大势下，有“中西医结合”“新医学派”“中医现代化”之说。中医学随波逐流，不能自主、自立的困惑令人三叹。

势，是一种巨大的力量，历史就在“大势”中激荡前进，进入21世纪，在奋斗的现实中中华民族必将能以更大的文化自信与科学自信面对灿烂的传统文化与传统科学，中医同道更应该率先强传统之体、弘传统之用，使中医学按照自身的科学规律发展，中医学将成为中华民族伟大复兴的一个小小组成部分，这是年轻一代中医人的伟大使命。

近二三百年来由于文化的变迁造成中医并没有受到重视。但是，为什么中医仍然存在，就是因为中医有疗效，故能发展到现在。我们应该如何办？西医把中医的东西抢去了不少，连病名都抢去了，“癫痫”是中医的名词，“中风”也是中医名词。中药也抢去了不少，如麻黄成了麻黄素、黄连成了黄连素，都变成西药了，根本就不是中药了。在这种情况下我们也要抢，抢西医的东西。如应用极化液、黄芪注射液、参脉注射液联合治疗疾病，氯化钾有补养作用等，以中医辨证的方法用西药，效果很好。

一百多年来西医大量介入，致使目前西医主宰医疗大权。随着西医的引进和其手段的不断发展，现在相当多疾病的治疗是以西医方法为主，也就是说，当某一疾病刚一发现，患者往往就采用西医西药治疗，当疗效不好时才会想到中医，这种医疗行为对疾病的演变产生了巨大影响，使得现代中医所面对的许多疾病已非原发病本身，而常常是经过西医干预的“变证”，这就影响了常规辨证的结果。

如糖尿病开始多以“三多”症状出现，西医干预后“三多”症状消失，显现出来的是郁热痰湿瘀血等证候。又如肾病综合征原发病多为脾肾阳虚，眼睑水肿，但现在多见者为面部红赤、起痤疮、满月脸等热毒湿毒炽盛、阴虚火旺证候。

一个中医大夫不但要有娴熟的辨证论治技巧，还要了解西医的进展、优势及缺陷，从而找到中医的优势及临床应用的切入点。现在都讲与时俱进，对于西医的药物及相关手段，中医可以不用，但不可不知，不知且不用是盲目排斥，不足取。在这方面中西医应该是对等的，中医要了解西医，西医也应该了解中医，现在要淘汰的既不是中医，也不是西医，而是故步自封、抱残守缺的庸医。只有开拓视野，解放思想，不断汲取中西医两方面的精华，才能成为医学领域的有用人才。

1. 中医的思维方式　西医重视所患的病，而中医不仅重视病，更重视患病的人，把这个人与所患的病视为一个整体，这就是中医的整体观。在治疗上西医针对病，而中医在针对病的同时更重视调动人的积极性来对抗疾病。中医的重点与难点就是辨证和组方、用药，中医思维方式具有个体化、细致化、圆活化的特点。

(1)个体化思维：辨证的证其实有两个含义，一个是症状，一个是证型。就一个患者而言，很多症状可归纳为一个证型，但不是一个证型能包含这个患者所有的症状。虽然相同的疾病有惊人的相似之处，但具体到人所表现出来的症状却不尽相同，中医追求的是疾病与个体体质综合所表现出的个体化差异。如四君子汤、五味异功散、六君子汤、香砂六君子汤，这四首名方皆为治脾虚湿盛的方子，只是湿盛的程度不同，表现症状不一，治疗也有相应差别。病情到什么程度用什么药，病情重用药轻，达不到治疗效果，病情轻药用过了，会伤正气。中医的异病同治、同病异治反映了中医的个体化特征。中医重视个体化差异，表达了中医以人为本的思想。

（2）细致的思维：中医需要细致的思维，细致的思维贯穿了中医的整个治疗过程。西医以病为核心，中医以证为核心，证是千变万化的，从而决定了中医思维方式的细致性。中医考虑问题面面俱到，不仅要考虑到患病的人的方方面面，而且在治疗用药上既要考虑药物性味与作用，又要掌握组方原则与配伍技巧。

例如慢性盆腔炎，西医认为是炎症，治疗以消炎为主；中医根据患者以疼痛为主症，治以理气活血化瘀为主。考虑到此病患者病程长，迁延反复，每遇劳累、经期而加重的特点，认为与人体正气有关，因而在整个治疗过程中注重扶正，或补气或补血，或健脾或滋肾。那么到底补什么、补到什么程度，要根据患者情况而定。如慢性盆腔炎往往伴随着带下的变化，中医认为与湿邪有关，陈修园有一个苍白二陈汤治疗白带，还有农村用茯苓熬豆浆治白带，茯苓能够去湿，因为白带与湿有关。在整个治疗过程中，热易清，寒易祛，湿难消。为什么西医见了“非典”感到棘手，疗效不是很好，就是因为湿气重，凡是湿气重的病毒感染性疾病西医都感到很棘手，因而在整个治疗过程中自始至终要注重祛湿，湿之难治的原因是其特性“如油入面”，“抽丝剥茧，层出不穷”。但清热利湿，还是温化寒湿，还是补虚祛湿，祛湿到什么程度，这些都要根据病情而定。再者慢性盆腔炎往往伴随结缔组织增生，任何病在早期都好治，现在中医找不到早期和中期的患者，大都是西医治不好的病才找中医，我们只能是更上一层楼的治法，即在西医的基础上继续往上治，治好了是中医的功劳，治不好也不是中医的错误，西药先不要停，这也是圆通活法的表现。一般认为炎症宜清热解毒，但就中医看来太寒凉的药不利于化解。血者得热则行，遇寒则凝，治宜温通，王清任的少腹逐瘀汤中有炮姜。中医的这些考虑、思维方式非常贴近病情，如果对中医进行粗线条思维，只能使中医简单化，从而失去中医的魅力。

（3）活的思维：中医有很多理论，如何运用这些理论是非常灵活的，活的思维是中医的灵魂。中医难学的就是这个“活”，难掌握的也是这个“活”，但是效果好也是这个“活”。

中医的重点和难点是组方的思路和用药技巧。

一张好的处方是中医综合素质的具体体现，要善于从经方、名方中去体会组方原则和用药技巧。

如逍遥散是治疗肝郁的代表方子，也是一首名方，是千百年来临床上行之有效的方剂。细观全方思路清晰，配伍巧妙，首先是肝脾同等用药，“见肝之病，知肝传脾，当先实脾”。同时也是耐人寻味的，治肝郁的代表方仅有柴胡一味行气药，究其因，一则肝郁首先影响肝藏血，而行气药多香燥耗血；其次肝郁容易化火，而行气药容易香燥助火。由此可见，行气药香燥于肝郁不利。逍遥散不但不用行气药，反而以当归配白芍来养肝血，这就是组方的绝妙之处。有很多鼓胀患者，脉弦，迁延难愈，看前人用的方药全是理气药，肝藏血，理气药耗伤其血，肝为刚脏，越理越刚，所以就得改变方法，用一贯煎常能取效。

中医最“活”的地方是组方和用药。古人讲用药如用兵，知能善任，才能药到病除，故国家中医药管理局呼吁、提倡阅读《医学传心录》《医宗必读》《医学心悟》《笔花医镜》。药有个性的特点，方有合群之妙用。有人认为中医“太活”，所以把中医说成是玄学，实际上中医理论是深刻的，而且很有说服力。

比如六味地黄丸与左归饮，二方均有熟地黄、山药、山萸肉、茯苓，六味地黄丸还有泽泻、牡丹皮清虚热，泄相火；左归饮加枸杞、炙甘草之甘温为阳中求阴，则阴得阳助而源泉不断，平调肾中阴阳。古人组方很有法度，现在有的人“凑合方”属有药无方，没有法度，故效果不好。

这两个方乍看起来没有什么区别，只是一两味药的变化。但中医的东西“差之毫厘，失之千里”，虽都是补肾阴的代表方，但补的方法都不一样。大家知道肾阴虚相对相火就旺，患者表现出口燥咽干、五心烦热等阳旺的症状。而它的本质不是阳有余，而是阴不足。钱乙制六味地黄丸之前，不乏有人用苦寒来泻火。苦寒之药不但伤阳，又能化燥伤阴，黄连、黄芩、黄柏都是苦寒燥湿药，会伤阴，使阴阳在“更低水平不平衡”。钱乙根据王冰“壮水之主以制阳光”的理论创制了六味地黄汤。六味地黄汤抓住了肾阴虚的本质，以补肾阴为主，但未脱离苦寒泻火，仍用了泽泻、牡丹皮两味苦寒药。

张景岳根据太极图阴阳互根的原理，提出“善补阴者，必阳中求阴，则阴得阳助而泉源不竭”，在六味地黄汤的基础上去掉泽泻、牡丹皮两味苦寒药，换成枸杞、炙甘草。两味药的变化整个方义就变了。综观左归饮全方，地黄、山药、茯苓、枸杞四味药性甘平，山茱萸、炙甘草二味甘温，全方合起来甘平偏温。左归饮养阴不用甘寒而用甘平偏温，体现了阳中求阴的思路。由此可见左归饮、六味地黄汤都是补肾阴的代表方，但补的方法不一样，六味地黄汤纯补肾阴，而左归饮在补肾阴的同时处处照顾到阳，从而抓住了补肾阴的关键，平调了肾中阴阳。中医的灵活性与艺术是相通的，像绘画最忌讳依葫芦画瓢，讲究的是“活”字，真正能把画“画活”的人不多，成为画家的是少数。绘画靠的是灵感，中医讲究的是悟性。

中医的证型永远处在一个动态的变化之中，中医不但在认识疾病时把人看成一个整体，在治疗疾病时也把人看成一个整体。

六味地黄丸是补肾阴的代表方，启示补肾阴必须肝、脾、肾三脏同治，如果单纯用补肾阴的药，临床疗效不会好，必须兼顾肝脾。由此可见肾阴虚、脾阴虚、肝阴虚是相互渗透，不可决然分开，山药补肺脾肾三脏之阴但以补脾阴为主。所以说中医的证型与证型之间永远处在一个动态的变化之中。

附子泻心汤法：

《伤寒论》155 条：“心下痞，而复恶寒汗出者，附子泻心汤主之。”该证心下有热痞而阳气已虚，故恶寒、汗出，形成寒热错杂局面。附子泻心汤煎法不同一般，是以麻沸汤浸渍大黄、黄芩、黄连诸寒药，取其味薄以清上部之痞热，不使药过病所；另取附子，久煎取汁（去其毒），与前药对合，因其味厚气重，下行而发挥温阳固表作用。药虽同行而至所不同，施治各异，此仲景之妙法也。

宋代成州团练使张锐以医知名，蔡鲁公之孙媳临产期发病，众医皆以为阳证伤寒，惧怕坠胎而不敢投药，鲁公请张锐诊视，其谓胎儿已经十月将生矣，何药能败之，如常法给药，半日儿生，病亦获愈。次日产妇大泻不止，而且喉痹不能入食。众医皆指责张锐之过，因泻利与喉痹两症一寒一热如同冰炭，且处于产褥期，虽扁鹊复生也无活理。张锐曰：“不必惊扰，我可用食药即日而愈。”取药令服之，结果喉痹即平，泄泻亦止。鲁公问曰：“敢问一药而治两症，何也？”锐曰：“此与经书无所载，特以意处之。方才所用乃附子理中丸裹以紫雪丹。喉痹不通非至寒药不为用，故外裹以紫雪丹。既已下咽，则消释无余，其得至腹中者，附子力也，故一服而愈两疾。”公大加叹异。

此病上有喉痹属热，下则泄泻属寒，寒热错杂两难措手，张锐匠心独具，以理中丸外裹紫雪丹，药入咽部，在外之紫雪丹消释而治喉痹，在里之附子理中丸入得腹中而治泄泻，寒热分治，各不相扰，确实奇巧，与仲景之法异曲同工。

相传“方法”这个词就起源于中医。古时一位皇帝患呕吐症，水米皆吐，命在旦夕，御医束手。一天请深山和尚看病，其开方用药与御医无二，但和尚自行煎药，煎到只剩两匙，用汤匙盛上请皇帝用舌舔服至把药汁舔完为止，连服数剂后，病竟渐愈。皇上问和尚前医同样之药无效，而你却起死回生，何也？答曰：病在咽，用舌舔药，使缓缓作用于病灶之处，此乃是“法”，如果仍用饮服方法，难免药过病所，无济于事。皇上大悟。方法方法，光有方不行，服用还要有法，方与法结合才行，这就是方法二字的由来。

名家治病，并未多用奇方，方药还是原来方药，前医用之无效，名医用之则效，其差别往往就在于煎法用法不同，此也是名医圆机活法使然。

桂枝汤煎服法的作用：

①啜热稀粥——助药益胃两相得。意在热粥助辛性发汗药的发散之力，以粥体益脾胃而助作汗之源。吴鞠通用鲜芦根煎汤煎银翘散，其意相似。汤水热力助药力开表气，又以汤水补充汗源。战汗为温病邪恋气分不解，而正气奋起驱邪外出的表现，在汗后邪气未退而正气不衰时，叶天士提出“法宜益胃”即“灌溉汤水”。如以米汤、白水、五汁饮（麦冬汁、荸荠汁、梨汁、藕汁、鲜苇根汁）等物以疏通气机，使邪气松达，邪与汗并，得以通泻，又可补养胃气濡养阴液，以助汗源，“望其再战”祛邪。

②遍身漐漐微似有汗者益佳——气机通畅血脉和。治疗外感病应以微微汗出为营卫调和、邪气外透的标志。内伤杂病药后阴阳平衡、气血调和也可见微微汗出。现代长走锻炼法的效果不是以距离和速度来衡量，而是以周身微微汗出（气机通行，血脉调畅，不疲劳）为据。

③不可令如水流离，病必不除——阴阳两伤因多汗。邪气不去，反伤正气，伤阳泻阴。

④汗出病差，停后服，不必尽剂——中病即止药少服。《素问·藏气法时论》曰："药以调之，食必随之。"

⑤服后小促其间，半日许令三服尽……病犹在者更作服——祛邪务尽善服药。外感病应早治、快治祛除外邪，仲景提出太阳中风可根据病情严重程度缩短用药间隔时间，从而间接增加药量，提高药力，并尽早祛邪外出。这对后世影响很大。

⑥禁生冷、黏滑、肉面、五辛、酒酪、臭恶等物——病中食物亦伤人。

仲景药物服法及药后种种注意事项不但对医家有启示作用，对我们日常生活用药、饮食及日常锻炼也有指导意义。

2. 微观辨证 迄今谁也无法为中医基本理论体系勾勒出大致框架，但肯定要在实践中前进，微观辨证是潮流。西医院有的检查设备中医院要有，甚至西医院没有的中医院也要有，这些检查设备西医院拿过去就为西医院服务，中医院拿过来就为中医服务，对于微观辨证很有好处。如黄疸，只要查出血清总胆红素高者即是，胆红素不高的就不是黄疸。仅见白睛隐约黄染，面目身溲皆明显黄染，血清总胆红素达 100μmol/L 者才是特定表现。只要胆红素增高仍属隐性真性黄疸，皆可按黄疸治之。反之，即使具有上述表现，若查血清总胆红素＜17μmol/L 者，也只能说属假性黄疸，如因过食富含胡萝卜素之瓜果使面目发黄者。近期治疗了许多这样的隐性真性黄疸患者，因其没有症状，用常规宏观辨证很困难，而依化验结果治疗起来很方便，效果很好，治疗 1 个月就好了，3 个月复查无复发。

又如关格，原本是指并见小便不通与频繁呕吐为主症的一种病，而今只要查得尿素氮＞14.28mmol/L，肌酐＞133μmmol/L，均可按关格论治。如果肾功能检查结果中尿素氮、肌酐不高，按关格论治反而效果不好。这就是目前微观辨证的一个体现。

代谢综合征包括高血压、高血脂、高血糖等，其中高脂血症已成为引起慢性胰腺炎反复发作的常见病因之一。慢性胰腺炎以脐腹胀满为主，急性发作时表现为绕脐剧痛，乃至肢厥、汗出，状如寒疝，寒疝虽多属虚寒之证，但也不乏寒实之证（古代用巴豆很多），且不排除转化为实热证的可能，于是认为《金匮要略》将腹满、寒疝、宿食三病证合为第十篇一并讨论寓意深刻，别具奥旨，由此推测张仲景当初或许曾诊治过上层贵族所患类似反复发作慢性胰腺炎之类病证。张仲景《伤寒论》序中说“上以疗君亲之疾，下以救贫贱之厄，中以保身长全”，说明他不但给贵族看病，还给穷人看病。贵族的病就是与饮食有关系的病。

现代西医也正处于由局部朝着局部与整体兼顾的方向转变，由生物医学模式向生物－心理－社会医学模式转变的过程中，这就决定了中医理论绝不能丢弃，否则再不能称为中医学。

未来的中医理论体系绝不是中医固有理论的修修补补，也绝不可能为西医理论所取代，相反必须通过漫长时期的多方面研究、探索、创新而逐渐形成。为辨证论治引入微观指标，这是潮流，可使微观指标与中医病因、病机、辨证分型、立法组方等环节逐渐建立有规可循的关系。只要脚踏实地，持之以恒，逐渐扩展，不断总结，最终必将在认识上发生飞跃，在理论上实现创新。

二、现代检查手段与中医辨证的相互作用

1．现代检查手段有利于中医的辨病（辨证与辨病相结合） 所谓辨病指的是西医的病（因中医自古至今亦有辨病）。辨病在临床上有什么优势呢？

①可知吉凶（如心肌梗死，根据心电图反映梗死部位、面积，评估预后）。

②可知病程（预测长短，如心肌炎痊愈1～3个月，重者半年到一年）。

③阶段较明，底数较清。

④可测预后。

⑤应对现代法律。

⑥合和人事，顺应潮流（如主诉肝炎，不能仅解释为胁痛）。

⑦善治坏病。

2. 现代检查手段与中医辨证相结合　利用现代检查手段延伸我们的视线，全面判断疾病，使大众易于接受、顺应潮流。如X线、CT、核磁共振、内镜、病理、检验等可以延伸我们望闻问切的诊断方法，对于深层次的辨证治疗有广泛的实用价值。

如胃脘痛，单纯采用中医传统四诊的观察方法难以对胃镜征象和胃黏膜纤维组织病理等微观形态做出确切辨别与判断。

随着内镜、病理检查的普遍开展，采用宏观上中医辨证这一基本原则，结合微观胃镜病理形态特点，灵活配伍中药来治疗胃脘痛，能够提高疗效，已被广大医师认同或不自觉地运用于临床。

20世纪80年代即有学者从临床实践中探求中西医学病因病机及演变的结合点，主张就胃镜下黏膜形态、蠕动度、通畅度、分泌物、潴留物、纵径长度、病理组织等形态方面结合中医寒、热、虚、实、气血、津液等进行辨证就可以证明一些问题。

（1）胃黏膜形态：正常胃表现为光滑柔软、黏膜色泽红润均一。胃黏膜病态如下。

①胃黏膜充血水肿——脾气虚和肝气犯胃。

②糜烂溃疡在以上两证的基础上进一步发展，或肝胃郁热或脾胃虚寒兼有湿热征象者多。

③胃黏膜颜色偏红——胆汁郁积、胃热（含湿热及虚热）。

④颜色淡白——多属脾虚。

⑤苍白——贫血胃（气血亏虚）。

⑥颜色暗——瘀阻胃络。

⑦红色条索状充血如西瓜皮条纹——常见于肝病日久，属气血亏虚。

⑧猩红色样细疹、樱桃色红斑改变为门脉高压性胃病的特征性表现——属肝郁或兼湿热，脾虚血瘀。

⑨胃黏膜变薄、色淡——脾虚。

⑩色红干燥——胃阴不足。

⑪黏膜下透见毛细血管网伴见黏膜颗粒、结节、鱼鳞状改变，红白相间，白相为主——常为肠上皮化生。

⑫根盘微隆起，表面褪色——异型上皮增生。

⑬皱襞粗大，充气后不能展平，伴大量黏液——脾胃虚寒，津液不化，痰湿凝滞。

⑭胃黏膜粗糙呈大小不匀的疣状隆起，甚至是息肉样隆起——为湿热（热毒）、气血瘀滞。

⑮溃腐日久，周围淡红或淡白色——脾虚。

⑯胃黏膜出血（含陈旧性出血）——胃热伤络；脾气虚弱，不能摄血；气滞血瘀，血不归经。

⑰其中点状糜烂出血——以肝气犯胃为主。

⑱片状出血——肝胃瘀热为主。

⑲溃疡出血——胃郁热夹湿或脾胃虚寒为主。

⑳胃黄色瘤（斑）——多属脾虚、痰凝、血瘀。

㉑胃底静脉充盈、曲张见青色瘀斑、瘀块——肝郁、脾虚、血瘀，甚至有门脉高压。中医临床在辨证论治的基础上结合胃镜是很有好处的，没有这些资料，只能摸脉、验舌、问症状、望神色，这就是微观辨证的优势。

（2）蠕动度与通畅度：胃镜下因受插管、充气影响，蠕动可比平时增多。

①胃蠕动无力、缓慢，功能性幽门关闭障碍——脾虚。

②蠕动亢进——临床较少见，在功能性幽门开放障碍可见蠕动频繁有力，且常出现逆蠕动——胃气上逆。

③胃镜下见诱发恶心后胃黏膜疝入食管，甚至贲门弛缓，齿状线上移等食管裂孔征象，病程短者常为肝气犯胃，病程长者为脾胃虚寒、气血瘀滞。西医治疗以手术为主，部分临床疗效欠佳，结合中医辨证论治，多数疗效确切。

（3）分泌物与潴留物：正常胃经 12 小时空腹后胃液平均为 50mL，无色或灰白色，透明，含少量黏液，无食物残渣。

①胃镜下见食糜辨证为食积（保和丸主之），主要见于脾虚肝郁证。

②胃内见痰浊，辨证为脾不健运，痰湿中生。

③胃内分泌物呈大量清稀水样属“痰饮”范畴，为脾阳虚弱，湿从内生，聚而为饮。如果患者有口吐清水、涎沫，吴茱萸汤主之，效果很好。

④胃内见分泌物质黏、秽浊为脾胃虚弱。

⑤黄绿胆汁辨证多属肝胃郁热，多夹湿邪。治宜清肝利胆。

⑥胃内分泌物少，甚至黏膜干燥为胃阴不足，津液损伤。

（4）胃纵径长度：胃镜插入到幽门孔时一般为 60 ~ 80cm，不足 60cm 为纵径过短，辨证为痰饮中阻、胃阴不足或脾胃虚寒；超过 80cm 有胃下垂可能，辨证为脾气虚弱，中气下陷，肝气犯胃亦较多见。

3. 辨证与辨病相结合是现代中医治疗的趋势

辨证包括：①宏观辨证——用四诊合参；②微观辨证——用现代医学辅助检查结果分析，用中医诊断学方法概括，并得到临床验证的辨证。

辨病——指西医诊断、病因、病理及演变过程的鉴别。

实践证明，三者的有机结合对于补充传统宏观辨证之不足，扩展临床用药思路具有重要意义。目前是现代中医治疗的必然趋势。

如胃镜下见充血渗出：实证（糜烂）——常用清热利湿药，虚证（苍白）——健脾益气药。疣状息肉样隆起——清热散结药、活血化瘀药（摩罗丹中有活血化瘀药，治疗萎缩性胃炎常用活血化瘀药；金铃子散、失笑散都是活血化瘀药）。

出血——用止血护膜药。胆汁反流：幽门异常开放，继而发生痉挛，胃肠动力紊乱，使十二指肠收缩活动异常，其内容物逆向蠕动，在治疗上用疏肝利胆药加清热利湿药以改善黏膜炎症，用胃肠动力药加速胃肠运动以利胆汁排泄。枳壳就是胃肠动力药，用量越大动力越大，比普瑞博思、吗丁啉效果好，还没有不良反应。

邢月朋老师在临床上治疗胃黏膜脱垂就是用枳壳。肠黏膜脱垂表现为下坠、排便不畅，临床这样的患者很多，如胃蠕动缓慢、黏膜脱垂，选补中益气、升清降浊之品；幽门开放不畅，逆蠕动增多者，短期使用泄降理气之品，如旋覆代赭汤。曾有一患者嗳气半年，来自农村，服 5 剂旋覆代赭汤痊愈。胃黏膜脱垂，常见胃窦部炎症，胃蠕动增强，以肝气犯胃及湿热多见，切不可一见脱垂即用益气升清药如补中益气汤等。因胃黏膜脱垂、肠黏膜脱垂在临床上往往表现为实证，故枳实、枳壳理气药能够治疗该病。枳实可以宽肠理气，《药性赋》云“枳实速而枳壳缓也”“枳实有冲墙倒壁之能”，所以有报道大承气汤治疗幽门松弛蠕动无力、功能性幽门关闭障碍，可以在健脾益气改善胃排空节律紊乱的基础上加用胃肠动力药，以治其标。

胃黏膜分泌呈大量清稀水样、胃动力障碍，用苓桂术甘汤加胃肠动力药，胃肠动力药是西医的词，中医实际上是健脾理气药，枳壳、枳实、香橼、佛手、大黄也是胃肠动力药。

胃、十二指肠溃疡、糜烂、变形——与胃酸过多有关，可以制酸；分泌物缺乏宜用酸甘化阴药；胃黏膜萎缩、肠上皮化生、上皮不典型增生可根据胃黏膜、分泌物、蠕动度等选用健脾益气、活血化瘀、清热利湿、养阴清润、疏肝解郁药等。有时需联合应用，组方可能会较大。

以上说明，微观辨证随着现代医学仪器的发展必将提高到一个崭新的水平。南通市中医院的名中医朱良春也主张宏观辨证与微观辨证相结合。

4．中医辨证论治的成因　辨证论治的形成与中华民族的思维方式、哲学观念和中医学理论结构等因素密切相关。其操作中展示了系统方法、重视个体特异性和证候随机性、治病求本、在多元框架中重视发挥医家创造性等特点。医家的运用有法式检押、圆通活法。

辨证论治，重视个体化，堪称临床诊治的最高层次，这一操作体系是在长期临床实践中形成的。自汉代张仲景奠定辨证论治理论基础后，魏晋南北朝时期医家们仍讲辨病，并在辨病上有很多发现，如《肘后方》记述天花、马鼻疽、恙虫病等，至宋代以后，辨证论治开始成为主流，且涵盖了辨病。辨证论治是理论结合实践的过程，而且也能从中展示学术素养与境界。

（1）辨证逻辑及其思维方式：当希腊人和印度人很早就仔细地考虑形式逻辑的时候，中国人一直倾向于发展辩证逻辑，《周易》《老子》《墨子》等著作中就有着丰富的辩证逻辑方法，并在习用中成为人们的思维方式。

因此，医学家们也循此思维方式审视疾病。在中医学的理论思维中，原因可为结果，结果也可为原因，一因可以多果，一果可以多因。如在《内经》中，五脏六腑皆令人咳，五脏皆可致痹、致中风，五脏皆可为不寐病因等。除辩证逻辑的同一律外，《内经》在阐述理论时，还应用了名与形、象与类、同与异、奇与恒、一与万、决与推、假与索、论与非、微与和等多种辩证逻辑方式，这些也都融入医学理论，成为辨证论治的思维基础。中医学理论的辩证特征决定其临床操作也必然遵循辨证论治。

（2）易变观和三才观：《易传·爻辞》指出，面对变化的事物，则应该“惟变所适”。《老子》讲“道可道，非常道”，中医学是动态的，看不断变化的病，以变应变，与病势规律相契合，也是受易变观念的影响。

《周易》以天地人为一大系统，即三才观，而中医学形成了三因制宜的辨证论治（因时、因地、因人）。

（3）重视时间因素：恩格斯说“一切存在的基本形式是空间和时间”。中医尤其是讲时间，西医尤其是讲空间。人体也不例外，也是由空间结构和时间结构两部分要素组成。

空间结构——形体、器官、肢节、骨骼、肌肉等，为形而下者的“器”。西医学在对人体空间结构研究中，建立起构造性人体观理论，现已发展到基因和分子水平，取得了卓越的成就。

时间结构——指生命活动的过程、节律、周期近乎形而上者的“道”。中医注重对人体时间结构的探索，建立有机论人体观的理论，提出了阴阳终始、四时五脏、六经气化等学说。时间和功能的总和称之“神”，生命功能称为“神机”。主宰思维并统帅全身生命活动的作用称为“神明”。

因重视人体的时间结构，在审视病情时便重视在一定时限内的病态表象，此即为“证”。“证”有恒有变，“恒”是其相对稳定状态，是在疾病发生发展过程中，以一组相关的脉症表现出来，体现于病因、病机、病性、病位。“变”是证的因人、因时、因地之异的随机特征，是同证的个体差异。张景岳称此为“证随人见”。为此，在临床应深入思考，同中求异，异中求同，依随机性法则去处理随机性事物，从证的恒变入手论治疾病，便选择了“辨证论治”。日本应用小柴胡汤治疗各种肝炎，可谓广泛、深入，而且系统、全面，手段亦甚先进。但吃一两年不变，哪能不吃出问题来？因为从中医辨证立场看，小柴胡汤不可能适用于所有肝病患者，也不可能适用于某一患者病程的始终。换言之，现代药理学研究结论很难成为汉方制剂或中药临床应用的唯一依据。但是出现寒热往来、口苦、咽干、目眩、胸胁苦满，这种情况下用小柴胡汤肯定有效，这是不变的。总吃小柴胡汤，患者的病症是有变化的，不能总吃，这就是辨证论治的成因。

5. 中医对坏病与变证固有关系的认识　何为坏病？《伤寒论》第16条："太阳病三日，已发汗，若吐、若下、若温针，仍不解者，此为坏病，桂枝不中与之也，观其脉证，知犯何逆，随证治之。"根据以上条文，对坏病的定义如下。

①坏病是太阳病经发汗，再用吐法、下法或温针误治大伤正气，转变为非太阳病的复杂重证。

②坏病因转化为非太阳病的复杂重证，不属于桂枝汤证。

何为变证？《伤寒论》曰："太阳病各证未解而数下之，遂协热而利，利下不止，心下痞硬，表里不解者，桂枝人参汤主之。"本条所指为误下引起的变证。

仲景的论述开创了研究中医医源性疾病的先河。变证和坏病就是医源性疾病。

导致当今坏病、变证的因素如下。

①过汗导致坏病、变证。当今直接用中药过发汗的误治相对较少，但间接反复发汗的误治仍较常见。如在感受风寒或风热外邪之后，反复用解表疏风中成药，又服中药解表汤剂。另一方面，西药中的解热镇痛药如安乃近、去痛片、乙酰氨基酚等，按中医药性可理解为发汗解表类药。在日常生活中既服中药又服西药解热镇痛药类者并不鲜见。

②过用清热解毒类药导致坏病、变证。近代，吐法、下法在临床中使用渐少，以此而误治的也减少，但是当今社会，西医抗菌、抗病毒理论较为普及，中医解表发散理论反而淡化。太阳病为人体感受风寒之邪，本应辛温解表，不少人却认为流感、上呼吸道感染为病毒或细菌所致，不辨风寒、风热，过度应用抗菌消炎或抗病毒类药如先锋霉素、菌必治、病毒唑等，

这类药按中医药理论分析多属清热解毒类，若再服中药板蓝根、穿心莲、三黄片等，有的甚至长期服用，本意为预防服药，却重伤阳气导致坏病、变证。

③过用滋补类药如复方阿胶浆、营养素类等，甚或静脉滴注复合氨基酸之类，致使寒邪热化或邪闭于里不得外解，导致坏病、变证。

④过用泻药致肠胃功能紊乱，如番泻叶、果导片、大黄片、排毒养颜胶囊等。

上文述及坏病、变证为当今一切不当医疗行为（含广告误导）造成疾病由简单到复杂、由轻到重的变化过程，都属于变证——为医源性病证。尤其是一些慢性病如心脑血管病、糖尿病等。

6. 中医辨证论治杂谈

（1）辨证论治的层次和境界：辨证论治是中医临床的操作体系，是理论应用于实践的过程。临床疗效取决于医生辨证论治的水平，辨证论治水平的高低又是医生的理论功底、临床经验、思维感悟、文化素养等方面综合运用的结果。

第一境界“法式检押”，即“按图索骥”，或称“对号入座”，就是把患者的病情和临床规范相比较，对号入座，看与孰相应就从其证的范式而辨证、立法处方，如患者有脉浮、头项强痛、恶寒等，与《伤寒论》太阳病相一致，就可判为太阳病，以辛温解表法治之，麻黄汤主之。他如白虎汤证的四大证、承气汤证、柴胡汤证等，都是很明显的。

《灵枢·逆顺肥瘦》对这种辨证模式进行了概括：“圣人之知道者，上合于天，下合于地，中合于事，必有明法，以起度数，法式检押，乃后可传焉”。这里所说的“法式”即是规范法度，“检押”即是“核对标准”。

如木匠不能丢开尺子去猜长短，放弃绳墨去求平直，工人也不能离开“规矩”而取“方圆”，这是自然之理，易于理解和应用。人的生理也有逆顺常变的标准，掌握它，就可以更好地在治疗中加以应用了。

被习用的辨证论治“范式”（法式），主要是“经典”著作、名家“医案”及论述、教材讲义、国家及学术团体公布的“医疗规范”，这也是最基本的辨证方法，其中也包括“套路”的模仿。如《伤寒论》第100条：“伤寒，阳脉涩，阴脉弦，法当腹中急痛，先与小建中汤，不差者，小柴胡汤主之。”又如《伤寒论》159条：“伤寒服汤药，下利不止，心下痞硬，服泻心汤已，复以他药下之，利不止，医以理中汤与之，利益甚。理中者，理中焦，此利在下焦，赤石脂禹余粮汤主之，复不止者，当利其小便。”此两条常在治伤寒腹痛和泻利不止时被后人模拟应用，体现了系统思维，如用为规范，仍属法式检押的层次。

利用规范模式进行辨证论治具有易用性，便于掌握，但在某些方面，尤其在某些疑难病上却疗效不显，同时也显出一种“书生气”。若一个老中医，背诵《内经》《伤寒论》很熟，患者就诊先背诵经文，然后告诉患者，书中没有写着你这个病，他开不出方来。究其原因多与不会灵活变通有关。

一种是“有方无药”。《本草衍义》说：“方可持者，药也。”虽是运用成方，但药物用量不足，也是达不到预期效果的。如补阳还五汤之黄芪得用到120g才行，黄芪量大可以降血压，有适应原样作用。

另一种是“有药无方”。处方之药全合证候，药量也不轻，但各药之间全无组织，不分君臣佐使，配伍不当，是“凑合方”，也往往无效，可见用药规律也是治疗有效的关键。严苍山在《汤头歌诀》序中说：“学会唐诗三百首，不会作诗也会吟。学会汤头三百首，不会开方也会开。”实际上古人的方都是成熟的方、历史上久经考验的方。如我院以前一个老大夫治疗肩臂疼用指迷茯苓丸，效果很好。

第二境界即“随机活用法”“识变从宜法”（《颜氏家训》），有人叫“圆通活法”。这是常规模式的活用和突破，是从中国传统文化的最根本理论“圜道观”中提出来的。其最初可能是从昼夜交替、四时递代，日月星辰运转、植物的枯荣，以及动物的出没潜蛰等显而易见的自然现象中归纳出来的。但作为一种定律和观念被提出来就不仅仅指这些自然现象，而成为具有普遍意义的定律和观念。

①对世界上许多周期性的变化做了细密的观察和探索。

②对整体思想和得出的认识起了推动作用。

③以动态观点看待天地万物。

④在世界上率先提出信息反馈和整体调节的理论。

⑤多以功能动态的观点看世界，强调和谐、平衡的正常生化的重要意义。“阴平阳秘，精神乃治”。

⑥一切事物的运动皆具有一个动态平衡特征和自我调节能力的循环圈，易使人发现事物之间的相似性，故类比方法和求同观念成为中国的传统思维。

⑦由于圆圈构成具有一个分明界限的“独立群体”，注意到事物变化的“内因与外因的分别”，并强调内因对事物的变化起主要作用。

基于以上几点，把各种事物看成是能够自我调节保持自身稳定的有相对独立性的系统。所以圜道观本身暗含着发展成系统观的可能性。如阴阳五行、脏腑气血、气机升降动态运转、经络循行、营卫循环及五运六气的变化无不是以圆的规律出现，这种思想对生理病理的时间节律特别敏感，许多重要发现为现代提出的“生物钟科学”提供了可贵的研究资料（有人观察到落花生叶到夜间合拢白天张开，引申用于治疗失眠，确有疗效）。

人体内的圆相互之间以及与自然界的圆皆息息相关，体现了宇宙和人体都是一个密切联系的整体。中医学强调人体生理状态的动态平衡以及发病“正气内因”的作用（即“正气存内，邪不可干，精神内守，病安从来”）。《素问·阴阳应象大论》曰“善诊者，察色按脉，先别阴阳”，是两分法，五行是五分法。“一分为三”是中医常用之法，在辨证中应用最多，就是将事物分为相互对立的两极状态和中间状态，将《易经》卦爻、《老子》“三生万物”之说加以明确化。“一分为三”较之“一分为二”，其优点在于把阴阳消长转化更加精确化，更具有使用价值。

阴阳第三状态体现了物质相对数量和质量及运动过程中相对静止状态，故可作为阴阳两部分失调的标准。如果没有对中间状态的认识，就无从精确掌握变化，也就无从把握阴阳消长和阴阳转化的鉴别。

“一分为三”的认识方法，就是中国的哲学，在辨证中影响较大。如运气学说有五运三纪，即五运六气各有太过、不及与平气之化，是其气有三。五运即金、木、水、火、土，六气即风、寒、暑、湿、燥、火。阴阳——三阴三阳——开、阖、枢——标、本、中气；《素问·六微旨大论》曰：“少阳之上，火气治之，中见厥阴；阳明之上，燥气治之，中见太阴；太阳之上，寒气治之，中见少阴；厥阴之上，风气治之，中见少阳；少阴之上，热气治之，中见太阳；太阴之上，湿气治之，中见阳明。”

析病因——“千般疢难，不越三条。”（《金匮要略》）

辨病位——“上下中外，分为三员。”（《灵枢·百病始生》）横向分表、里、半表半里；纵向分上、中、下三焦之别。

察病性——有寒、热及寒热错杂；有虚、实及虚实夹杂；阴虚、阳虚、阴阳两虚。

划病程——为初、中、末三期。

王冰更明确指出：“非唯人独有三气以生，天地之道亦如是矣，故《易》乾坤诸卦皆必三矣。”

在辨证上有四分法——卫、气、营、血；五分法——五行、五脏；六分法——六经辨证、六气（六淫）；八分法——八纲辨证。

穆勒五法：契合法、差异法、契合差异同用法、共变法、剩余法。

按：詹姆斯·穆勒（1773—1836），美国庸俗经济学家、历史学家和哲学家，对归纳法的研究有一定贡献，著有《逻辑体系》。严复译本名《穆勒名学》。严复（1851—1921），福建闽侯人，留学英国，翻译大量资本主义文化名著，对知识界影响大。

契合法——又叫求同法（异病同治），判明现象因果联系方法之一，如《素问·至真要大论》曰：“塞因塞用，通因通用。”

差异法——又叫求异法，判明现象因果联系的方法之一。

如果被研究的现象在一个场合出现，而在另一个情况不同，那么这个唯一的不同情况就是被研究现象的原因。

契合差异并用法——又称求同求异并用法，例如孙思邈对夜盲症的认识，就运用了契合差异并用法。①他先分析夜盲症的穷人——用的是契合法；②又考察了不患夜盲症的诸多富人——仍是用契合法；③两组最后放在一起加以比较，得出不吃荤是穷人得夜盲症的原因——用的是差异法。

契合差异并用法实际是对契合的补充——不同于契合法及差异法的连续使用，两次运用契合法后再一次运用差异法，尽可能多地考察正负两组的众多场合，努力提高此法所得结论的可靠性。

共变法——判明现象因果联系的方法之一，当某一情况发生一定的变化时，被研究现象也随之发生一定的变化。中医绝大多数在临床使用的是共变法。

测脉、验舌、观神色、观形态，总是把一定的部位和相关的脏器联系在一起，把色泽和一定的病理因素联系在一起。赤——心，黄——脾，白——肺，青——肝，黑——肾。把色泽和一定的病理因素联系在一起，以发现它们的变化，并根据这些变化来判定病位、病因。根据变化的程度来推断病情的严重与否，是急性还是慢性，是恶化还是向愈，是顺证还是逆证。

剩余法：判明现象因果联系的方法之一，如果已知被研究的某一复杂现象是由另一复杂原因引起的，那么把其中确认因果的部分减去，所余部分也必互为因果。

在推求现象的原因时，必须首先知道某一复合现象的一部分原因和结果，而且剩余的现象必须与已知的因果无关，另外还必须注意复杂现象剩余部分的原因可能是个复因，还须做进一步的研究。在诊断时，当用一个证或病不能解释患者的所有表现时，医生立刻就会想到还可能有他证、病存在，于是详加分析，并做出二元性或多元性诊断，这时所使用的就是剩余法。

例如一个患者，14 年前因车祸右颅骨颞部手术后稍有塌陷，平时易感冒而常恶寒，较常人穿衣谨慎加厚，近日左胁肋疼痛，口苦，小腹胀，右少腹较重，尿道口经常潮湿，时有黏液似自遗而不滴，右睾丸偏坠不痛，常流清涕，头项不舒，风池穴处如似受凉着风状，大便尚调，小便亦通，睡眠良好，精神一般，面如常人，舌尖边红、苔白兼黄，脉弦细。

患者病情不重但很复杂，口苦、胁痛、尿道口湿黏、睾丸偏坠、舌苔黄白而质红、脉弦，似是肝胆湿热、宗筋弛缓，暂拟龙胆泻肝汤，可患者又常恶寒、胁痛而腹胀恶风之状，似是风寒束表、气机不畅之状，当用理气解表之香苏饮为宜。而上两方仍不能完善，患者还有恶风、常流清涕之征，应以苍耳散疏风通窍、升清降浊。以上几般辨证、几般治疗下方仍不尽人意，因胁痛虽然不重然已日久，则有化热瘀结之嫌，仍需再加金铃子散，不厌其多，故而放之，其不是整体病情不重，而是证情表现复杂，所以就开出来一个大大的复方（合方）之剂，这就是用剩余法。一个证或病不能解释患者的所有表现时就应想到还可能有其他证、病的存在，于是详加分析并作出二元性或多元性诊断和治疗方案。

（2）阴阳定量辨证：六经辨证所包含的定量概念是显而易见的，因为三阴三阳原本代表的是阴阳之气的多少。太阳—阳明—少阳代表阳气由强至弱。

太阳——阳气最盛（足），正气一般不虚，祛邪发表为主；

阳明（二阳）——阳气略减，正邪交争激烈，伤正耗气等，祛邪为主或兼扶正；

少阳（一阳）——阳气减弱，常兼正气不足，扶正祛邪并重；

太阴（三阴）——阴气最盛，阴寒过盛（少有阴精亏损），理中温阳祛寒，无须滋阴养液；

少阴（二阴）——阴气开始减少，但阴仍较多，为病时阴盛阳虚之寒化证多于阴虚阳亢的热化证，治疗当以四逆辈回阳救逆为主，也须顾及阴精亏损，如以黄连阿胶汤等滋阴补液；

厥阴（一阴）——阴尽阳生之处，病变多阴阳趋两极分化，常表现为“阴阳气不相顺接”的寒厥证或热厥证，正盛阳回者生，阳脱阴竭者死。

三阴三阳体现了阴阳消长的量变和质变过程，是对疾病定性与定量，故在中医临床诊治疾病的过程中，定量辨证与定性辨证一样重要。

第二节　临床药物用量大小的运用

临床药物用量的大小多依据古医书、历代名家用药经验及《中华人民共和国药典》（简称《药典》），但仍是以《药典》为准，尤其是毒性药物用量要以《药典》为法律依据。

临床药物用量需因人而异，因病而定。量轻喻为“快舟速行，四两拨千斤”，金元四大家之一的李东垣及现代大家蒲辅周等前辈之用药皆属此类型；或是急救祛邪，直捣贼巢者，如温病大家余师愚之清瘟败毒饮中的药物用量、《十药神书》的葛可久之独参汤用量。

今举两例邢月朋老师的诊治医案。病案一：老年男性患者，因情绪不畅而自行出院，半夜请邢月朋老师出诊至家中，诊见其喘息气怯不足以息，大汗淋漓，言语不续，但坐欲匐，烦乱不已，体态消瘦，脉沉细而促，视之欲脱，遂急用独参汤 1 剂，至次日服完后则汗止、喘定、神复。邢老师指出，此时有形之阴不能即复，而几微之气应当急固，故顿服人参一两，以急固将脱之阳，阳生则阴亦可长。此患者服药熟睡一宿后，即神安气和，烦躁止。病案二：患者张某，老年男性，胸闷气短、心悸不舒，既往有高血压、冠心病房颤、结肠炎病史，经用西药治疗，效果欠佳。患者曾求治中医，服用大剂量养阴清热药半年，后出现泻利重，心愓不已，体虚乏力，遂转治于邢月朋老师。刻下症：胸闷气短，善太息，心愓愓然不可终日，步行缓慢，精神欠佳，纳可，大便日 4 ~ 7 次，脉沉细而涩。邢月朋老师四诊合参，辨有气血不足之象，遂用“益气升降汤”合“补中益气汤”化裁，其中应用黄芪从 40g 增加至 60g、80g、120g、160g、180g，最后至 240g，方显气固心安之状。待服药近半年，大便归于正常。此案中黄芪用至 240g 患者仍受纳，体质日益好转。

针对临床药物用量问题，邢月朋老师指出：临床用药量需因人而异，因病而异。正如《灵枢・寿夭刚柔》所述：“余闻人之生也，有刚有柔，有弱有强，有短有长，有阴有阳。”《伤寒论》记载的有“强人”“羸人”“本有寒”“旧微溏”“人本虚”“虚人”等称谓，此均为施药用量的参考。还有患者有中风之疾，晕如飘渺，自定不已，这时可用祛风定晕之品，但量亦轻，3 ~ 6g 即可，以达轻舟速行之功，有四两拨千斤之妙。还有患者病久，且服西药多年，病不得减，且羸瘦不堪，胃气将绝。此时虽应补后天之本，但药量不宜过大，如六君子汤或补中益气汤之类（以 3 ~ 6g 为宜），小量组方，且服药时不可顿服，须渐渐饮之，否则患者必虚不受补而见吐、胀、憋，甚至可见汗出似脱之状，必虚上加虚，反受其累。临床用药是调理脏腑平衡，调动和激发患者自身的抗病及修复能力，以药物的偏性来纠正身体偏性，过或不及皆不可取，必须慎行。所以我们在临床上要审时度势，把握权衡，圆机活法，不要急功速成，更不要欲速而慢达，要详审细琢，用心分解才是。总的原则是，用最少有效量，逐渐加量，以达到最佳有效量、不出现不良反应及患者能承受、经济方便为准。

第三节　补益法临床应用验案举例

例 1：刘某，男性，60 余岁，某市财政局干部，因心肌梗死从河北省某院转至我院。该患者卧床不起，从卧室至厕所尚需有人搀扶，腰酸软不能行，卧床 2 个月有余，言语偏低，行而腰酸，四肢乏力，纳可，二便调，脉象偏软，舌质淡红、苔薄白。该患者“久卧伤气”，其病位在中焦，脾胃气虚，治则取其中，予以有“冲和之德”的四君子汤治疗，真是一剂知，二剂起，三剂愈。此案正体现了中医人文优势，中医重视患者的感受，不是主要依据阳性辅助检查结果诊断，而是以患者自身的体会来界定疾病的有无，并予以相应治疗，以提高患者生活质量为目的。

例 2：贾某，女性，68 岁，素患冠心病，劳累性心绞痛频繁发作，服用鲁南欣康、β 受体阻滞剂，难解疼痛之苦，后服十全大补汤数剂而恢复工作生活，复巩固服药近一年，恢复如常人。

其儿焦某亦患冠心病心绞痛，至河北省某院先后植入支架 4 枚，术后服药甚多，心绞痛仍有发作，日益体力不支，胃脘不舒难耐，胸痛与胃痛难以分清，不能食，身体日渐消瘦，贫血貌已显，食之则胃脘痞塞难下，其面色白，精神恍惚，不知所以，遂至邢月朋老师门诊寻救中医药治疗。予以香砂六君子汤，以补后天之本为中心，先开胃吃饭，吸收精微而补已亏损之元气。5 剂后，胃口大开，纳食增进，精力倍增，胸胃之痛顿减。后坚持服中药汤剂月余以巩固疗效，渐恢复如常。

例 3：周某，男性，60 岁。5 年前因风湿性心脏病在阜外医院行瓣膜置换手术，患者因外感住某部队医院，但迁延不愈，省级医院医师皆已多次会诊，体温仍不退，后来我院门诊。刻下症：身体消瘦，一派虚证。邢月朋老师予十全大补汤5剂未效，患者痛苦不堪。邢月朋老师自思，患者术后反复发热有感染性心内膜炎之嫌，遂叫弟子协商收住院确诊后治之，做血液细菌培养及药敏试验，确诊为“感染性心内膜炎”，予以针对性治疗后发热退，但患者极度虚弱，卧床难起，食量极少，大便秘结，需用通便灵、芦荟之剂方可解出，但服药即便，停药即秘。观患者，高热时畏寒重，欲近衣盖被，此正是热在皮肤寒在骨髓也，遂用补中益气汤加麻黄附子细辛汤，白术用到60g，又加枳壳30g、西洋参15g，患者恶寒解除，体温趋于正常，其多年便秘之症亦解，后体力恢复出院。

例4：李某，女性，84岁，患心脑血管病多年，近日由走路不便而逐渐发展至迈不开步，只好依靠家人以轮椅代步，排便不畅，质干，常服麻仁滋脾丸以通便，夜晚不睡，白昼不醒，茶饭不思，稍有干扰则烦躁不已，至夜家人入睡时烦躁难耐，言语错乱，其家属不堪其扰乱，遂至邢月朋老师门诊就医。刻下症：闭目不醒，但能听到别人讲话，行动不能自理，表情淡漠，皮肤松弛，大便秘结，饮食无味且量少，小便频数，肢体抬起乏力，遂予补中益气汤（白术40g、生晒参15g、黄芪80g、枳壳30g、当归30g、陈皮10g、升麻10g、柴胡10g、甘草6g），5剂，每日1剂，嘱其仅于白日服药。药尽便爽，可不用麻仁滋脾丸，进食增多，睡眠随即好转，寐渐转正常，精神转佳，后继续服药月余，病情基本好转，在家可自行活动。

例5：某女，74岁，心悸，寐差，纳差，贫血貌，行动则心痛，伴胸闷不舒。心电图、超声心动图等辅助检查均未见阳性指标，多方治疗无效，遂至邢月朋老师门诊。予黑归脾汤加生脉饮5剂后胸痛大减，心悸、睡眠好转，效不更方，服药20余剂，病情稳定，患者欣喜不已。

例6: 纪某，男性，省纪检工作人员，因劳累自汗、头晕目眩、时欲仆倒、精力不支就诊。饮食二便尚正常，脉结代无力，血压90/70mmHg。服益气升降汤，甘草改为炙甘草30g，5剂而病情控制，又服10余剂而痊愈。

例7：张某，男性，40岁，药厂书记，患心律失常，促脉及结代脉交替出现，自汗乏力，心悸怵惕，慌张不已，不能自控月余，纳可，二便尚调。

血压 100/70mmHg，心电图示频发房性期前收缩，可呈二联律，经多方应用西药无效，因严重影响正常工作，故求治于邢月朋老师。予益气升降汤（西洋参 15g、生晒参 10g、台党参 30g、枳实 12g、桔梗 12g、麦冬 10g、五味子 10g、甘草 6g、明党参 15g），5 剂服毕，心悸自汗止，脉象和缓已无结代，又服 5 剂即告痊愈，恢复正常工作。

例 8：赵某，男性，52 岁，因自汗乏力心悸至省某院诊治，建议其安装起搏器，患者拒绝接受，转治于阜外医院，经全面检查后建议心脏移植，患者听后立即瘫软在地，走路不稳，在家人搀扶下乘车返回石家庄。在北京时即与邢月朋老师通电，欲来院诊治。来诊时见其在两人搀扶下扶门而进，气喘吁吁，眩晕欲倒，精神无奈而又紧张至极，自汗，胸闷，太息不已，脉结代。邢月朋老师处以益气升降汤加西洋参 10g，3 剂，病情好转，情绪稳定，精神转佳，后又连服中药 3 月余，患者带病生存，生活质量尚可，至今已 5 年有余。

例 9：张某，男性，55 岁，患冠心病，心慌气短无力，自汗，胸痛，面白，经某省级医院行冠状动脉造影示三支病变，无法行支架置入术。因家境贫寒无法行搭桥术，故求治于邢月朋老师门诊。予以益气升降汤、十全大补汤而获效，病情基本稳定，经半年门诊中药治疗，患者已停药自养，现已 4 年，情况良好，随访 2 次，病情一直稳定，每天出门 3 次遛弯散步，且情绪舒畅。

例 10：邢某，男性，89 岁，素有高血压、冠心病病史，曾患肺结核、肺大疱、痛风，多次住院治疗，每至冬季更易发病。其病久，致家庭人力及经济负担重。病情日益加重，被诊断为“冠心病房颤、肺部感染”，遂求治于邢月朋老师门诊。刻下症：气短，心悸，水肿，脸肿（右侧脸部尤甚），无力，走路摇摇欲倒，予益气升降汤、补中益气汤合葶苈生脉五苓散加减治疗，其中西洋参 15g、生晒参 20g，黄芪用量从 30g → 80g → 120g → 180g。因冬季天气寒冷，患者时患感冒，故银翘散也是时常加减合用。邢月朋老师指出：只要门诊用药使此患者达到今冬（指 2008—2009 年）不再住院就是胜利。其家属听了亦是欣喜异常，服药至 2009 年春季过完，患者竟奇迹般一如常人，心悸、房颤、易感冒、气短、水肿等均先后消失。患者虽已高龄，仍能在小范围自行活动。邢月朋老师指出：何故半边脸肿？随即比喻如下：篮球、足球皆是新买的，如时日一长则球内气不足，球即拍不起、踢不远，人亦是气聚成形、气散败亡。气虚证贯穿冠心病患者一生，虽然治疗会有所改善，但是元气、大气终将越来越少，若辨证施药得当则可延缓此病程的进展。心脏病患者睡觉多半右侧卧位，长此以往，右侧脸面朝下，又因年高气化功能低下，水即趋下，右侧面部多易现浮肿，此时可加大黄芪用量，则右脸浮肿可渐消。

第四节　临证运用“塞因塞用”法经验

邢月朋老师在治疗错综复杂的临床病证中，强调要探求疾病的根本原因，针对疾病根本原因确定正确的治本方法，也就是治病求本，即《素问·阴阳应象大论》所言“治病必求于本”。这是几千年来中医临床辨证论治一直遵循的基本准则。在临证实践中，可以看到多数疾病的临床表现与其本质是一致的，然而有时某些疾病的临床表现与其本质不一致，出现了假象。为此，确定治疗原则时就不应受假象的影响，要始终抓住本质施方用药，塞因塞用就是遵循此治疗原则的方法之一。《素问·至真要大论》曰：“塞因塞用，通因通用，必伏其所主，而先其所因。”对一些疑难病症，运用这一治疗原则，往往获得很好的疗效。

塞因塞用属于“反治”法的范畴，即临床虽然见到胀满痞塞等证候，看似实证，而医者通过辨证仍以填补扶正之法治疗。塞因塞用是以补开塞，即用补益药治疗闭塞不通症状的病证，适用于因虚而闭阻的真虚假实证。

人体各脏腑经络若能通畅无阻，则营卫气血可运行不息，气机升降有序，人体健康无病。正如《金匮要略·脏腑经络先后病脉证一》所言：“若五脏元真通畅，人即安和。”如果发生壅滞不通，就会形成疾病。对于不通之证，临床多采用行气活血、攻下利水等通利诸法。邢月朋老师认为，这并非治疗壅滞闭塞病证的唯一治法，塞因塞用，就是通过补益的方法达到疏通脏腑气血壅滞的目的，主要用于脏腑衰弱、气血不足所致的闭塞不通病证。

邢月朋老师临证中常用塞因塞用之方有：上窍塞因塞用方——益气聪明汤，上焦塞因塞用方——益气升降汤，中焦塞因塞用方——补中益气汤，下焦塞因塞用方——一贯煎，全身塞因塞用方——十全大补汤。

一、上窍塞因塞用之益气聪明汤

《灵枢·阴阳清浊》曰："其清者上走空窍，浊者独下行诸经。"因气虚清阳之气不能向上濡养空窍，精微不能向下灌注经脉，上窍失养，耳、目等空窍皆可出现闭塞不通的病证。正如《灵枢·决气》所言："精脱者，耳聋；气脱者，目不明。"治疗应该究其病因，塞因塞用，选择补益法治疗。

验案：刘某，女性，80 岁，耳鸣伴头晕 3 个月。患者 3 个月前无明显诱因出现耳鸣，阵发性发作，后发作次数逐渐增加，且出现头晕、头胀诸症。头晕发作时不欲睁眼，测血压正常。曾在某省级医院就诊，耳鼻喉科专科检查：听力可，左耳鸣，调高，眼震（－），外耳无畸形，外耳道通畅，鼓膜完整，内陷。电测听：左耳神经性耳聋。经颅多普勒：椎基底动脉血流速度正常。诊断为神经性耳聋，经治疗无明显效果，仍有耳鸣，头晕，不欲饮水，心烦，语声低微诸症。遂求治于邢月朋老师。刻下症：耳鸣，头晕，双目懒睁，口不苦，不欲饮水，心烦，语声低微。头晕每次发作 6 ~ 7 小时，大便可，小便调，进食一般，舌淡红、苔薄白，脉沉细。邢月朋老师认为：患者年高体衰，正气不足，气血亏虚。十二经清阳之气，皆上于头面而走空窍，气血不足则升清降浊之功能失职，清气不能上奉头部，致清窍失养，遂生耳鸣、耳聋、眩晕等症；气血不能上荣则见面色萎黄、双目懒睁、语声低微；舌淡红、苔薄白、脉沉细皆为气血亏虚之象。本证属虚证。证属气血不足、清气不升，方用补益气血、聪耳明目之益气聪明汤：蔓荆子 10g，升麻 10g，葛根 12g，黄芪 30g，党参 20g，黄柏 10g，白芍 12g，炙甘草 6g，防风 6g，荆芥 6g，川芎 6g，天麻 10g。7 剂，每日 1 剂，水煎服。服药 7 剂后耳鸣、眩晕明显好转，但时有头蒙，饮食不佳，胃脘胀满，诸症皆为脾气虚弱、湿邪阻滞之证，遂于上方加平胃散健脾化湿和胃，药后诸症大减，眩晕消失，偶有耳鸣，但时间甚短。

按语：耳鸣是一种常见症状，为听觉功能紊乱所致，可以是多种疾病的伴随症状。按照中医理论，耳鸣一症实少虚多，且以肾虚最为多见，但认真追究起来，引起耳鸣的原因尚有多种。不同原因导致的耳鸣，其治疗方法有很大差异。《医方集解》曰："五脏皆禀气于脾胃，以达于九窍，烦劳伤中，使冲和之气不能上升，故目昏而耳聋也。"李东垣曰："医不理脾胃及养血安神，治标不治本，是不明理也。"本案即为脾胃虚弱，气血不足，清阳不升之证。方中黄芪、党参、炙甘草补中益气，升麻、葛根升发清阳，蔓荆子清利头目，芍药平肝敛阴，黄柏清热泻火。服之可使中气得到补益，从而清阳上升，耳聪目明。

二、上焦塞因塞用之益气升降汤

邢月朋老师运用塞因塞用的治疗原则，治疗上焦的胸痹、善太息症。胸闷、善太息为心血管疾病中常见症状，传统观念认为胸闷、善太息证属肝胆气郁，是肝胆失于疏泄，气机郁滞所表现的证候，治疗多用疏肝理气之品。邢月朋老师对善太息的病因及治则有自己独特的见解：虽然患者表现为胸闷、太息，但根据其胸部满闷、深吸为需、以长出必然的临床特点，认为其病机根本属宗气不足证。宗气是积于胸中之气，具有"走息道以行呼吸，贯心脉以行气血"的作用。宗气不足则心无以行气血，肺无以司呼吸，故见胸闷、善太息之症。

邢月朋老师受张锡纯升陷汤的启发，在临床中治疗胸闷善太息及因胸中大气不足所致的胸闷、气短等症，总结出一有效方剂——益气升降汤。益气升降汤中重用生黄芪补宗气为主，生黄芪味甘、性温，具有向上和向外的特点，脾肺之气兼顾，故对宗气不足者尤宜；人参味甘、微苦而温，大补肺脾心之气；人参、麦冬、五味子相配，重在补益心肺之气，加强宗气"贯心脉""走息道"的功能，而使"生脉"之力益显。桔梗载药上行，枳实开气机之壅结而下行，二药一升一降，调畅气机，升清降浊，使宗气得以布散；炙甘草补中益气，调和诸药。

验案：田某，男性，67岁。心胸憋闷疼痛不适5年余，经常口服复方丹参片治疗。曾在省某医院诊治，诊断为“冠心病心绞痛”。2个月前症状加重，胸闷胸痛每日发作2次左右，含服硝酸甘油片症状可以缓解，因经久不愈而至邢月朋老师门诊。刻下症：胸闷、气短，善太息，疲倦乏力，纳呆，以上诸症因劳累、寒冷刺激而加重，舌质淡红、苔薄白，两寸脉细弱。心电图示：窦性心律，$V_1 \sim V_5$之ST段下移，T波倒置。拟益气升阳法，予益气升降汤加减：黄芪30g，党参15g，升麻6g，柴胡6g，知母10g，桔梗10g，枳实10g，麦冬12g，五味子10g，黄精15g，甘草6g。服药5剂后复诊，胸部憋闷症状明显减轻，胸痛消失，后在原方基础上随症加减调方20剂，病情稳定。

按语：中医胸痹病，主要表现为胸部满闷闭塞，一般治疗是满则通之，多予理气活血通痹之品。本方证之胸痹实属宗气不足的虚证。宗气积于胸中，上司呼吸又贯心脉，推动气血的运行。如果宗气不足，气血运行不利，血脉痹阻而产生胸痹，临床主要表现为胸闷、善太息。此种胸痹的表现主要特点是胸中憋闷感，善太息，以深吸气后自觉舒畅，似一派涩滞不通之象，但其病机根本为虚证。在治疗时，应抓住疾病的实质，补气固本，塞因塞用，用自拟益气升降汤，补气之意在于通，使大气一转，满闷乃散，诸症自愈。邢月朋老师强调，对于临床气虚血瘀之胸痹，若一味行气活血，虽获一时之通，但常使正气更虚，非为治本之法。

三、中焦塞因塞用之补中益气汤

便秘的主要临床表现为便次减少，粪质干燥、坚硬，排便困难，排便费力等。邢月朋老师经过长期临床，将其分为虚证、实证两类。病因不同，治疗各异，不可一见不通则用通泻之法。虚证便秘要辨其气血阴阳的不足，各有所主。邢月朋老师强调正气的强弱、气机的调畅在便秘一症治疗中的重要性。虚证便秘多为素体脾胃虚弱，或病后中气不足，或误进攻下克伐之剂，或久病脾胃虚寒，而致脾胃气虚。其临床特点为大便多日一行，临厕努挣乏力，挣则汗出短气，脘腹、小腹胀满不舒，纳差。看似一派实证，实为中气不足，健运无权，无力推动气机运行，鼓运无权而致的便秘。当治以补气升阳，振奋脾胃，则脾胃功能恢复，气机升降和调，则便秘随之而解。

验案：杨某，男性，78 岁。患者有冠心病、高血压病史 8 年，长期大便秘结，但并无干燥之意，平素多为二三日一行，且难以排出，甚至排便时短气、乏力、汗出。查看患者面色黄，不思饮食，稍感腹胀，舌质淡嫩、苔薄白，脉细。此属气虚便秘，病标在肠，病本在脾，用健脾益气法使脾胃功能得以恢复，而大便自通。方选补中益气汤：黄芪 30g，当归 15g，白术 20g，陈皮 10g，党参 15g，升麻 10g，柴胡 10g，焦三仙 30g，砂仁 6g，甘草 6g。方中重用黄芪、当归、白术益气滋润，使中气健运，传输有力，肠腑得通；重用白术启脾开胃，运转中焦，为治脾虚诸症之要药；辅以升麻、柴胡、陈皮升清降浊，焦三仙、砂仁消食以健脾。患者服用 7 剂后，自觉体力增加，大便可行但欠通畅。原方加茯苓 15g、生地黄 10g，黄芪加至 40g，服用 10 剂后排便如常。

按语：肠居腹中，为传化之腑，其生理特点为传化物而不藏，实而不满，以通降下行为顺，以滞满上逆为病。便秘不通，一般治法是疏通肠腑，攻下导泻。本案本为气虚，大肠传导无力，肠腑不通而致的便秘，辨证求因，故当补气健脾升阳，以补为通，采用补益治法，治疗闭塞不通之便秘，为塞因塞用之法则的临床具体运用。补气升阳，用之得当，而获卓效。

四、下焦塞因塞用之一贯煎

腹胀一症明辨虚实是治疗的关键所在。对于虚证腹胀属肝肾阴虚、肝气郁滞者，邢月朋老师用塞因塞用法，方选一贯煎治疗，效如桴鼓。其病机根本为下焦肝肾不足，气机升降失常。辨证要点：腹胀以空腹或傍晚为甚。

肝主疏泄，性喜条达。阴虚血燥，肝失所养，横逆犯胃则脘腹胀满。治标之剂，常用香燥破气，轻病得之，往往有效，但气之所以滞，本由液之不能充，芳香气药，可以助运行，却不能滋血液，且香者必燥，燥更伤阴，频频投之，液尤耗而气尤滞。

一贯煎具有滋养肝肾、疏肝理气之功，常用治肝肾阴虚、肝气不舒之证。方中重用生地黄为君，滋阴养血以补肝肾，辅以沙参、麦冬、当归、枸杞子滋阴养血而柔肝为臣，君臣合用滋补肝肾、养血生津以治病本；配以川楝子、生麦芽疏肝解郁。诸药合用，养阴为主以治本，疏肝为辅以治标，标本兼顾，寓疏于补，使肝阴得养，肝气条达，而腹部撑胀等症可除。

验案：王某，女性，74 岁。无原因腹部胀满 20 余日。患者每日必发腹胀，痛苦不堪，腹胀时按揉腹部症状可以减轻，空腹及傍晚腹胀加重，伴有口苦、口干，大便秘结，头晕，夜寐不安，全身乏力，舌质淡红、苔薄白，脉沉。西医诊断为胰岛细胞瘤。邢月朋老师四诊合参后认为属肝肾阴虚、气机郁结之腹胀，治以滋补肝肾、疏肝理气为法，方选一贯煎加减：熟地黄 15g，沙参 12g，枸杞子 12g，麦冬 15g，当归 15g，川楝子 10g，黄精 30g，黄芪 30g，五味子 10g，白芍 12g，枳壳 12g，炒麦芽 30g。水煎服，每日 1 剂。5 剂后患者腹胀显著减轻，继服 7 剂腹胀消失，饮食基本正常。

邢月朋老师认为，腹胀一症明辨虚实是治疗中的关键。本案患者肝肾阴虚，因虚而实是关键，病机为下焦肝肾不足，气机升降失常。滋补肝肾，调畅气机，为塞因塞用之法的具体体现。

五、全身塞因塞用之十全大补汤

女子年逾十八岁，月经尚未初潮或已行经而又中断达 3 个月以上者，称为闭经。本病的病因病机较为复杂，按“辨证求因”原则可分为虚实两端。临证中经常见到脾胃素弱者，或饮食劳倦，或忧思过度，损伤心脾，营血不足；或大病、久病，或吐血、下血，堕胎、小产等数脱于血；或哺乳过长过久，以致冲任大虚，血海空乏，无血可下，均可成闭经。临证中决不可滥用攻破方药，当“补而行之”，治应补气养血，滋其化源。遇此邢月朋老师常用十全大补汤，使气血充足，阳气振奋，月经自然畅行。

验案：王某，女性，43 岁。自诉无明显诱因闭经 4 个月，经妇产科检查未妊娠。详问患者，心悸，动则尤甚，头晕，精神疲乏，近 4 个月形体消瘦，大便不实，时有腹胀隐隐。舌质淡、苔薄白，脉沉细弱。辨证属气血亏虚之虚证闭经。治宜益气补血通经，方选十全大补汤加减：黄芪 30g，党参 15g，当归 15g，白芍 10g，白术 15g，茯苓 12g，益母草 15g，肉桂 6g，桑寄生 12g，熟地黄 10g，炙甘草 10g。服 10 剂后月经来潮，色淡量少，时有腹胀。原方加枸杞子 12g、炒香附 10g，服 5 剂后，月经色、质正常。其后原方调整继服，连续 2 个月经期准时，色量正常，诸症缓解，随访 1 年未复发。

按语：闭经，多数医家认为是气滞血瘀、冲任不调所致，应用理气化瘀、通经活血之法治疗。但治疗闭经临证时也应分清虚实，实者宜通，虚证“气禀怯弱，当补而行之”，塞因塞用，益气养血，使气血充足则经水自通。塞因塞用治疗闭经实属反治法，若用攻逐，适得其反，可致气血更伤，闭经更甚，故用十全大补汤温阳益气，使阳气振奋，气血充足，月水自然畅行。

第五节　运用益气升降汤异病同治经验

益气升降汤是邢月朋老师临床常用方剂之一，由黄芪 30g、党参 15g、桔梗 10g、枳实 10g、麦冬 10g、五味子 10g、炙甘草 6g 组成，具有益气升陷、升降气机之功。临床用于多种疑难疾病的治疗，颇具效验，现介绍如下。

一、冠心病（胸痹案）

李某，男性，49 岁，干部。主因胸闷、气短、心悸 2 个月，于 1998 年 10 月 14 日初诊。诊见发作性胸闷，动则加重，善太息，夜寐多梦，全身乏力，口干，舌红、苔薄白，脉沉细，时有结代。查心电图：窦性心律，心肌缺血，偶发室性期前收缩。西医诊断为冠心病心绞痛。中医诊断为胸痹，证属宗气不足。治以补益宗气为法。药用：黄芪 30g，党参 20g，升麻

10g，柴胡 10g，枳实 10g，麦冬 10g，五味子 10g，桔梗 12g，炙甘草 6g。每日 1 剂。5 剂后，患者自述胸闷、心悸减轻，夜寐较安，仍善太息，口略干。上方加西洋参 15g，服 15 剂后症状基本消失，舌脉如常，复查心电图心肌缺血明显改善，为大致正常心电图。

二、房性期前收缩（心悸案）

张某，女性，55 岁。主因心悸、乏力、头晕 2 年，加重 2 个月，于 1998 年 9 月 11 日初诊。患者曾在某医院诊断为心律失常、窦性心动过速，经住院治疗，心悸症状好转，但脉仍间歇，劳累则加重，伴有烦躁、失眠，口干欲饮，二便如常，舌红、苔薄黄，脉细而促。查心电图：窦性心动过速，频发房性期前收缩，Ⅰ、Ⅱ、aVF、V_5 导联 T 波低平。西医诊断为心律失常，房性期前收缩。中医诊断为心悸，证属气阴两虚。治以益气养阴、安神定悸。药用：黄芪 30g，人参 20g，西洋参 15g，升麻 10g，柴胡 10g，枳实 10g，麦冬 10g，五味子 10g，玉竹 30g，桔梗 12g，炙甘草 6g。每日 1 剂。5 剂后，心悸减轻，自觉较前有力，失眠较前明显好转，仍心烦。前方加黄连 10g，服药 10 剂，症状明显好转，复查心电图：心率 85 次 / 分，偶发房性期前收缩。继服前方 15 剂，无明显症状，自觉有力，活动自如，脉无间歇，复查心电图大致正常而停药。

三、脉压差小性眩晕（眩晕案）

唐某，女性，37 岁，教师。主因头晕、乏力 1 个月，于 1999 年 4 月 12 日初诊。患者因劳累而引起头晕，乏力，伴嗜睡多梦，自觉胸闷，善太息，偶有头痛，动则眼前发黑，眩晕欲倒，心悸，口干，二便调，舌红、苔薄白，脉沉细。血压 90/70mmHg，心电图示：窦性心律，心率 72 次 / 分。中医诊断：眩晕，宗气不足型。治以升提宗气，调畅气机。药用：黄芪 15g，党参 15g，升麻 10g，柴胡 10g，枳实 10g，麦冬 10g，五味子 10g，桔梗 12g，炙甘草 30g。3 剂后，胸闷、心悸、善太息好转，头晕减轻，心率68次/分，血压100/70mmHg。守方继服7剂，诸症悉减，心率64次/分。上方加桂枝10g，服10剂后，头晕止，自觉有力，工作如常。复查心电图正常，血压110/75mmHg，随访2个月未复发。

四、肺气肿（肺胀案）

田某，男性，68岁，干部。1999年5月10日初诊。咳喘20年，经某医院诊为“慢性阻塞性肺气肿”。刻下症：动则胸闷，气短而喘，心悸不能平卧，晨起痰多而白黏，失眠多梦，自汗出，语音低微，大便先干后溏，口干，舌红，有裂痕，苔薄白，脉濡弱。中医诊断：肺胀，宗气不足型。治以补气益肺。药用：黄芪30g，人参10g，升麻10g，柴胡10g，麦冬10g，五味子10g，桔梗6g，枳实6g，川贝母10g，杏仁10g，葶苈子10g，炙甘草6g。服3剂后，症状无明显变化。上方加西洋参15g，7剂后咳喘减轻，痰少，可在室内活动，睡眠较前好转，但睡时易醒。前方加远志10g，服药20剂后，复诊胸闷、气短明显减轻，能行200米，自觉周身有力，饮食量增多，二便调。后继用本方加减，巩固疗效，病情稳定。

五、小结

益气升降汤系邢月朋老师从升陷汤和生脉饮化裁而来。升陷汤出自张锡纯《医学衷中参西录》，主治胸中大气下陷，气短不足以息，或努力呼吸，有似乎喘，具有益气升陷之功。生脉饮出自《医学启源》，主治热伤元气，肢体倦怠，气短懒言，口干作渴，汗出不止，脚软眼黑，津枯液涸，为暑伤气阴者而设，具有益气生津、敛阴止汗之功。邢月朋老师将二者有机地组合，治疗心肺气虚、宗气不足之证，看似常法常方，并无特异，但临床辨证论治，匠心独具，疗效颇著。

宗气乃自然之清气与水谷之精微相结合而成，聚于胸中，上走息道以行呼吸，下贯心脉以行气血。宗气不足，不能上注清空则眩晕，不足以行呼吸则气短，语低，动则喘促；无力推动气血运行则胸闷；气血运行不畅，血不养心则心悸，失眠多梦；肺气不足，卫外不固，则自汗出。故治疗当以补气升陷为主，兼顾益气养阴、升降气机。方中重用黄芪补宗气为主药，张锡纯谓“能补气，能升气，善治胸中大气下陷”。人参大补元气，参芪并用，使宗气聚。麦冬养肺阴而生津，五味子敛肺气而止汗，合人参补肺气，而达益心肺之气、养阴生津之功效，三药“一补，一清，一敛，养气之道毕矣”。升麻、柴胡引大气自左右上升，桔梗载药上行，枳实开气机之壅结而下行，二药一升一降，调畅气机，升清降浊，使宗气得以布散。炙甘草补中益气，调和诸药。全方共奏补宗气、养肺阴，调畅气机之效。

临证应用加减：善太息重用党参或加生晒参，脉压差小性眩晕常重用炙甘草，心悸怔忡加酸枣仁、柏子仁，心烦加黄连、炒栀子，虚热加地骨皮，肩背不舒加葛根，心冷背寒加桂枝、干姜。

综观上述各案，益气升降汤所治病证各不相同，然因病机均属心肺气虚、宗气不足、升降失常，所以治疗均采用补益宗气、调畅气机之法，用益气升降汤为主而获良效，实属异病同治之范例。

第六节　太息症辨证论治

一、太息症论述

太息症又名善太息，为心血管系统疾病的常见症状，是患者自觉胸间憋闷、有压迫感而迫使深吸气，然后以自然呼出为快的一种症状，临床每多见于冠心病、病毒性心肌炎、心脏瓣膜病等心血管系统疾病中。关于太息症的治疗问题，因太息症多兼胸闷、胸痛、短气等症状，或因精神刺激而加重，似为肝气郁结之证，医家多治以疏肝理气，而每致病情加重者屡见不鲜。

善太息一词，首见于《灵枢·经脉》，其曰：“胆足少阳之脉，……是动则病口苦，善太息。”足少阳胆经多气而少血，发生病变，则口苦，善太息。基于此，传统观念认为善太息证属肝胆气郁，是肝胆失于疏泄、气机郁滞所表现的证候，治宜疏肝解郁、调畅气机，选方常用四逆散、逍遥散、柴胡疏肝散等剂。而临床根据患者所述，善太息主要表现为胸间憋闷、有压迫感而迫使深吸气。吸为虚，邢月朋老师认为此属以深吸为虚、以长出必然，宗气不足应为根本，并在《灵枢·口问》中找到理论依据："黄帝曰：人之善太息者，何气使然？岐伯曰：忧思则心系急，心系急则气道约，约则不利，故太息以伸出之。补手少阴心主，足少阳留之也。"观此篇"善太息"应是症，心系急、气道约是病机，忧思是诱因，治疗补手少阴心主、足少阳留之。邢月朋老师认为心系急、气道约之根本应为宗气不足，气虚下陷，故治疗补手少阴心主，以补益宗气为主。宗气又名大气，是积于胸中之气，具有"走息道以行呼吸，贯心脉以行气血"的作用。因心在膈上，原悬于大气之中，大气不足，而心无所依附也，故心系急。大气虚而欲陷，不能紧紧包举肺外，人觉有呼吸之外气与内气不相接续，故气道约，气短不足以吸。张锡纯在《医学衷中参西录·大气诠》中认为"心与肺皆在胸中大气包举之中，其布护宣通之原动力实赖此气"。因此，宗气"走息道""贯心脉"的实现，实际上是通过激发心肺阳气，俾心气心阳温心脉、行气血，维持心力、心律和心率，使肺叶布举，主司呼吸之气、一身之气，朝会百脉以辅助心血运行。受忧思等情绪变化，患者多善太息症状加重，但情志因素应仅仅视作诱因，是在宗气不足、无力推动气血运行的前提下而使症状加重，故应在补益宗气的前提下酌加理气解郁之品。

二、太息症临证研究报告

太息症见于心血管系统很多疾病之中，现就门诊 210 例太息症患者进行归纳分析。

临床症状：以善太息为主，兼胸闷痛、刺痛、串痛、放射痛 108 例，心悸 89 例，乏力 105 例，失眠或多梦 34 例，烦躁不安 12 例，头晕 41 例。

心电图：室性期前收缩 24 例，房性期前收缩 2 例，房室传导阻滞 6 例，窦性心动过缓 10 例，窦性心动过速 31 例，窦性心律失常 3 例，房颤 3 例，二尖瓣型 P 波 2 例，部分导联 ST-T 异常 28 例。

心脏彩超：瓣膜关闭不全 75 例，其中二尖瓣关闭不全 50 例，主动脉瓣关闭不全 30 例，三尖瓣关闭不全 13 例，肺动脉瓣关闭不全 7 例（部分患者多瓣膜同时病变）；左心室肥大 6 例；左室舒张功能减低 11 例；未做检查 26 例。西医诊断：冠心病 38 例，病毒性心肌炎 12 例，心脏瓣膜病 75 例，风心病 2 例，肺心病 2 例，高血压 37 例，自主神经功能紊乱 15 例。

根据多年的临床统计，瓣膜关闭不全是引起太息症的一个重要因素，可达 63%（其中尚除外未进行检查的患者），这为中医微观辨证提供了一个治疗思路。

治疗方法：全部病例采用益气升降汤加减治疗。加减：心悸怔忡加炒酸枣仁 15g、黄连 12g、丹参 15g；全身乏力、动则气喘酌加黄芪、台党参用量或加人参 10g；口干渴加玄参 15g、石斛 15g、知母 10g 或黄精 30g；失眠加炒酸枣仁 15g、夜交藤 30g；烦躁不安加知母 10g、栀子 10g、竹叶 10g；胸痛加郁金 12g、川楝子 12g、延胡索 10g；窜痛加甘松 10g；闷痛加降香 10g、郁金 10g；心冷背寒加桂枝 10g、干姜 10g；项背肩胛不舒加葛根 30g；脉数加黄连 10g；脉迟加桂枝 10g 或附子 10g、肉桂 10g。

治疗结果：本组病例疗程最长 90 天，最短 12 天。控制：太息症状消失，体力恢复，心电图恢复正常或大致正常 24 例，占 20%；显效：太息症状基本消失，或偶尔复发，体力增加，心电图有进步或无改变 48 例，占 40%；好转：太息次数明显减少，体力有所恢复 35 例，占 29%；无效：与治疗前无明显变化，或门诊 1 次就诊者 13 例，占 11%。总有效率为 89%。

典型病例：何某，男性，50 岁，干部。患冠心病，频发室性期前收缩，时有三联律，病程已 2 个月。经中西医多方治疗均罔效。近来病情日益加重，心悸，气短，善太息，1 ~ 3 分钟即太息一次，自觉胸闷不畅，全身疲乏无力，动则自感体力不足，神疲少言，饮食二便正常，舌淡红、苔薄白，脉结代。查体：血压 130/80mmHg，两肺正常，心律失常，频繁期前收缩，各瓣膜未闻及病理性杂音。心电图：窦性心律，频发室性期前收缩，三联律。西医诊断：冠心病，心律失常。中医诊断：太息症，证属心肺气虚、宗气下陷。

治则：益气升陷，养心补肺。方选益气升降汤加减：黄芪 30g，党参 30g，升麻 10g，柴胡 10g，桔梗 12g，枳实 12g，玉竹 30g，丹参 30g，炙甘草 6g，五味子 10g，麦冬 10g。服药 6 剂后，诸症减轻，体力大增，仍觉心悸，原方加炒酸枣仁 15g、柏子仁 15g。10 剂后自觉期前收缩减少，太息明显减轻。按照上方加减共服 33 剂，诸症消失，心电图正常，继续休息半月，恢复工作，随访半年未复发。

三、验案举例

例 1：冠心病证属宗气不足、心阳不振，益气升降汤加减治之

宋某，男性，43 岁，2003 年 3 月 16 日初诊。患者于半年前因劳累后出现胸闷、气短、善太息，活动后加重，休息后好转，症状间断性发作。近 2 周症状加重，善太息，气短，乏力，偶有心悸，饮食差，睡眠尚可，舌淡、苔薄白，脉细。心电图示：下壁心肌缺血。心脏彩超示：左室舒张功能减低。西医诊断：冠心病。中医诊断：太息症，证属宗气不足、心阳不振。治以补益宗气，升降气机。方选益气升降汤加减：黄芪加量至 60g，加白术 12g、茯苓 15g。4 剂。服上方后气短稍减轻，但仍太息，胸闷，自觉肢体手足冷，胃寒，舌淡、苔薄白，脉细。上方加桂枝 10g、淫羊藿 10g。服 14 剂后，症状大减。心电图示：下壁缺血明显改善。患者自觉有力，可以正常工作。

例 2：高血压病证属宗气不足、清阳不升，益气升降汤加减治之

左某，男性，51 岁，2009 年 5 月 23 日初诊。患者 5 年前由于工作压力大，经常失眠，情绪烦躁，继而出现头昏头晕，视物昏花不清，当时测血压 155/95mmHg，在某医院诊断为“高血压”，后间断服用“尼群地平片、硝苯地平片、降压 0 号”等，血压时高时低，控制不甚理想。15 天前因家事不睦，上述症状加重，情绪低沉，伴有胸闷，善太息，身懒乏力，不能正常工作。刻下症：头眩晕，视物昏花不清，情绪低沉，胸闷，善太息，身懒乏力，食欲不振，口苦口干，大便干，小便微黄。血压 155/100mmHg。舌淡红、苔薄白，脉弦细。中医诊断：眩晕，证属宗气不足，

清阳不升。治以益气升清、平肝降浊。方予益气升降汤加生晒参 6g、夏枯草 12g、玄参 12g、黄芩 12g。患者服药 7 剂后，头目眩晕较前减轻，视物昏花模糊不清症状几近消失，善太息症状明显缓解，心悸、夜寐等均有改善。上方加茯苓 15g、炒酸枣仁 30g。服用 7 剂后，头目眩晕较前明显减轻，视物昏花模糊不清症状已经消失，善太息症状明显缓解，心悸、夜寐等均有改善，血压正常。

例 3：二尖瓣关闭不全证属宗气不足、气失升降，益气升降汤加减治之

张某，女性，68 岁，2009 年 2 月 23 日初诊。患者半个月前因劳累后出现胸闷气短、善太息，未予治疗，症状逐渐加重。刻下症：精神不振，胸闷，气短，善太息，周身无力，舌质淡紫、苔薄白，脉沉缓。心电图示：窦性心律，非特异性 T 波改变。心脏彩超示：二尖瓣关闭不全，左室舒张功能减低。西医诊断：二尖瓣关闭不全。中医诊断：太息症，证属宗气亏虚、气失升降。治以调补宗气。方选益气升降汤加生晒参 10g。服药 21 剂后，精神好，无胸闷、气短、太息症状，周身有力。

例 4：脉压差小之眩晕证属气阴不足，益气升降汤加减治之

任某，女性，41 岁，2003 年 12 月 6 日初诊。患者于半年前因劳累后出现眩晕、乏力、心悸、气短、汗出，当时血压 80/65mmHg，心率 100 次 / 分，经休息后症状缓解。后经常头晕，活动后加重，在本单位测血压 80 ~ 85/60 ~ 70mmHg，近半个月症状加重，舌淡、苔薄白，脉沉细。西医诊断：脉压差小性眩晕。中医诊断：眩晕，证属气阴不足。治以益气养阴调压。方选益气升降汤，黄芪加量至 40g，炙甘草加量至 30g，14 剂。服药后诸症明显缓解，血压 95/60mmHg，心率 80 次 / 分。继服黄芪生脉饮以善其后。

四、注意事项

1. 益气升降汤主要为“宗气不足，气失升降”证而设，临床可根据患者不同表现加减应用。

2. 临床应用益气升降汤时，患者应注意饮食宜清淡易消化，忌食生冷辛辣油腻，并注意调节情志。

第七节　对大方医病的见解

中医对大处方的认识至今尚未达到统一，有人推崇处方药少力专为贵，有人认为开大处方的目的就是多销售中药以牟取更多利益。邢月朋老师认为大方的运用关键在于医者的临床辨证论治水平与境界，境界是一个人多年的临床造诣和悟性，这个悟性正是中医认识大方治病的思想意识层次转折点。好的大方多配伍精密，如孔明布阵，寓有巧思，并非广络原野，希冀于万一。

一、大方应用理论依据

关于应用大方、复方重剂治病的源流，应当始于《内经》时代，如《素问·至真要大论》中说："君一臣二，制之小也；君一臣三佐五，制之中也；君一臣三佐九，制之大也。"表明早在《内经》时代，对13味以上药物组成的方剂，就谓之大方，也就是所谓的复方。同时《内经》还认为"所治为主，适大小为治"，且"大则数少，小则数多，多则九之，少则二之"。经旨要求应当根据病情的轻重选用大方小方。同时《素问·至真要大论》中还说："奇之不去则偶之，是谓重方。偶之不去，则反佐以取之。所谓寒热温凉，反从其病也。"经文提示，对复杂病证单用奇方或偶方不能奏效时，应用重方（即复方）或反佐法治疗。这种理论对于后来者研究大方治病产生了重大影响。经方派的张仲景虽然小方众多，配伍严谨，但也应用大方治疗疑难杂病，在《金匮要略》中治疗"虚劳诸不足，风气百疾"的薯蓣丸共21味药，即是健脾、补气、滋阴、养血、温阳、祛风、理气，攻补兼施、寒热并用、阴阳气血共调。金元时期的著名攻下派医家张从正说："有君一臣二佐九之大方，病有兼证而邪不一，不可以一二味者宜之。"指出病情复杂、病邪兼挟，一二味的小方难以胜任，须是12味的大方合适。

二、“间者并行”为大方应用指导思想

唐代医家孙思邈在《备急千金要方》中说：“今时……人多巧诈，感病厚重，难以为医。病轻用药须少，病重用药即多。”清代医家喻嘉言曾说：“大病需用大药。”清代医家王孟英也曾说过：“急病重症非大剂无以拯其危。”现代名老中医运用大方治疗疑难杂病、急病重症亦多有报道。邢月朋老师临证运用大方，是以《内经》“间者并行，甚者独行”为大方应用指导思想，依据疾病标本的轻重缓急而治，病情轻缓的可标本同治，病情急重的可单治其标或单治其本。如治一男性 36 岁患者，自汗不止，每逢就餐时大汗淋漓，遇朋友聚会餐饮时汗出甚是尴尬，多方中西医治疗不效。患者浙浙汗出，衣衫常湿不爽，口中和，不欲饮，时而胸闷善太息，小便短少，每日只 1 ~ 2 次而已，大便每日一次，不干不稀，自觉尚属正常。脉沉细，舌质淡红、苔薄白。本病不属重证，衣衫常湿，甚是烦人，但临床表现较为复杂，经临床分析为心胃实热，就餐时因饭热入胃，两热相搏，而蒸汗大出；脉沉为病在里，脉细而胸闷善太息为宗气不足；口和不思饮、舌质淡红、苔薄白，属脾失健运；溺少因气化失调。以益气升降汤治疗太息症，加黄连清泻心胃之热，再加五苓散以化气通小便。三剂自汗、太息大减，又进三剂而汗停太息止，小便每日较前多 2 ~ 3 次。患者讲“现活动打乒乓球半小时内不出汗”，又进三剂病告痊愈。此例数法并用，彼此增进疗效，克服只单治一证造成的势单力孤效微。而一 56 岁女性高血压患者静脉滴注硝普钠，血压迅疾下降，恶心呕吐不止，随即卧床不起，二便很少，食饮不进，继而多用胃复安等止吐药注射，呕吐依然如故。患者已有肢体强直等属西医所讲锥体外系症状，痛苦之极，病情可谓深重。经望闻问切，明确属小半夏加茯苓汤证，尽快急煎频饮。仅经方三味药物，如此严重呕吐戛然而止。

三、倡导方剂群式君臣佐使模式

邢月朋老师在临证中认为执药不如执方，对于复杂之病，倡导合方应用。邢月朋老师认为“辨证论治”是中医学的核心内容，也可将其理解为“证、法、方、药”的有机统一，即据证立法，依法遣方用药。每首方剂都有其适应的病证，如果当前病证与原方主治相同时则直接选用该方，即所谓“有是证用是方”。病证病机以单一模式存在时可采用此法。然而临床实践当中，更多见到的则是错综复杂的病情，非一种病证一个病机所能概括，也就是说病证病机以复合模式存在。与之相应，对于方剂的选择也要随之变化。此时，方剂相合应用（合方）以契合病证病机势在必行。

合方的最基本原则就是所合方剂功效与主治病证病机的相一致。

合方的目的就是以基本方的功效为依据，将两首或两首以上方剂相合为用，增加疗效，扩大治疗范围。

邢月朋老师所处大方，多采用方剂群式配伍模式，可视一方或为君药，或为臣药；各方之间，功用不一，或相辅或相佐，共同组成整体功效，达到治疗复合病证的整体效用。虽然组方较大，但其组方之内互相联系，故多而不乱，可以应对证情复杂化的多层矛盾表现。

四、大方治病的几个疑虑探讨

1. 大方治病是否偏离中医辨证论治原则　关于大方治病的机制首先应该阐明的是，应以辨证论治为其最终目的，只不过大方治病的基本原理，单纯用目前的君臣佐使的配合似乎难以解释清楚。在一个复杂病症的发生发展过程中，其中的矛盾是多方面或多元化的，甚至诸多的矛盾都可能起着重要的作用，而多元化的矛盾无法分辨出其主次关系，在这样的情况下，辨证选用大方，对于解决这样的多元化矛盾是行之有效的方法。临床遣方用药，主要是从病情的实际需要出发，而有些病证病机复杂，或表里同病，或寒热错杂，或大虚大实相夹，或痰饮瘀血胶结，或新病又兼宿疾，治疗若单偏执一端，收效往往不够理想。根据《内经》“阴阳反他，治在权衡相夺”以及“间者并行”的原则，用多向调节的方法来治疗这种错综复杂症，形成了大方治病的特色。

2. 大方中两种作用相反的药物是否会相互克制　病证的复杂多元性催生和促进了大方的广泛应用。同一位患者，可以多个疾病同患，多个证型相兼，可见虚实夹杂，真假互现，寒热并存；或是顽疾沉疴，正气极虚，邪气鸱张；或是疑难病证等。多个脏腑同病，气血阴阳失调，经脉阻滞，若只祛邪又恐伤正，仅扶正又妨碍祛邪。因此，在治疗时既要抓住主病主证，又要充分考虑到其他病证，既要祛邪，又要扶正，调理脏腑，调和气血，平衡阴阳，燮理寒热，疏通经络，在突出治疗主要病证时，又要兼顾到其他各方面。因而简单的几味药不能胜任其角色，只有运用具有更多药味和更大剂量的大方，才能担此大任。那么大方中两种作用相反的药物会不会相互克制？或两种相反的药物如不相互克制，却是分道而往，造成补药益于邪处，攻药击于虚处，热药达于热所，寒药过于寒所，则攻其不应攻，补其不应补，寒其不应寒，热其不应热，不是无益而反有害吗？有人曾在《中医杂志》发文提出中药（组）独立选择作用假说和双向调节自稳假说。中药（组）独立选择作用假说认为：在大方中，每一味中药或针对某一证的中药组，都是有选择性地作用于机体，顺应生理，逆转病机，发挥相应的扶正祛邪功效，其他药物或药物组的同用，可能会影响（减弱或增强）这种功效，但很难完全消除这味中药或中药组的功效；也有可能各行其道，各司其职，互不干扰。因为人体的病证各有脏腑经络、气血阴阳、表里不同的归属，中药或药性相近、功效相似的中药组之间具有不同的四性五味、升降浮沉和脏腑归经，每一味药或每一组中药都会遵循“同气相求”，首先到达它们亲和力最强的所嗜好的病位，发挥治疗效应。如治疗脏虚腑实证时，人参与大黄共用，人参主要是补脏之气虚，不加重腑实证；大黄主要是泻腑实，不泻脏之虚。它们各自选择自己所嗜好的脏腑，发挥所擅长的效应，而不会错位。大方常阴阳并治、寒热兼施、敛散同用、润燥并投等，治疗每一证的药物，都会独立地优先到达所喜之病位，作用于靶器官、组织和细胞，实施其职能，实现其功效，不会因为其他中药

（组）的并用而放弃其职能，磨灭其功效。双向调节自稳假说认为：大方中的中药（组），彼此间存在着相互促进和相互制约的关系，多数情形下不是互不相干的，它们都以自己的性味来祛除病邪，恢复脏腑阴阳平衡。不同的中药（组）间存在祛邪扶正、调和阴阳、调适寒热、滋润燥湿、收敛发散等相反相成的双向调节功效，这一系列性味、功用和作用趋势相反的中药（组）同时配伍使用，可以激发出新的综合治疗效应，这种作用超出了单味（组）药物本身的功效，双向调节机体，如人参与大黄同用，即补脏虚又泻腑实。病邪逐渐被清除，正气得到增强，阴阳失和逐渐转化为阴平阳秘的协调为用；虚寒得以温补，寒邪和实热被清除，虚热滋阴以除；干燥得以滋润，湿邪被清利；精气得以收敛固脱，外来病邪得以发散表解，逐渐恢复机体正常生理状态，机体能自我识别和控制这一系列变化，逐渐实现和维护机体的动态阴阳平衡，恢复和维持正常生命活动，逐渐恢复其健康。

五、邢月朋老师大方应用举隅

冯某，女性，75岁，2005年5月10日初诊。

主诉：右胁下肿物伴喘息不得平卧10余年。

现病史：患者近10余年发现右胁下肿物伴喘息不得平卧，动则加重，未进行系统诊治，目前在我院住院治疗，诊断为“风湿性心脏病心力衰竭”，经西药利尿剂治疗，症状略好转。现主症：面色萎黄，精神倦怠，胸闷、气短，不能平卧，坐位略好，语音低微难续，未嗅及异常口气及体气，时闻呕恶、嗳气等。入院时下肢水肿，经应用利尿剂后减轻，头不清亮，无咳嗽，二便调，不欲饮，食欲不振，进食量少，无咽痛。尺肤不热，腹大，右胁下积块，按之痛甚。舌暗有瘀斑、苔白，右手脉结代，左手脉沉细。

既往史：慢性风湿性心脏病病史50年；高血压病史5年，血压最高达160/100mmHg，口服硝苯地平缓释片10mg，每日2次，血压波动于130/80mmHg左右；否认糖尿病病史。

西医诊断：①风湿性心脏病，心功能Ⅳ级，心包积液，胸腔积液；

②高血压 2 级。

中医诊断：癥瘕，证属心肺气虚、痰饮阻滞、瘀血内停。

治法：益气活血，利水消癥。

方药：膈下逐瘀汤、生脉饮、葶苈大枣泻肺汤化裁。药用：葶苈子 20g，枳实 12g，白术 20g，茯苓 30g，桃仁 12g，牡丹皮 12g，赤芍 15g，乌药 10g，延胡索 15g，甘草 6g，川芎 12g，五灵脂 12g，红花 12g，枳壳 12g，香附 12g，麦冬 10g，五味子 10g，党参 12g，柴胡 10g，黄芪 30g。3 剂，水煎服，每日 1 剂。

二诊：2005 年 5 月 13 日。服上方后胸闷、气短症状减轻，可高枕卧位入睡，食欲改善，仍有下肢水肿。尺肤不热，腹大，右胁下积块，按之略痛。舌暗有瘀斑、苔白，右手脉结代，左手脉沉细。上方加冬瓜皮 15g、郁李仁 15g，继服 4 剂。

三诊：2005 年 5 月 17 日。服上方后胸闷、气短症状明显减轻，可高枕卧位入睡，食欲改善，右胁下积块缩小，头目转清，下肢水肿明显减轻。尺肤不热，腹大，右胁下积块缩小，触痛明显减轻。舌暗有瘀斑，较前色淡，苔白，右手脉结代，左手脉沉细。加生晒参 10g，继服 5 剂。

按语：慢性心力衰竭临床表现复杂，病机关键是心肺气虚、痰饮阻滞、瘀血内停，且该病机贯穿于慢性充血性心力衰竭整个病程的始终，在疾病发展演变过程中，还可涉及肾、脾、肝等脏。基于以上病机，邢月朋老师主张益气强心、涤饮祛瘀消癥为治疗大法。此案中尤其突出的是胁下积块，在中医看来属瘀血阻滞。

邢月朋老师认为就其积块位置来讲属“膈下”，遂于益气强心涤饮的基础上加用膈下逐瘀汤。膈下逐瘀汤出自王清任《医林改错》，功能活血祛瘀、行气止痛，主治瘀在膈下，形成积块，现代用于治疗肝脾大、肝硬化及血吸虫病晚期、小儿疳积。邢月朋老师指出慢性心衰患者出现胁下积块已经历了一个较长的时期，属本虚标实，其中心肺气虚为本，痰饮瘀血为标，治疗当中要时刻注意固护正气，切忌一味猛攻；还要注意痰饮与瘀血所占的比重，单纯的活血化瘀与单纯的涤饮利水均不全面，也难以取得理想疗效。

总之，慢性心力衰竭的治疗是一个系统工程，必须处理好正与邪、气与血、瘀与水、痰与饮的关系，做到面面俱到，才可能方与证合，效如桴鼓。此案处方包含了葶苈大枣泻肺汤、枳术汤、生脉散、膈下逐瘀汤、四君子汤 5 个方剂，充分体现了《素问·标本病传论》“谨察间甚，以意调之，间者并行，甚者独行”的思想。

第八节　论中医传承与学习经验

一、论中医传承

邢月朋老师认为目前我国培养中医人才有三条途径：自学成才、学校教育、师承传授。自学成才者需天资聪明、悟性较高，不得师传，大费时日。大学教育只是中医教育的一种方式，中医学是建立在中国传统哲学基础上的，是人文科学和自然科学的融合体，不像西方传统医学是在西方哲学的思维方式下仅以自然科学为基础的。如果中医院校的学生不了解中医学的这一本质，以西医学、现代科学来衡量中医学的科学性，中医院校就可能培养出自己的掘墓人。

师承传授指由老师口传心授特技、绝招、不传之秘及医学上新发明、新假说。我国清代名医叶天士先后从师 17 人。当代名医赵绍琴尽得家技，又拜京城名医汪逢春、瞿文楼、韩一斋为师。刘渡舟教授 16 岁拜师学习，先后师从营口名医王志远、大连名医谢泗泉，终成一代伤寒大家。京戏学生在大学毕业后多有再拜师名家，由老师一句句口传，然后方一步步成为明星流派大家。因此不能把师承工作当作权宜之计，而应当把师承工作作为现代高层次中医教育的一个组成部分。

学徒者要热爱中医药学，对中医药学有着深厚的感情，以临床实践为主，师承传授这一种形式符合中医药学术发展的自身规律。

高水平的指导老师、高素质的弟子、高效率的学习方式三者有机结合，才能培养出高水平的中医人才。

邢月朋老师跟师八年，拜师三位，从老师那里不仅继承了中医辨证论治的精髓，同时也传承了先生们独特的临床经验，如谷精草汤、羚玳熄风丸、夏枯草汤等，再将这些宝贵经验传授给自己的学生时总会说明是传承老师的，从不掠美，体现了大医风范。邢月朋老师不仅很好地继承了先师的学术思想和临床经验，还结合自己的临床实践，加以发展创新。如邢月朋老师跟随河北省著名老中医胡东樵学习四年，经常用玳瑁治疗头痛，也用黄芩、生地黄配伍治疗头痛，效果十分可观，后他在此基础上进一步创新，研制出羚玳熄风丸（原名神农羚羊丸），作为院内制剂应用多年。其组成为：羚羊角、玳瑁、川芎、玄参、黄芩、天麻、生地黄、延胡索，功能清肝降火、息风定痛，用于治疗肝阳上亢、风火相煽的热性头痛，效如桴鼓。

邢月朋老师在带教及授徒过程中从不保守，总是将自己的经验体会倾囊相授，并率领高徒和学生开展中医科研工作，取得了多项科研成果，如大运丸治疗缓慢性心律失常、养心定悸冲剂治疗快速性心律失常、强心涤饮冲剂治疗慢性心力衰竭、夏枯草汤治疗高血压、身痛逐瘀汤治疗冠心病心绞痛、四妙勇安汤治疗急性心肌梗死等。看到高徒和学生在中医药研究领域取得一个又一个成绩，邢月朋老师总会露出会心的微笑。

自 1998 年开始，邢月朋老师作为第二、三、四、五批国家级名老中医学术经验继承工作指导老师开始收徒，亲传国家级高徒八人，他要求自己的高徒和学生要做到弘扬大医精诚、悬壶济世的优良传统，热爱中医，潜心治学，甘于寂寞，勇于创新，认真总结学术思想和临床经验，为中医药学术的传承不懈地努力；要珍惜荣誉，严于律己，主动维护中医的科学性，以发展中医药事业为己任，为中医药事业的发展做出应有的贡献。学生们牢记邢月朋老师的教诲，通过三年的跟师临床实践及口传心授，均已成为符合要求的高层次中医人才，临床上能够运用纯粹的中医思路思考疾病，开具纯粹的中医方剂，活跃在中医临床、教学、科研第一线，成为医院、科室的骨干。

二、个人学习经验

1. 舍得买书，善于藏书　邢月朋老师认为从事中医事业者必须要有一定量的个人藏书，方便随时随地查阅资料，方便抓住短暂的灵光一现而与经典印证，这就需要舍得投资买书，进行长期的知识储备，难以想象一个人仅凭研究大学发放的教材就能成为学富五车的学者。邢月朋老师经过几十年的积累，书房中的书籍已达数千册，与学生谈起这些书籍如数家珍，充满了自豪，时常建议弟子要像自己一样舍得买书。

中医典籍汗牛充栋，浩如烟海，无选择地购书对学术无所裨益，学者要善于取舍。邢月朋老师认为中医的经典著作如四大经典、金元四大家著述、《景岳全书》《医林改错》等为必备之书，同时也要围绕自己的研究方向进行藏书。如他长期从事中医内科临床，尤其是在心血管领域涉猎更深，所以这方面的藏书尤为丰富，不仅有中医的各种相关书籍、杂志，还有《实用内科学》《实用外科学》《现代皮肤病性病治疗学》《新编药物学》《阜外心血管内科手册》等多种西医学书籍，这样就为自己搭建了一个宽阔深厚的学术研究平台。

2. 读书重记诵　邢月朋老师常说："读书就是背书，看了就要记住，学中医必须记忆力好。"他认为背诵是医生的基本功之一，所谓中医的童子功其实就是背功，一个中医能多背诵一些经典名句，在临床上将会受益无穷。历代学者皆以记诵为治学的基本功，以记诵为"学问之舟车"。历代医学家把该记忆的内容编成诗赋歌诀如《药性赋》《汤头歌诀》《濒湖脉学》《长沙方歌括》《金匮方歌括》等，故有"熟读汤头三百首，不会开方也会开"的说法，他们在强记中体验感悟，应用于临床，将这些基本记忆作为知识网络主体构架，来吸附新的知识。

3. 携问读书，事半功倍　邢月朋老师总结自己数十年读书诀窍：无目的读书效果较差，提倡带着问题读书，临床实践中遇到问题夜间读书，效果最好。古人云："学而不思则罔，思而不学则殆。"学与思必须紧密地结合起来，问题是思考的结果，读书及实践是解决问题的路径，邢月朋老师深谙此读书之道。例如在临床上遇到“麻木”一症，听老师讲述其病机为“麻为气虚，木为死血”，但不知出处，遍查群书，惟《类证治裁》记载最为详细，遂由此逐渐感悟，并创“止麻消痰活血汤”用于治疗脑动脉硬化性麻木症，疗效甚佳。

4. 勤于笔记，集腋成裘　邢月朋老师读书时强调眼、脑、手并用，即读书时要思考，同时也要做好读书笔记，并加以批注，将自己的观点感悟记录下来，并进行分类保存，经常拿出来翻阅、增补，日积月累，集腋成裘，已有读书笔记数十册，这些笔记成为他临床、教学、科研的重要资料。

第九节　养生经验与临床体悟

一、养生经验、心得

邢月朋老师坚持认为自己主要是临床医家而非养生家，对于养生理论主要得益于《内经》和儒家、道家的思想，所有养生知识也主要用于指导患者，自己对养生有较深入认识也是在50岁以后，在经历了人生的坎坷，观察了社会各式各样人物的经历，阅读了大量书籍之后，经过自己的分析思考，才慢慢得出一些认识，主要有以下几方面。

1. 养生德为根　邢月朋老师认为行医要以德为先，养生亦要以德为根本。古往今来，儒、释、道各家都把道德修养置于养生之道的首位，因为它既是修身养性的诀窍，又是为人处世的法宝。为什么养生必先养德？因为良好的品德修养有益于健康长寿。早在春秋战国之时，孔子就提出“德者寿”的主张，《礼记·中庸》曰：“故大德……必得其寿。”“德者寿”的观点是儒家养生思想最为集中而典型的体现，儒家特别注重个人道德修养在养生中的作用，主张突出个人养德的主动性，来达到道德自我完善的境界，并认为这是人们得以长寿的基本要素。道家亦十分重视修德与长寿的关系，晋代养生家葛洪在《抱朴子》中说：“若德行不修，而但务方术，皆不得长生也。”就是说如果忽视德行修养，只是求助于方术药物，绝难益寿延年。古代医家更是把德与寿连在一起，提倡“积德延年”。邢月朋老师重视道德修养，认为如果不讲究道德修养，既不能延寿，也不能得福，不讲究品德修养，即使服食灵丹琼浆，也无补于延年益寿，所以讲究养生，首先必须讲究修德。

现代心身医学理论认为，心理因素对人的健康有着极其重要的作用，消极情绪最易伤身诱发疾病，以冠心病为例，90% 的患者发病有不良社会心理应激因素。邢月朋老师说，如果人一天到晚患得患失，忧心忡忡，妄想、愤怒和沮丧等不良情绪充斥于脑，焉能健康长寿？只有重道而贵德，心胸宽广包容一切，恬淡而寡欲，不以得喜，不以失忧，心静如水，情绪稳定，才能健康长寿。明代吕坤《呻吟语》说：“仁者寿，生理完也。”即“仁者”在形、神诸方面都完全具备了有利于生命延续的全部积极因素。

2. 养生顺自然　邢月朋老师认为养生要顺应自然，这里面包含两层意思，一是指身体上要顺应自然规律。人生于天地之间，要顺应自然界的环境变化、四季更替，接受并不断调整以适应外界因素对人体的影响。二是指精神上要返璞归真，抱元守一。注重精神修养，不妄想、不强求、不逆行，知足常乐。

有人说，人生而自由，却无所不在枷锁之中。这其实是形容人无时无刻不在受天地的制约，故回过头来看数千年的中医，就是把大自然中的人与动植物的关系、他人与自我的关系看清、摆正，达到和谐。这样既可和谐人与自然的关系，也可和谐人与他人的关系，进而还可和谐社会。

《素问・上古天真论》在探索上古之人长寿之秘诀时说：“上古之人，其知道者，法于阴阳，和于术数，食饮有节，起居有常，不妄作劳，故能形与神俱，而尽终其天年，度百岁乃去。”邢月朋老师认为善养生者就要通晓阴阳，明察四时之变化，了解自然发展规律，趋利避害，协调化解自然与人体之间的矛盾。

比如口腔科医生给患者种植牙不分四季，而邢月朋老师主张种植牙治疗以春季为宜，取“春生、夏长、秋收、冬藏”之意，成功率较高。邢月朋老师在两个春季做了五颗种植牙，均获成功。在身体上随气候变化适时添减衣被；饮食适量，不过饥过饱，酸苦甘辛咸五味不偏嗜太过；喜怒思悲恐五志不过激；适当运动以疏通经络等，这样才能够使形体不受外界侵扰，身体才能够健康长寿。邢月朋老师告诫我们现代社会物欲横流，诱惑太多，生活节奏太快，竞争压力过大，许多人不爱惜身体，一次次犯着古人早已指出的错误——“以酒为浆，以妄为常，醉以入房，以欲竭其精，以耗散其真，不知持满，不时御神，务快其心，逆于生乐，起居无节”等。《老子·俭欲第四十六》云：“祸莫大于不知足，咎莫大于欲得。”正是由于人们出门坐汽车，在单位坐老板椅，回家坐沙发，中午、晚餐下饭店，不知足，欲求多又不容易达到，所以疾病增加，寿命缩短。

因此，只有顺乎自然，不做有损身体健康的事，才能够尽其天年。养生之道还要注重精神修炼，要“见素抱朴，少私寡欲”。因为知道名利地位伤害精神，故而忽略不求，并不是在思想上探求，而是在行动中强行克制；认识到厚味危及生命，所以不予理会，并非内心贪恋然后抑制。名利地位、厚味因能使人心神受害，就不留存于心，胸怀坦荡很少忧愁，心地宁静而少思虑，即祛除贪求妄想之杂念，则人身元气和调顺畅，精神内守而不耗损，阴阳调和而合乎自然，自可益寿延年。故《素问·上古天真论》说：“恬淡虚无，真气从之，精神内守，病安从来。”

3. 养生必养气　邢月朋老师认为养生的关键要注重养气，所谓人生一口气，气聚则生，气散则亡。中医最讲究气，气是构成世界万物最基本的物质，《素问·宝命全形论》说：“人以天地之气生。”就养生而言，最主要是上养宗气、中养胃气、下养元气。而养胃气尤其重要，也最具实际意义，最有可操作性。所谓“胃气”，也就是脾胃之气，因脾胃位于中焦，也称中气，中医泛指脾胃吸收、运化、布散水谷精微的生理功能。中气充足，即脾胃功能健旺；中气不足，即脾胃功能虚弱，运化失常。对正常人来说，胃气充足是机体健康的体现，对患者而言，胃气盛衰则影响到身体的康复。元气是与生俱来的，元气耗尽的那一天，就是离开世界的那一天，只有脾胃之气旺盛，才可以添补一点耗散的元气，故先后天精气相互为用，相辅相成。

邢月朋老师的观点是“正气存内，邪不可干”，只要自身的免疫系统不被破坏，病邪就不容易侵入。所以他一般不用什么补药，偶有身体不适就自己开点汤药调整一下，保持机体气血平衡。

4. 淡泊寿自长　邢月朋老师说，纵观历史，总结前人经验，欲长寿者，必甘于“淡泊”。我国古代的养生家嵇康说：“清虚静泰，少私寡欲。”诸葛亮更明确提出“非淡泊无以明志，非宁静无以致远”。邢月朋老师认为“淡泊”既是一种精神境界，也是一种生活态度。真正懂得这些需要人生的积累和历练。

（1）淡泊是一种高尚的精神境界：是指人要善良、宽容大度、心胸开朗，知足谦虚，不贪图功名利禄，心态平和，无忧无虑、无仇无怨、无悲无悔。但是，“淡泊”绝非无理想少追求，也不是懒散和碌碌无为。相反只有“清心寡欲”，对功名权势淡泊，尽可能排除个人的私心杂念，才能更“明志”，更执着于自己所从事的有益工作，才能有所成就，才能乐在其中。

（2）淡泊是一种生活态度：就是对物质生活不过分奢求，甘于过清静、简朴、规律的生活。不以物喜，不以己悲，面对现实，顺其自然。邢月朋老师认为：人是万物之灵，人生在世，上要奉养父母，下要抚养子女，中要爱护爱人，还要奉献社会，好好活着对于家庭、社会都很重要。如果不加护摄，恣情纵欲，任其戕害，使生命中途夭横，未尽天年，实辜天地父母之生成，有负社会之培养。邢月朋老师认为养生应包括精神养生和身体养生。精神养生，强调的是一种精神、一种状态，强调的是恬淡虚无，这是一种减弱自我意识、无欲无求的状态，在这种状态下，人的生命活动才是最自然、最健康的。一个人要做到这一点，必须要学会放弃，“不以物喜，不以己悲”，顺其自然。邢月朋老师说“生不带来、死不带走”，在物质享受方面，要“知足者常乐”。当一个人能够做到“忘我”，把帮助别人做点事情当作一种快乐，就一定能够长寿。邢月朋老师是个很有品位的人，走进他的书房，你首先看到的是一字排开的书柜、宽大的书桌，除了满屋的各种书籍外，还有石头、花卉，就像他本人一样透着质朴和灵性。这些大多是他从各地搜集的心爱之物，每件东西他都能讲出故事来。他常趁外出开会和旅游的机会寻找奇石。如最令他满意的是一块水中自然石，那是他从云台山捡回的。他说工作、读书累了看看这块石头，心情格外舒畅。

邢月朋老师生活很有规律，每天按时起卧，午间坚持小睡；每天除了出诊、查房，坚持看书写作；饮食上一天一斤牛奶，一日三餐定时定量，从不暴饮暴食，粗茶淡饭表明了他清谈的饮食习惯。他素食少荤，喜食瓜菜粥，喜好黄豆拌芹菜、蔓菁粥、杂面条这类农家饭。杂面条是由绿豆、豌豆、黄豆、小豆、扁豆等杂粮磨成面后做成的。他从不吸烟，很少饮酒；衣着朴素，主张节欲养生。他喜欢和年轻人在一起，从而保持一种年轻、愉悦的心情。

5. 动静要结合　邢月朋老师认为，生命始终处于运动变化的状态中，要保持生命力的旺盛不衰就要适当地运动。运动能调和气血，锻炼形体，促进组织新陈代谢，增强机体抗病能力，提高生命力。邢月朋老师的观点是，人体自身有着强大的代偿和修复功能，做为医生，要帮助患者恢复增强这方面的功能，适当运动就是一种最好的自我疗法。不要一有病就躺在床上。“久卧伤气”，即便是正常人，躺三天起来也会眼前发黑。对于中老年人来说，最好的运动是步行。

中医讲“胃喜降”，这样可促使胃肠内容物往下排，增强消化吸收功能，防治便秘。当然，也不能过度劳累，要量力而行。邢月朋老师认为运动的方式有很多，如散步、慢跑、跳舞、打拳、游泳、按摩等，都能达到疏通经络、防病健身目的。但也不是运动越多越好，运动量越大越好，而是要选择适合自己的运动方法，做适量的运动，青壮年运动量可大一些、激烈一些，年老体弱者则运动量要小一些、柔缓一些。总之，不要超过自己身体的承受能力，不要疲劳过度。孙思邈说：“养性之道，常欲小劳。”《内经》则更明确提出“不妄作劳”，所以要动静结合，刚柔相济，有劳有逸，张弛有度。邢月朋老师年轻时就喜爱运动，尤其喜爱在自然的江河中游泳；也好旅游、爬山，欣赏自然风光，将自己融入大自然中，“仁者乐山，智者乐水”。

邢月朋老师曾畅游祖国的名山大川，也曾到国外旅游，并自撰短诗一首：“四岳顶上望衡山，黄山憾在梦中现。江河湖海皆试水，青藏无缘去登攀。出境近邻多访友，莱茵塞纳船上观。”他选择最适宜自己并始终坚持的运动是慢步，多年来，每天坚持慢步行走 1 小时。

另外，邢月朋老师认为，除了身体上的锻炼外，还要锻炼大脑，大脑和身体其他器官一样，也是用进废退，要防止大脑衰退，就要勤于思考，科学而合理地用脑。邢月朋老师酷爱阅读，上至天文，下至地理，无论古代、现代，无论各种专业书籍，还是文学、哲学、政治等图书，他都从中汲取营养，陶冶情操。邢月朋老师每天坚持读书阅报，在餐桌前看国际国内新闻，坚持写读书笔记、心得，坚持定期给学生讲课，劳累时也会在电脑前玩会游戏，但需要动体动脑不动心。他说这些都有利于活跃脑细胞，使其保持旺盛，防止大脑痿废。

6. 未病要先防　邢月朋老师非常注意自己的身体，对于身体的任何不适都很敏感，除每年定期体检外，只要身体稍有不适便及时检查、分析，及时采取措施进行调理，师母曾戏称老师“娇气”。邢月朋老师则认为中医学在治疗上历来强调防重于治。《素问·四气调神大论》中说：“圣人不治已病治未病，不治已乱治未乱……夫病已成而后药之，乱已成而后治之，譬如渴而穿井，斗而铸锥，不亦晚乎？”中医还认为，有诸内必形于外，身体出现的任何不适都是内部脏腑阴阳气血不协调的反应，决不可疏忽大意。他还说：我们医生天天给人治病，告诫患者有病早治，可是却常常忽略自身的不适，以至于造成很多遗憾。因此邢月朋老师建议人要养生，不在于多食“补品”，而在于规律的生活、合理的膳食、适当的运动，未病先防；平素要注意身体，有小病小痛时及时、及早正规治疗，以免发生变证、坏证，即所谓“既病防变”。

二、临床养生指导要点

邢月朋老师认为，为医者不仅要给患者开方治病，还要指导患者如何未病防病、已病防变、瘥后防复；指导患者合理选配应用养生食品进行食养，针对不同时间、不同地域、不同病情、不同患者，调制不同药物进行药养。中医临床养生的基本指导原则主要是：扶正避邪，未病先防；有病早治，以平为期。

人体疾病的过程就是正气和邪气相互作用的结果，正气不足是疾病发生的内在根据，邪气侵犯是疾病发生的外在条件。正气充盛，邪气就无法侵害人体，就不会生病。反之，正气亏虚，邪气就会乘虚而入，导致疾病发生。所以临床养生最主要的就是：扶助正气，提高机体抗邪能力；采取措施，防止病邪入侵。可以通过调摄精神、注意饮食起居、劳逸适度来扶助正气；通过顺四时适寒暑、饮食讲究卫生、平常防范损伤等来规避邪气。

邢月朋老师认为，绝大部分疾病都有一个由轻到重、由表及里、由小到大的过程，如果能够见微知著，早发现，早诊断，早治疗，就容易康复，就能防止病邪传变入里或发展成严重难治的痼疾。邢月朋老师还认为无论是药物治疗还是药物调养，都要掌握度，以平为期，不可太过，过犹不及，反而可能取得相反的效果。

所以，在临床上要把预防、治疗、养生结合起来，综合运用才能取得最佳效果。

在临床养生指导方法上邢月朋老师强调要因人施养，辨证施养。

养生不拘一法、一式，方法也有很多，如精神调摄、运动健身、饮食调养、针药调养等等。但是，由于年龄、性别、体质、生活环境的不同，人体本身存在较大的个体差异。因此，养生也要因人、因地、因时之不同用不同的养生方法，即所谓“审因施养”。只有这样才能达到益寿延年的目的。

邢月朋老师对部分疾病的养生指导原则如下：

1．心肌炎最重要的是要预防感冒。邢月朋老师在长期诊治心肌炎的过程中强调，心肌炎患者常因感冒而诱发，又因感冒而加重病情，或使疾病迁延不愈。还有一些患者经过长期调治，病情刚刚好转，但一经感冒便前功尽弃。因此，邢月朋老师强调治疗心肌炎首先和重要的一点是预防感冒。一旦感冒，就要及早积极治疗，先治感冒。

2．冠心病无症状心肌缺血者，重在补虚。邢月朋老师认为，冠心病无症状心肌缺血患者临床无典型的胸痛、胸闷、心悸、气短等症，但仔细观察，其发病多为中老年人，肾气渐亏，无以化气，致元气不足；精不化血，致精亏血虚。有病变而不表现临床症状，是由于正气虚弱，与诸邪抗争无力所致，即实则痛、虚则不痛之说。因此，本虚为本病的主要病机，治疗调养当以补虚为主。

3. 脾胃疾患重在调畅气机。邢月朋老师治疗脾胃病变，多从调畅气机、调理脾胃功能入手。《素问·六微旨大论》曰："出入废则神机化灭，升降息则气立孤危。"只有气机调畅，才能使脾胃中枢升降有序，不致壅滞为患。

4. 慢性溃疡性结肠炎反复发作，迁延难治，属临床疑难疾病，在调护上邢月朋老师强调重点在防"气、寒、辛"。此病发作与精神因素密切相关，遇寒则发，遇辛辣刺激性食物即发，因此要调摄精神，防止生气；注意保暖；不食生冷和辛辣刺激性食物，不饮酒。

5. 高血压患者的养生，邢月朋老师认为最主要的是控制体重、限盐、戒酒，适当运动，精神放松。

邢月朋老师关于养生保健、延缓衰老的部分经验，可简要总结为"精神内守，心态平和；广食五谷，少荤多素；兴趣广泛，寄情山水；动静结合，不妄作劳；勤学善思，读书健脑"。邢月朋老师时常体会、总结养生保健的经验，并将这些宝贵的经验传授给弟子，丰富了中医养生保健学的内涵。

第十节　信者为医

《史记·扁鹊仓公列传》曰："人之所病，病疾多；而医之所病，病道少。故病有六不治：骄恣不论于理，一不治也；轻身重财，二不治也；衣食不能适，三不治也；阴阳并，脏气不定，四不治也；形羸不能服药，五不治也；信巫不信医，六不治也。有此一者，则重难治也。"

扁鹊"六不治"中第六条体现的是不信任医道不必治也，今天仍有类似者。它涉及心身医学、社会医学和医学社会学，与患者有关，与医生也有关系，最大的问题还是与社会、自然有关。所以在现实社会里，我们中医在临床上欲取得好的疗效，一方面要有扎实的医学理论基础和丰富的临床经验，另一方面还要取得患者甚至包括其家属的信任和支持，尤其是极为复杂的病情，我们治疗中不可能都是一次辨证就那么十拿九稳，有时需要反复学习、实践和辨证，才能找到相应的规律，这样一来就需要有一个过程，只有患者和医生相互配合方可使治疗方案顺利进行，且可获得临床详细的第一手资料。在平时一些患者来诊时常把原来中西诊治情况和服药的反应告诉我们，这些经验书本上是没有记载的，只有取得患者的信任和支持，才能在辨证论治中少走弯路而提高医疗水平。如有一患者，韩某，女性，70 岁，农民，患糖尿病，血脂略高，心脏稍有不适，常有鼻炎等上呼吸道感染症状，长时间数病并存，在邢月朋老师这吃了将近十年中药，血糖始终稳定在正常值略高一些水平，但 2008 年一年未来就诊，邢月朋老师觉得奇怪，待至 2009 年 2 月来诊，从望诊便发现患者与之前相比似变了一个人一样，消瘦苍老，自述不能饮食，右上腹部及胁肋不适，大便干燥难解，行上消化道造影示胃下垂。问及这一年来如何治疗，回答说找西医诊治，常服二甲双胍 0.5g，每日 3 次。邢月朋老师诊断为中气已虚，运化无力而饮食减少、大便不解（胃瘫），遂用补中益气汤加香砂六君子汤，白术用 70g，治疗 1 周后即见效，大便较前顺畅，饮食增进，精神好转，嘱二甲双胍减量至 0.25g，每日 3 次。续服 2 周，饮食基本正常，大便较前又显难解，鼻孔似有热气外冒，前方加金银花 30g、连翘 15g、黄连 10g，加参连宁心胶囊（石家庄市中医院制剂室制作）0.3g，每日 3 次，服用 2 周后病情好转，又续服参连宁心胶囊 0.9g 2 周，每日 3 次，二甲双胍停服后，续服参连宁心胶囊 2 周，查空腹血糖 6.3mmol/L，现患者仍在服用参连宁心胶囊，病情一直稳定。

此案患者原本深信医者，连服 10 年汤药，而突然停药 1 年后来诊，其衰退大半，又来服中药，将西药全部停服，病情一直控制得很好，医患双方目前很满意，这岂不是体现了“信者为医”的道理。

第五章　疑难杂症验案解析

一、干燥综合征

郭某，女性，60岁。2009年5月20日就诊。

主诉：口鼻干燥伴双手关节疼痛3年，加重2个月。

现病史：患者于3年前无原因出现口干，口腔缺少唾液、鼻腔少涕、双目少泪，自觉干燥异常，开始未在意，但症状逐渐加重，同时双手指关节肿胀疼痛、晨僵，手指活动后才稍有缓解。曾在多家医院就诊治疗，病情时轻时重，遍服各种中西药物，始终不见明显好转。2个月前又出现两颌下淋巴结肿大，同时上述症状再次加重，以致口鼻干燥无唾液，虽大量饮水亦不解渴。患者慕名前来治疗。刻下症：口鼻干燥无涕唾，双目无泪液，口渴欲饮，饮而不解渴，食物咀嚼而难以下咽，必以汤水助之，双手指关节疼痛，晨僵，无汗出，小便时有烧灼感，大便微干，舌质暗淡、苔薄黄而干，脉弦细。

实验室检查：血沉85mm/h，空腹血糖5.2mmol/L，餐后2小时血糖7.6mmol/L，抗核抗体1 ∶ 320，类风湿因子（+），C反应蛋白35mg/L。

中医诊断：干燥综合征，证属肺胃阴津不足。

治法：滋阴润燥，清养肺胃。

方药：甘露饮合人参白虎汤加减。药用：天冬10g，生地黄30g，茵陈12g，黄芩12g，炙枇杷叶10g，天花粉15g，知母15g，生石膏30g，麦冬20g，沙参15g，山栀子10g，石斛15g，生晒参6g，薏苡仁30g，佩兰10g，甘草6g，夏枯草15g。10剂，水煎服，每日1剂。

治疗经过：患者服药10剂后口鼻眼干燥症状明显好转，关节疼痛如前，小便涩痛亦减，大便已通畅，舌质暗淡、苔薄黄而干，脉弦细。因病邪深沉，津伤化热而成的燥热之证尚未改善，故方中生地黄增至100g，以加强清热生津凉血之功。再服10剂后口鼻眼干燥症状进一步好转，口干渴症状减轻，双手指关节肿胀明显减轻，大小便正常。舌质淡红、苔薄黄少津，脉弦细，均为内燥化热伤阴待复之征。上方沙参改为30g，养阴生津润燥以善后。

按语：干燥综合征是一种以侵犯泪腺、唾液腺为主的自身免疫性疾病。本病可以独立存在，而不伴有其他免疫性结缔组织病，称为原发性干燥综合征。如伴有明确诊断的结缔组织病则称为继发性干燥综合征，本例即为继发性干燥综合征。其治疗难度较大。西医病因不清，无特殊有效治疗方法；中医辨证治疗可获满意效果，但需守方坚持，自能成功。

喻嘉言《医门法律·秋燥论》曰："治燥病者，补肾水阴寒之虚，而泻心火阳热之实；除肠中燥热之甚，济胃中津液之衰。使道路散而不结，津液生而不枯，气血利而不涩，则病自已矣。"邢月朋老师在治疗上以生地黄为主药，大滋阴津；配以麦冬、天冬、天花粉、石膏、知母、生晒参、沙参、石斛、甘草等甘柔之品养阴生津以润燥；配以茵陈、佩兰、薏苡仁利湿反佐，防大队养阴生津药滋腻碍胃，影响胃的受纳功能；夏枯草、黄芩、栀子清热泻火兼治两颌下淋巴结肿大、双手指关节肿胀；炙枇杷叶入肺、胃经，清肺和胃，引药入经。因此本方治有重点，层次分明，配伍精当，标本兼治，故取显效。亦正如《医原》所指出："非柔润静药及血肉有情者以填滋之不可。大抵是病用药，最忌者苦涩，最喜者甘柔，此其大较也"。

邢月朋老师在兼症的辨证中，如症见口干咽燥，口渴多饮时，多参入白虎加人参汤，能取立竿见影之效。本方在取得效果以后，生地黄、石膏可适当减量；如双颌下肿痛消失或关节痛减轻，可去夏枯草、黄芩、栀子等苦寒之品，以防化燥伤阴。总之治疗本病可根据病情灵活化裁，不可偏执一方，总宜固护胃气为本。

二、痛风性关节炎

王某，男，41岁，2009年7月6日就诊。

主诉：左足内踝红肿疼痛间断发作19年，再发4天。

现病史：患者19年来左内踝反复红肿热痛，由于医疗条件差未能明确诊断及时治疗，以致每年发作3～5次，症状时轻时重。6年前明确诊断为痛风，常服别嘌醇等，每次均应用双氯灭痛（双氯芬酸钠），半个月左右症状才可缓解，由于药物刺激，经常出现胃脘不适而不能耐受治疗。5天前患者在夜寐中突发左内踝部肿胀疼痛，夜不能寐，自取红花油、扶他林凝胶外涂，症状不缓解，遂至当地社区门诊，诊断为“左踝部关节炎症”，静脉滴注抗生素治疗5天，疼痛未有丝毫减轻，不能行走，痛苦异常。患者慕名求治中医。刻下症：左内踝红肿热痛，夜间明显加重，不能行走，口中黏腻，胃纳欠佳，小便黄，大便正常。舌质红、苔薄黄腻，脉弦滑数。查血尿酸487mmol/L。

诊断：痛风性关节炎，中医证属湿热下注。

治法：清热利湿，消肿止痛。

方药：当归拈痛汤合四妙丸加减。药用：茵陈30g，土茯苓60g，威灵仙20g，黄芩15g，黄柏12g，苍术10g，白术10g，泽泻30g，防己10g，葛根15g，苦参12g，猪苓15g，知母15g，川牛膝15g，薏苡仁30g，车前子30g，秦艽12g，当归10g。4剂，水煎服，每日1剂。

治疗经过：服药4剂后局部疼痛明显缓解，夜间已能安眠，红肿亦较前减轻，口干、口苦、口黏腻缓解，胃纳如常，小便黄，大便正常。舌质红、苔薄黄微腻，脉弦滑微数。上方减少茵陈、土茯苓、黄芩、知母用量，加老鹳草30g。7剂，水煎服，每日1剂。服药7剂后左足踝部疼痛几近消失，行走时已无痛感，局部肿胀尚未完全消失，饮食正常，大小便正常，已恢复正常工作、生活，复诊取药继续巩固治疗。

按语：本病是由于先天遗传或后天获得性多种病因，造成嘌呤代谢障碍，尿酸排泄减少或生成过多，致使血清尿酸浓度持续升高，表现为高尿酸血症而形成的病症，属中医“痛痹”范畴。邢月朋老师将本病分为急性发作期与缓解间歇期进行分期辨治，并指出急性发作期以祛除湿热毒邪为首要，符合中医“急则治其标”的原则，主方选择当归拈痛汤与四妙丸，方中主药土茯苓多重用至60g以上方取佳效；威灵仙亦为本病必用之品，量取30g左右。邢月朋老师认为中药秦艽具有较好的降低血尿酸作用，为方中必用之品。缓解间歇期湿热毒邪已祛，以正虚不足为病理特点，邢月朋老师认为以健脾补肾、防湿浊内生为要务，可有效防止痛风再次发作。

本方由当归拈痛汤与四妙丸加减组成，前者利湿清热之中尤显利湿之功，主治湿热痛痹；后者清热燥湿之力较强，以小便短赤、舌苔黄腻为辨证要点。两方优势互补，清热与利湿并重，共同达到标本兼治的目的，亦完全符合“治湿不利其小便，非其治也”之旨，同时亦是给邪以出路的有效途径，防止闭门留寇迁延病情，耗伤正气。

中医治疗高尿酸血症及痛风性关节炎，着重调整人体内环境，不仅可降低血尿酸，还可改善肾功能，有较好的发展前景。

三、放射性肺炎

郑某，男性，70岁，2009年1月5日初诊。

主诉：咳嗽咳血3个月伴发热1个月余。

现病史：患者3个月前因咳嗽、痰中带血伴胸闷气短等症，在某医院诊断为“中心型肺癌”。放疗一个半月后出现发热，晨起体温37.2℃，至暮体温上升至38.5℃左右，应用抗生素静脉滴注10余天，发热不退，无奈转求中医调治。刻下症：发热，咽痒，咳嗽，痰稠色白，痰中带血，头晕，胸闷气短，口干咽燥，胃脘灼痛，无食欲，睡眠欠佳，周身无力，便秘，小便短赤。舌暗红、苔薄黄少津，脉沉滑数。

诊断：放射性肺炎，中医证属肺胃热炽、气阴两伤。

治法：清泄肺胃，益气生津。

方药：清胃散合白虎加人参汤化裁。药用：黄连12g，生地黄10g，当归10g，升麻10g，牡丹皮10g，石膏40g，金银花30g，连翘20g，栀子15g，紫草12g，石菖蒲12g，厚朴12g，枳壳12g，槟榔12g，焦三仙30g，鸡内金12g，甘草6g，明党参20g，黄芪30g，生晒参10g，知母15g。4剂，水煎服，每日1剂。

诊疗经过：服药4剂后精神好转，发热已退，咳嗽、头晕、胸闷气短等症状均减；胃痛虽减，但仍无食欲，口干舌燥，饮水量多。舌暗红、苔薄黄，脉沉滑。原方去石菖蒲、紫草、生地黄，加白术10g、天花粉20g、茵陈15g以疏肝健脾、清热生津。7剂，水煎服，每日1剂。服药7剂后患者精神可，发热咳嗽症状已消失，唯觉胃脘胀满，纳呆，偶有恶心、气短，舌红、苔腻，脉沉数无力。上方加竹茹12g、橘红12g、炙枇杷叶12g以清热降逆止呕。

按语：放射性肺炎在中医学中并无记载。根据其临床表现，多归属中医“咳嗽”“喘证”“肺痿”等范畴。邢月朋老师认为放射线为温热邪毒，放射性肺炎病理特点是本虚标实，以肺之气阴两虚为本，燥热瘀毒为标。其病机为温热邪毒直中肺脏，灼伤气阴，耗血动血，痰瘀毒邪胶结不解而引发各种变证。邢月朋老师常说：“中医之难在于辨证，辨证之难在于‘气血亏虚’了然于心，勿犯虚虚实实之戒。”本例患者症见发热、咽痒、咳嗽，为温热邪毒直中肺脏，肺失清肃、宣降失职而见是症；热灼津伤则口干喜饮，痰稠色白；温热邪毒耗伤肺之气阴可见头晕、胸闷气短，周身无力即所谓“壮火食气”也；温热邪毒顺传于胃腑可见胃脘灼痛、口干舌燥、饮水量多。邢月朋老师以温病的传变规律，将本病辨证为肺胃邪热炽盛兼气阴两伤证。以清胃散清胃泻火，胃火得清，胃气得降，则肺气复其肃降之功；以白虎加人参汤清肺胃津伤之燥热，以复其气阴之虚馁；金银花、连翘清肺卫热；石菖蒲、厚朴、枳壳、槟榔、焦三仙、鸡内金调整肠胃功能，以顾护后天，防止凉药害胃，方证合拍而效如桴鼓。

四、下肢静脉性水肿

胡某，男性，82岁，2009年9月23日初诊。

主诉：双小腿肿胀、沉重乏力3个月。

现病史：患者于3个月前无明显诱因出现双小腿肿胀，晨轻暮重，沉重乏力，虽经多法治疗，症状仍逐渐加重，现平卧休息后下肢仍肿胀沉重，以致无力行走，要求中医诊治。刻下症：面色、爪甲苍白无华，双膝关节以下指凹性水肿，胫前皮肤增厚、色素沉着，自觉干燥不适，时有疼痛，口干多饮，睡眠差，进食可，尿频、尿急、尿不净，夜间尤甚，大便干，舌质暗淡有瘀斑、苔黄腻，脉沉弦偏数。

诊断：静脉性水肿伴瘀积性皮炎，中医证属湿热瘀阻。

治法：清热化湿，活血通络，利水消肿。

方药：身痛逐瘀汤合当归拈痛汤加减。药用：川牛膝10g，地龙10g，羌活10g，秦艽10g，炒香附10g，当归12g，川芎12g，黄芪30g，苍术10g，黄柏12g，五灵脂10g，炒桃仁10g，红花10g，没药10g，防风10g，升麻10g，猪苓10g，泽泻30g，茵陈10g，黄芩12g，苦参10g，知母12g，葛根12g，白术10g，甘草6g。7剂，水煎服，每日1剂。

服药7剂后复诊，下肢肿胀稍减轻，仍沉重，无力行走，二便如前。上方加黄芪60g、地肤子15g以增强补气利水消肿之功，以此方加减治疗1个月，患者精神好转，下肢肿胀基本消失，行走较前轻松有力。

按语：慢性下肢静脉性水肿为临床常见病、多发病，中医称为股肿，主要表现为单侧或双侧小腿指凹性水肿，自觉沉重、胀痛，朝轻暮重，久坐久立后加重。有患者伴静脉曲张、皮肤色素沉着，进一步发展可出现淤积性皮炎、湿疹或慢性溃疡。西医认为本病多为原发性深静脉瓣膜功能不全所致，或继发于深静脉血栓形成，导致静脉回流障碍而成。

患者年高体弱，肾气不足，命门火衰，所谓“无阳则阴无以化”，膀胱气化无权，湿浊内生，蕴而化热，阻滞气机，血行不畅，血不利则为水，日久而成本证。病机主要涉及虚、湿、热、瘀。人体水液的运行有赖脏腑气化。《素问·水热穴论》曰：“肾者，胃之关也，关门不利，故聚水而从其类也。”

《金匮要略·水气病脉证并治十四》云：“血不利则为水。”《血证论》曰：“血与水本不相离，病血者，未尝不病水；病水者，未尝不病血。瘀血化水，亦发水肿。”急则治标，以清热化湿、活血通络、利水消肿为治则。

应用身痛逐瘀汤活血行气、祛瘀通痹；当归拈痛汤利湿清热、祛风通痹而肿消症减。邢月朋老师在临床上对于老年水肿多从血分论治且重用黄芪，扶正益气，化瘀活血利水。益气方可推动血行，气行则血行，气化则湿化，气血通畅，水湿分利，则肿消症减。

五、下肢动脉闭塞症（脱疽）

宋某，男性，48 岁，2009 年 10 月 23 日初诊。

主诉：左下肢间歇性跛行 3 个月。

现病史：患者于 3 个月前行走中出现左下肢腘窝憋胀疼痛，小腿肌肉疼痛，停止行走后疼痛逐渐缓解，但再次行走症状又现，并且逐渐加重。于 1 个月前就诊于某医院，查下肢动脉彩超示左侧腘窝动脉闭塞（建议进一步检查）。腰椎 CT 未见异常。腹部彩超示肝右叶内异常强回声斑，考虑肝内钙化斑，胆、胰、脾未见异常；双肾彩超未见异常。予口服迈之灵 2 粒，每日 2 次，并静脉滴注头孢类抗生素和改善循环类中药银杏达莫 2 个疗程，症状无减轻，行走后疼痛逐渐加重，为求中药调理而就诊。症见：左下肢间歇性疼痛，行走 50 ~ 100 米即出现左下肢腘窝憋胀疼痛、左小腿疼痛，停止行走休息数分钟后疼痛逐渐缓解，进食可，口干喜饮，饮水较多，夜间睡眠可，二便正常，舌质暗红、苔白，脉沉。

查体：双下肢无水肿，腘动脉、足背动脉未能触及。

病机分析：患者中年男性，家庭条件优越，养尊处优，平素嗜食烟酒、肥甘厚味，致脾胃受伤，运化失司，湿热内蕴，痹阻气血运行，血脉失于濡养，日久而成本证，见行走出现左下肢腘窝憋胀疼痛、左小腿疼痛；脾主四肢肌肉，行走出现下肢疼痛，休息缓解，为脾胃气虚之证；湿热内蕴，一则气不化津，一则邪热耗津，见口干喜饮，饮水较多；舌质暗红、苔白，脉沉，亦为湿热瘀滞之象。

西医诊断：下肢动脉硬化闭塞症。

中医诊断：脉痹，证属湿热瘀滞型。

治法：清热化湿，活血通脉。

方药：身痛逐瘀汤合四妙丸合白虎汤加减。药用：川牛膝 15g，地龙 12g，羌活 12g，秦艽 12g，香附 12g，薏苡仁 30g，伸筋草 30g，没药 10g，生石膏 40g，知母 20g，老鹳草 20g，当归 12g，川芎 12g，黄芪 30g，苍术 10g，黄柏 10g，五灵脂 10g，桃仁 10g，红花 10g，甘草 6g。30 剂，水煎服，每日 1 剂。

二诊：2009 年 11 月 25 日。服药后精神好转，虽仍有走路时小腿憋胀，但腘窝处无憋胀疼痛感，且能继续行走，最多能行 2000 ~ 2500 米，左脚自觉发凉，口干饮水较多，舌暗红、薄白，脉沉。上方加丹参 12g 以养血活血通络。7 剂，水煎服，每日 1 剂。

三诊：2009 年 12 月 4 日。症状渐好转，步行 1000 米而不出现腘窝憋胀疼痛，时有小腿酸痛，口干喜饮，口唇红赤。舌暗红、苔薄白，脉沉。上方加苦参 10g 以清热燥湿。30 剂，水煎服，每日 1 剂。

四诊：2010 年 1 月 4 日。症状进一步好转，现每天公园散步，行走 5000 步而不出现腘窝憋胀疼痛感，小腿酸痛较前减轻，饮水较前减少，舌暗红、苔薄白，脉沉。上方加鸡血藤 30g 以通络。10 剂，水煎服，每日 1 剂。

按语：下肢动脉硬化闭塞症作为动脉粥样硬化累及周围动脉的一种临床表现，患病人数不断增多，且有年轻化趋势，近年来更加引起人们的重视。肢体动脉一旦发生狭窄或闭塞，血液循环障碍，可能会引发溃疡甚至肢体坏疽，病残率和病死率较高，严重危害人类的身体健康和生活质量。《血证论》说："平人之血，畅行脉络，充达肌肤，流通无滞，是谓循经，谓循其经常之道也。"如若"经脉闭塞，气血凝滞，气血不和，百病乃变化而生"（《素问·阴阳应象大论》）。

本案患者平素养尊处优，嗜食烟酒、肥甘厚味，致脾胃受伤，运化失司，湿热内蕴，痹阻气血运行，血脉失于濡养，日久而成本证，见左下肢腘窝憋胀疼痛、左小腿疼痛。《素问·调经论》云："病在脉，调之血。"本病病位在血脉，病机为湿热瘀滞、经脉失养，应用身痛逐瘀汤、四妙丸、白虎汤化裁治疗。方中桃仁、红花、当归、五灵脂、地龙活血化瘀通络；丹参、鸡血藤、牛膝养血活血通络，强壮筋骨；川芎、没药、香附理气活血止痛；羌活、秦艽祛风胜湿，通络止痛；"气为血帅，血随气行"，黄芪益气行血；四妙丸、伸筋草、老鹳草、苦参清热利湿、舒筋活血；白虎汤清热生津；甘草调和诸药。上药合用，共奏清热化湿、活血通脉之功。

六、便秘

贾某，男性，66岁，2008年12月26日初诊。

主诉：便秘1年，加重20天。

现病史：患者1年前出现大便排便困难，数日一行，常用开塞露通便，自行注意饮食而未予治疗。20天前因小便不通尿潴留入住我院针灸科，予导尿及综合治疗，小便逐渐通畅，大便出现秘结不通。曾因大便不下先后做了5次灌肠以通腑，虽有大便但量少不畅，无自主排便，近4日无大便，遂请邢月朋老师会诊。查患者舌淡暗，中纵裂纹，苔薄白，脉沉弦。

既往史：既往患冠心病，陈旧性下后壁心肌梗死病史12年，冠状动脉搭桥术后14个月，2型糖尿病病史8年，高血压病史半年，最高达165/95mmHg，前列腺肥大病史半年，局灶性紫癜性肾炎4个月。

西医诊断：①糖尿病，胃瘫；②冠状动脉粥样硬化性心脏病，陈旧性下后壁心肌梗死，冠状动脉搭桥术后，心绞痛；③高血压2级，极高危；④局灶性紫癜性肾炎；⑤前列腺肥大。

中医诊断：便秘，证属气阴两虚、脾肺不足。

病机分析：患者年老体衰，正气亏虚，加之频繁灌肠，致使气阴消耗，肺脾两虚。肺气虚，肺与大肠相表里，肺气不足，大肠传导无力，脾虚运化失职，糟粕内停而便秘，虽有便意，而大便不下。脾主肌肉四肢，脾气不足而见周身无力。脾胃虚弱，脾失健运，故饮食无味。肺主宣发肃降、通调水道，脾主运化水湿，肺脾气虚，水液代谢失常，可出现下肢水肿。舌淡暗，中纵裂纹，苔薄白，脉沉弦，皆属气阴两虚、脾肺不足之证。本病病位在大肠，涉及肺脾，属虚证。

治法：益气养阴，润肠通便。

方药：黄芪生脉散合夏枯草汤加减。药用：黄芪30g，夏枯草12g，黄芩12g，玄参12g，枳壳20g，白术40g，火麻仁15g，郁李仁30g，明党参 15g，麦冬 10g，五味子 10g。3 剂，水煎服，每日 1 剂。

二诊：2008 年 12 月 29 日。服药后患者精神好转，仍面色无华，服药当天大便即下，仍感周身无力，饮食无味，小便可，双下肢水肿。舌淡暗，中纵裂纹，苔薄白，脉沉弦。上方白术加至 50g 以健脾通腑。2 剂，水煎服，每日 1 剂。

三诊：2008 年 12 月 31 日。患者精神好转，气色好转，药后大便顺畅，稍感无力，进食可，小便可，双下肢轻度水肿。舌淡暗，中纵裂纹，苔薄白，脉沉弦。上方加茯苓 15g、泽泻 30g 以健脾利水消肿。5 剂，水煎服，每日 1 剂。

按语：中医认为便秘虽属大肠传导失职，但与其他脏腑如肺、脾、肾之功能失调密切相关。《济生方》曰："《素问》云：大肠者，传导之官，变化出焉……摄养乖理，三焦气涩，运掉不行，于是乎壅结于肠胃之间，遂成五秘之患。"《万病回春·大便闭》曰："久病人虚，大便不通者，是虚闭也。"患者多病之体，正气亏虚，多次结肠透析、灌肠，肠液丢失伤及阴液，气虚则大肠传导无力，阴虚则大肠失润，无水舟停，形成虚秘。此时治疗不可妄用攻下，《丹溪心法》曰："如妄以峻利药逐之，则津液走，气血耗，虽暂通而即秘矣。"本方益气养阴、增水行舟，方中黄芪、党参、白术补肺脾，使水有所主、水有所制；且大量白术健脾通便；火麻仁、郁李仁、玄参、麦冬滋阴养液、润肠通腑；枳壳宽肠下气、助便下行；生脉散益气养阴兼顾心脏；夏枯草汤滋肾清肝兼顾血压。诸药合用，以达益气养阴、润肠通便之目的。

七、湿疹案

苗某，女性，74 岁，2012 年 12 月 20 日初诊。

主诉：双手皮疹 2 个月。

现病史：患者于 2 个月前双手开始起皮疹，夜间发痒，脱皮，晨起口干口苦，大便稀，不易解，小便灼热感，舌红、苔黄干，脉滑。既往偶有心慌不适。对链霉素过敏。查双手掌侧可见皮疹、脱皮。

西医诊断：湿疹。

中医诊断：湿疮，证属湿热内蕴。

治法：清热利湿。

方药：当归拈痛汤加减。药用：当归 10g，羌活 10g，防风 10g，升麻 10g，白术 10g，苍术 10g，知母 10g，黄连 10g，柴胡 10g，半夏 10g，泽泻 15g，葛根 15g，白鲜皮 15g，地肤子 15g，茵陈 12g，黄芩 12g，猪苓 12g，苦参 12g，蒺藜 12g，甘草 10g。6 剂，水煎服，每日 1 剂。

二诊：2012 年 12 月 26 日。服药后右手痒减，晨口干泛白沫，腹胀，大便偏稀，小便灼热感。上方加茯苓 10g，7 剂，水煎服，每日 1 剂。

三诊：2013 年 1 月 4 日。服药后患者皮疹减，但仍有腹胀，改为平胃散加减。10 剂，水煎服，每日 1 剂。

四诊：2013 年 1 月 16 日。患者双手未发新皮疹，腹胀基本消失。

按语：患者双手湿疹，见口干口苦、大便不畅，辨证为湿热内蕴。治则为清热利湿。当归拈痛汤出自张元素《医学启源》，功能利湿清热、疏风止痛。方中羌活祛风胜湿，止周身痹痛；茵陈清热利湿、通利关节，共为君药。臣以猪苓、泽泻利水渗湿；黄芩、苦参清热渗湿；防风、升麻、葛根解表疏风，升发脾胃以化湿。佐以白术、苍术健脾祛湿，使湿邪得以运化；当归益气养血、扶正祛邪，防诸药燥利伤及气血；知母清热润燥，兼能制辛散之品而不耗阴津。使以甘草调和诸药。患者皮疹减后，热去，脾虚湿停之象明显，给予平胃散燥湿健脾善后。当归拈痛汤治疗湿疹确有疗效，另外还可用于痤疮等皮肤疾病，只要辨证准确，疗效会非常好。白鲜皮、地肤子、蒺藜是邢月朋老师治疗皮肤病的常用药。

八、腰痛案

李某，男性，38 岁，2013 年 5 月 6 日初诊。

主诉：腰背酸痛、阳痿遗精 1 年余。

现病史：患者于 1 年前腰背酸痛、阳痿遗精，就诊于某中医诊所，考虑为肾虚，给予补肾壮阳之剂治之，服药月余无明显效果，慕名前来就诊。

现腰背酸痛，头晕乏力，阳痿遗精，性情急躁，平素胸胁苦满，无食欲。舌淡暗、苔薄黄，脉弦细数。患者语速较快，面色红。

西医诊断：腰肌劳损。

中医诊断：腰痛，证属肝郁化热。

治法：疏肝解郁泻热。

方药：丹栀逍遥散加减。药用：牡丹皮 10g，栀子 10g，柴胡 10g，当归 10g，白芍 10g，白术 10g，甘草 10g，薄荷 10g，生地黄 10g，补骨脂 10g，杜仲 10g，茯苓 15g，鸡血藤 15g。7 剂，水煎服，每日 1 剂。

二诊：2013 年 5 月 11 日。服药后腰背酸痛减轻，胸满心烦减轻，阳痿略好转。继续服用上方，诸症均明显减轻。

按语：腰酸腰痛多辨证为肾虚，该患者补肾效果欠佳时应另觅思路。邢月朋老师通过望诊观察到该患者性情急躁，有心烦、胸胁满闷等不适，考虑为肝郁化热。《素问・刺腰痛论》云："厥阴之脉令人腰痛，腰中如张弓弩弦。"盖肝主筋，肝气失于疏泄，腰部之筋失于濡养，则可见腰酸腰痛；阴器为宗筋之会，肝气郁结，气血不能通达宗筋，宗筋失于濡养，则引起阳痿。患者肝郁日久兼有化热之象，因此疏肝郁、清肝热，方选丹栀逍遥散加杜仲、补骨脂引经，起到了意想不到的效果。腰痛临床多从肾论治，该病例从肝论治，其理论出自《内经》，因此需熟读经典，才能丰富临床治疗手段。

九、口疮病案

张某，男性，66 岁，2013 年 4 月 1 日初诊。

主诉：反复舌体溃疡 3 个月。

现病史：患者于 3 个月前开始反复出现舌体溃疡，就诊于某省级医院，行 2 次手术切除，病理结果显示为增生，口服药物效果欠佳。患者及家属恐癌变而求中医治疗。现左侧舌体溃疡疼痛，可见左侧舌面溃疡，有 1mm × 2mm 大溃疡，口渴欲饮，口苦，饮食可，大便干，小便可。舌暗红、苔黄腻，脉滑。

西医诊断：口腔溃疡。

中医诊断：口疮，证属肝胃热盛。

治法：清胃泻肝。

方药：龙胆泻肝汤合清胃散加减。药用：龙胆草 10g，栀子 10g，柴胡 10g，木通 10g，升麻 10g，牡丹皮 10g，黄连 10g，竹叶 10g，连翘 10g，当归 10g，黄芩 12g，生地黄 15g，金银花 15g，车前子 20g，泽泻 20g，甘草 6g，石膏 30g，大黄 5g。10 剂，水煎服，每日 1 剂。

二诊：2013 年 4 月 12 日。服药后患者舌体溃疡疼痛明显减轻，未发新的溃疡。上方加吴茱萸 3g，7 剂，水煎服，每日 1 剂。

三诊：2013 年 4 月 20 日。患者诉舌体溃疡未发。

按语：复发性口腔溃疡是口腔黏膜疾病中最常见的多发病，患病率高达 20%，具有反复发作性、自限性，可发生于口腔黏膜的任何部位，发作时疼痛剧烈，灼痛难忍，严重影响患者的工作和生活。复发性口腔溃疡属于中医学“口疮”“口疡”“口疳”等范畴。本病病因复杂，多为内外因素交织所致，其发生与心、肝、胆、脾、胃、肾等脏腑皆有联系。该患者辨证为肝胃热盛，应用龙胆泻肝汤、清胃散效果良好。邢月朋老师在治疗口腔溃疡时多用清胃散。该患者反复口腔溃疡 3 个月，2 次手术采集病理，心生疑虑，怀疑癌变，情绪不畅，肝郁化热，热灼舌体则见舌体溃疡，热伤津液则见口渴多饮，在清胃散基础上加龙胆泻肝汤，取得了较好的疗效。

十、口黏症案

董某，女性，71 岁，2012 年 9 月 20 日初诊。

主诉：口内发黏 1 个月。

现病史：患者于 1 个月前自觉口内发黏，说话后两嘴角有白沫，自诉像“牛倒嚼”一样，双眼发胀。在门诊有医生给予小青龙汤后病情加重，故前来就诊。饮食、二便可，舌暗红、苔白腻，脉沉滑。

既往史：有高血压、冠心病、心力衰竭病史。

查体：血压130/85mmHg，体型偏胖，双眼睑轻度水肿，双侧口角有黏沫。

中医诊断：口黏症，证属湿热内停。

治法：清热利湿。

方药：甘露消毒丹加减。药用：藿香10g，茵陈10g，滑石10g，木通10g，黄芩10g，薄荷10g，连翘10g，防风10g，苏叶10g，石菖蒲15g，连翘15g，浙贝母12g，佩兰12g，甘草6g，麻黄6g，浮萍30g。7剂，水煎服，每日1剂。

二诊：2012年9月27日。服药后口黏明显减轻，口角黏沫减少，目胀减轻，舌暗红、苔白腻，脉沉滑。继予上方4剂，水煎服，每日1剂。

三诊：2012年9月30日。服药后患者症状减轻，近日咳嗽，有痰，上方加桑白皮10g、杏仁10g，7剂，水煎服，每日1剂。

四诊：2012年10月8日。患者来院拿其他药物时告知口黏症状消失。

按语：邢月朋老师分析此例患者主症为口黏，分泌物黏稠则为有热，脾开窍于口，考虑为脾经湿热，方选甘露消毒丹以清热利湿。该方出自《续名医类案》，主治湿温时疫，邪在气分，症见发热困倦，胸闷腹胀，肢酸，咽肿，颐肿，口渴，身黄，小便短赤，淋浊，吐泻，舌苔淡白或腻或干黄，临床应用以身热、困重、汗出不解、舌苔黄腻、脉濡数为辨证要点。方中藿香、石菖蒲芳香化浊、宣畅气机，以醒脾运湿；茵陈、滑石、木通清热利湿，以导湿热由小便而出；黄芩、连翘清热解毒；浙贝母清咽散结；薄荷疏表透热，兼利咽喉，合之则清热之力更强。诸药合用，可使湿热之邪从中而化，从小便自利，从肌表而散，且可清热解毒、利咽散结，体现了清热、芳化、利湿三法，尤以清热为要，故临床多能治疗各种湿热病症。患者表现为口黏、口角黏沫，痛苦异常，邢月朋老师应用甘露消毒丹后药到病除，为患者解除了痛苦。

十一、耳鸣案

范某，男性，39岁，2013年2月28日初诊。

主诉：耳鸣1周。

现病史：患者于1周前劳累后出现右侧耳鸣，在某医院诊断为“神经性耳鸣”。现主症：右耳堵塞感，轻微听力下降，口干、口苦，舌红、苔黄腻，脉弦滑。

西医诊断：神经性耳鸣。

中医诊断：耳鸣，证属肝胆湿热。

治法：清利肝胆湿热。

方药：龙胆泻肝汤加减。药用：龙胆草10g，柴胡10g，泽泻10g，车前子10g，当归10g，生地黄10g，黄芩6g，栀子6g，木通6g，炙甘草6g，紫草12g，石菖蒲12g，磁石30g。7剂，水煎服，每日1剂。

二诊：2013年3月6日。服药后患者耳鸣及堵塞感均减轻，时有阴囊潮湿，上方加黄柏10g，7剂，水煎服，每日1剂。

三诊：2013年3月13日。患者诉少量饮酒及熬夜后仍出现耳鸣，耳堵基本消失，继续服用上方。

按语：本例患者突然出现耳鸣耳聋，兼口干口苦，考虑为肝胆湿热，患者二诊时方说平时有阴囊潮湿情况，更佐证了肝胆湿热的证型。耳为胆经所过，肝胆湿热上蒸，上扰头巅则耳目作痛，或听力失聪；旁及两胁则为痛且口苦；下注则循足厥阴肝经所络阴器而为肿痛、阴痒，甚则见阴囊潮湿，故方选龙胆泻肝汤。本方治证，是由肝胆实火，肝经湿热循经上扰、下注所致，故用龙胆草大苦大寒，上泻肝胆实火，下清下焦湿热，为泻火除湿两擅其功的君药。黄芩、栀子具有苦寒泻火之功，在方中配伍龙胆草，为臣药。泽泻、木通、车前子清热利湿，使湿热从水道排出。肝主藏血，肝经有热，本易耗伤阴血，如加用苦寒燥湿之品则再耗其阴，故用生地黄、当归滋阴养血，以使标本兼顾。方用柴胡，是为引诸药入肝胆而设，甘草有调和诸药之效。综观全方，泻中有补，利中有滋，火降热清，湿浊分清，循经所发诸症相应而愈。神经性耳鸣早期治疗效果佳，多与暴怒、过食肥甘厚味相关，以实证为多，龙胆泻肝汤较常用，邢月朋老师经验，无论何型，多加用磁石、石菖蒲以达开耳窍止耳鸣之效。

十二、皮肤瘙痒症案

杨某，女性，51 岁，2013 年 5 月 17 日初诊。

主诉：皮肤瘙痒 2 周。

现病史：患者于 2 周前开始出现皮肤瘙痒，抓则起皮疹，无汗，头晕，颈部不适，下肢轻度水肿，尿略少，未经诊治。

既往史：有高血压、脑梗死病史。否认药物过敏史。

查体：血压 140/80mmHg，皮肤可见散在抓痕，双肺呼吸音清，心率 74 次 / 分，双下肢轻度水肿。

辅助检查：经颅多普勒超声示正常脑血流。

西医诊断：皮肤瘙痒症。

中医诊断：瘾疹，证属营卫不和、风邪侵袭。

治法：调和营卫。

方药：桂枝麻黄各半汤合荆防败毒散加减。药用：桂枝 10g，白芍 10g，浮萍 10g，炒苦杏仁 10g，蜜麻黄 6g，炒枳壳 6g，茯苓 6g，羌活 6g，独活 6g，荆芥 6g，甘草 6g，桔梗 6g，前胡 6g，柴胡 6g，防风 6g。4 剂，水煎服，每日 1 剂。

二诊：2013 年 5 月 21 日。患者服药 3 剂后瘙痒减轻，身有汗出，头晕及颈部不适减轻，尿量增多，下肢水肿减轻，续服 7 剂而愈。

按语：桂枝麻黄各半汤出自《伤寒论》太阳病篇第 23 条，其云："太阳病，得之八九日，如疟状，发热恶寒，热多寒少，其人不呕，清便欲自可，一日二三度发。脉微缓者，为欲愈也；脉微而恶寒者，此阴阳俱虚，不可更发汗、更下、更吐也；面色反有热色者，未欲解也，以其不能得小汗出，身必痒，宜桂枝麻黄各半汤。"其病机为太阳病日久不解，邪气虽微，但佛郁不解，面赤身痒，为外邪郁闭，汗出不彻，阳气宣发不畅所致，故治宜辛温轻剂，小发其汗，取桂枝汤与麻黄汤原剂量的 1/3 合并而成，意在缓行，为发汗轻剂，正合病久邪微之治。荆防败毒散亦具祛风解表透疹消疮之功，两方合用，效果显著。桂枝麻黄各半汤合荆防败毒散为经方与时方合用，所以不应拘泥于经方或时方，有适证用适方才对。

十三、不明原因发热案

张某，男性，65岁，2013年3月16日初诊。

主诉：反复发热20天。

现病史：患者于20天前夜间突然发热恶寒、寒战，体温39.5℃，医生给予柴胡注射液肌注后体温下降，考虑感冒，予莲花清瘟胶囊口服，后开始间断发热，多在下午5时以后及夜间出现。查血常规正常，胸片肺纹理稍粗。患者自备对乙酰氨基酚，体温增高即服用，汗出热退，随后体温又升高，发热时自觉先从足下开始有热气上升至胸部，体温开始增高。先后应用利巴韦林、痰热清静脉滴注，给予“加减银翘散、秦艽鳖甲散、白虎汤”均无效。昨日夜间患者再次发热，体温最高达38.0℃，自行服用对乙酰氨基酚后体温逐渐降至37.4℃，无头晕头痛，无恶心欲呕，进食尚可，小便黄，大便黏腻不爽，睡眠尚可。舌质淡、苔白腻，脉滑。

既往史：冠心病、心绞痛、前间壁心肌梗死病史2年，前列腺增生病史5年，用药情况不详。脑梗死病史10年，发现糖尿病1周。

查体：体温36.9℃，血压110/59mmHg，双肺呼吸音粗，心率69次/分，心音低钝，双下肢无水肿。

辅助检查：尿常规示蛋白（+），细菌抗体（-）。

西医诊断：发热原因待查。

中医诊断：热证，证属湿热中阻。

治法：清热利湿。

方药：达原饮合三仁汤加减。药用：炒槟榔12g，青蒿12g，厚朴10g，草果10g，黄芩10g，淡竹叶10g，清半夏10g，滑石粉10g，通草10g，浙贝母10g，炒苦杏仁10g，豆蔻10g，赤芍10g，甘草10g，柴胡20g，薏苡仁20g。2剂，水煎服，每日1剂。

二诊：2013年3月18日。服药后患者未再发热，从足下上升至胸部之热气明显减轻，偶有胸闷胸痛，舌淡暗、苔白腻，脉缓。继服上方。

三诊：2013年3月20日。患者无发热，未出现热气上升，继服2剂巩固。

按语：患者反复发热，先后应用利巴韦林、痰热清静脉滴注，给予中药银翘散加减、秦艽鳖甲散、白虎汤无效。患者发热时自行服用对乙酰氨基酚，体温增高即服用，汗出较多，热却不退。邢月朋老师分析患者反复发热，多在下午及夜间，考虑为湿热之邪伏于膜原。达原饮见于明代医家吴又可所著《瘟疫论》，由槟榔、厚朴、草果、知母、芍药、黄芩、甘草七味药组成，是治疗瘟疫初起，邪伏膜原的要方，也是治疗湿邪内伏膜原证的要方。恐该方祛湿之力不够，加用三仁汤清热利湿，湿去则热孤，仅服用2剂即起到药到病除的效果。

十四、腑气不通案

周某，男性，81岁，2012年8月31日初诊。

主诉：腹部胀痛、恶心呕吐3天。

现病史：患者于3天前吃晚饭时突然出现剑突下疼痛、大汗，口服藿香正气口服液1支，诸症无明显缓解，为系统诊治，急来我院，在办理入院手续时出现恶心呕吐，呕吐物为大量清水。入院后查血清淀粉酶656 U/L，尿淀粉酶4745 U/L。腹部平片提示右下腹肠管积气。腹部CT提示胰腺炎、胆囊炎、右肾囊性变。诊断为“急性胰腺炎、肠梗阻”。经胃肠减压，持续泵入奥曲肽后患者无恶心呕吐，腹胀痛明显，无排气。现主症：全腹部胀满疼痛，无排气，3天大便未行，有时烦躁。舌质暗红、苔白，脉滑。

既往史：慢性支气管炎病史58年，未进行系统治疗；高血压病史17年，血压最高达180/100mmHg，时有头晕，曾口服“尼群地平、依那普利、硝苯地平”，最近3年血压正常，未服用降压药物，血压维持在120 ~ 130/60 ~ 70mmHg；肺心病、心力衰竭病史10余年，多因感冒后加重，出现喘息气短、全身水肿、尿少等症状。脂肪肝、胆结石病史1年余。

查体：血压110/60mmHg，双肺呼吸音粗，肺底可闻及湿性啰音，心率72次/分，心律齐，心音低钝，剑突下压痛，右下腹压痛，肠鸣音弱，双下肢无水肿。

辅助检查：血常规示白细胞计数 10.15×10^9/L，淋巴细胞百分比 12.3%，中性粒细胞百分比 80.3%，红细胞计数 6.22×10^{12}/L，血红蛋白 140g/L。血淀粉酶 656U/L（危急值），尿淀粉酶 4745U/L。腹部平片提示：右下腹肠管积气。胸片提示：①支气管炎合并双肺感染，右上肺钙化。②右肺门影增大，建议 CT 进一步检查。③动脉硬化。腹部 CT 提示：①胰腺炎。②胆囊炎。③右肾囊性变。

西医诊断：①急性胰腺炎；②急性腹膜炎；③肠梗阻。

中医诊断：腹痛，证属腑气不通。

治法：通腑泄热。

方药：厚朴 20g，柴胡 20g，大黄 15g，炒枳实 12g，黄连 12g，木香 12g，黄芩 30g，白芍 30g，板蓝根 30g。4 剂，水煎服，每日 1 剂。

二诊：2012 年 9 月 4 日。服药后全腹胀满疼痛略有减轻，仍无排气，舌质暗红、苔白干，脉滑。调方如下：厚朴 20g，柴胡 20g，炒火麻仁 20g，黄连 12g，木香 12g，炒枳实 12g，黄芩 30g，白芍 30g，板蓝根 30g，白术 30g，大黄 15g，黄芪 15g。4 剂，水煎服，每日 1 剂。

三诊：2012 年 9 月 8 日。患者尚未进食，复查腹部平片提示肠梗阻。今日继续给予持续胃肠减压。诊见患者以腹胀为主，脾主大腹，给予温脾汤攻补兼施，寒热并用。方药如下：甘草 6g，大黄 12g，干姜 6g，人参 10g，黑顺片 6g（先煎）。4 剂，水煎服，每日 1 剂。

四诊：2012 年 9 月 12 日。服药后患者可进食，无腹部疼痛，腹胀满减轻，昨日排便 2 次，为稀便，有排气，舌质暗红、苔白干，脉滑。患者大便已通，"脾主大腹"，过度泄泻可导致脾虚。中医以益气健脾为大法，予香砂六君子汤加减。方药如下：陈皮 10g，清半夏 10g，人参 10g，甘草 6g，砂仁 6g，木香 6g，白术 15g，茯苓 15g，焦三仙 30g，炒火麻仁 30g，当归 12g，槟榔 12g。6 剂，水煎服，每日 1 剂。

五诊：2012 年 9 月 18 日。服药后患者进食较前增多，无腹痛腹胀，大便日 1 次，上方续服 5 剂收功。

按语：本例患者为急性胰腺炎、腹膜炎，后发展为肠梗阻，属于急腹症，治疗不及时，有生命危险。治疗中西药已应用，效果欠佳。分析患者发病过程，初期以腹胀痛为主，兼恶心呕吐、不排气，当时尚无腹实证，以厚朴三物汤理气消胀。厚朴三物汤为《金匮要略》方，方中重用厚朴宽中下气，消胀除满；大黄苦寒泻下，破瘀散结；枳实破气止痛，消痞散结。复诊时患者腹痛减，腹胀明显，出现大便不通，肛门不排气，因患者为老年人，攻伐过度可致气虚，改用温脾汤攻补兼施，温补脾阳，攻下冷积。患者大便得下，腹胀减轻，后以香砂六君子汤益气健脾以善后。

十五、药物性肾炎致水肿案

患者：毕某，男性，73 岁，2012 年 4 月 30 日初诊。

主诉：双下肢指凹性水肿 2 个月余。

现病史：患者于 2 个月前行拔牙术后，由于局部感染，服用多种抗生素及止痛药治疗（具体药物不详），随后出现双下肢指凹性水肿，活动后加重，休息后减轻，并伴有胃脘不适等症。曾检查血常规，结果正常；尿蛋白（+）；尿素氮 86 mmol/L，血肌酐 115 mmol/L。应用多种中西药物治疗，症状未见减轻而求治于中医。现主症：双下肢水肿，活动后加重，食欲不振，胃脘胀满，腰部疼痛，大便不畅，小便不利。

既往史：高血压病史 20 余年。

查体：双下肢重度指凹性水肿，眼睑轻度水肿，舌质淡红、苔薄白，脉沉细。

西医诊断：药物性肾炎。

中医诊断：水肿，证属脾肾阳虚、水湿内停。

治法：温阳化气，利湿消肿。

方药：方选五苓散加味。药用：夏枯草 15g，猪苓 15g，茯苓 15g，黄芩 10g，玄参 10g，桑皮 10g，白术 10g，桂枝 10g，枳壳 10g，黄芪 40g，白茅根 30g，冬瓜皮 30g，泽泻 30g，车前子 30g，郁李仁 30g。5 剂，水煎服，每日 1 剂。嘱低盐饮食，限制饮水量，注意休息。

二诊：2012 年 5 月 4 日。服药后双下肢水肿已大部消退，时有腰部酸疼，大便艰涩，食欲增加，胃脘胀满明显减轻，小便畅利。此乃脾肾阳气渐复之征，方证相应，故取显效。继用原方5剂。

三诊：2012年5月9日。服药后患者双下肢水肿已全部消退，偶有腰部酸疼，纳可，食后无胃胀，大便仍欠通畅。调方如下：夏枯草10g，黄芩10g，玄参10g，桂枝10g，当归10g，川芎10g，没药10g，地龙10g，黄芪40g，白术40g，茯苓15g，杜仲15g，炒香附15g，郁李仁30g，桑寄生30g，桃仁12g，红花12g。15剂，水煎服，每日1剂。

按语：本案患者为滥用化学药品所致的肾损害，是目前临床越来越常见的病症。我们在临床观察到药物对人体一般先损伤脾胃，渐次损害肝肾，使脾之运化及肾之气化功能下降而出现纳呆、胃脘胀满、便秘、水肿、腰酸等一系列症状。中医辨证为脾肾阳虚、水湿内停证，为本虚标实之证。方选五苓散为主加减标本兼治，方证相应，故取满意疗效。

本案兼证中，患者大便滞涩不畅，辨为脾虚湿滞证，临证时常应用大剂量白术40～60g、枳壳30g，既可健脾祛湿助阳，又可行肠胃之气，恢复大肠传导功能，大便自能通畅。

治疗的后期可随证加入活血之品，改善肾脏微循环，促进细胞修复，从而达到恢复肾功能的目的。

十六、益气祛风、通络止痛法治疗风痹案

苏某，女性，74岁，2012年8月28日初诊。

主诉：体内自觉有风窜动感月余。

现病史：患者于1个月前开始觉体内有风窜动，风气所到之处便疼痛不适，尤以下肢、踝部明显，每天发作次数不等，饮食、二便可。体态丰盈，面色㿠白，舌淡暗、苔薄白，脉沉。

既往史：有冠心病、高血压、糖尿病病史。

中医诊断：风痹，证属正气内虚、风邪外袭。

治法：益气祛风，通络止痛。

方药：小续命汤加减。药用：甘草3g，麻黄3g，黑附子3g，川芎6g，黄芩6g，桂枝6g，人参6g，炒苦杏仁6g，防己6g，白芍10g，防风

10g。5 剂，水煎服，每日 1 剂。

二诊：2012 年 9 月 3 日。服药后患者诉风邪窜痛明显减轻，继服上方 5 剂善后。

按语：患者为风痹，又称为行痹。《素问·痹论》说："其风气胜者，为行痹。"患者多病久，素体虚弱，风邪侵袭，风性善行，故自觉窜动疼痛，应用小续命汤以益气祛风后，风邪已去，正气复来，自然症状缓解。小续命汤最早记载于南北朝宋齐时期著名医家陈延之的《小品方》，后由唐代名医孙思邈收入《备急千金要方》，称小续命汤通治八风五痹痿厥等症，为风剂之首。方中甘草、麻黄、防己、人参、桂枝、黄芩、川芎、芍药各 50g，防风 75g，生姜 250g，附子大者 1 枚。方中麻黄、杏仁取麻黄汤之义，解表散邪；桂枝、芍药取桂枝汤之义，调和营卫；人参、甘草为四君之二，可益气和中；川芎、芍药为四物之二，可养血活血；防己、防风祛风除湿；附子温阳散寒。全方配伍，共奏温阳益气、祛风通络之功。对于正气不足、脾肾阳虚患者，风邪侵袭，兼寒、湿、热邪导致的六经中风，表现为肢体麻痹、骨节疼痛、筋脉拘急、口眼㖞斜等症，均可在小续命汤基础上随症加减，总以临床见证为依据。

十七、疏肝解郁泻热法治疗厥证案

乔某，女性，51 岁，2013 年 2 月 22 日初诊。

主诉：双手发凉发紫 2 年。

现病史：患者于 2 年前遇冷后出现双手发凉，手足遇凉皮肤先变白后变紫，遇暖则好转。在外院诊断为雷诺综合征，曾服用温通中药汤剂及维生素 C、脉通等，症状无好转。曾因服用虫类药出现过敏反应，引起双手皮疹及面部瘙痒，经服用西药抗过敏后来诊。现四末冷凉发紫，皮肤变硬，右手中指尖皮色改变，轻度口干，进食可，睡眠可，大便正常，尿急，无尿痛。舌淡红、苔薄黄，脉弦。

既往史：有高血压病史，现服替米沙坦、珍菊降压片，血压控制可。

查体：面色㿠白，眼睑轻度水肿，双手末端发白发暗，发硬。

西医诊断：雷诺综合征。

中医诊断：厥证，证属肝郁化热。

治法：疏肝解郁泻热。

方药：丹栀逍遥散加减。药用：牡丹皮 10g，栀子 10g，当归 10g，白术 10g，白芍 10g，薄荷 10g，夏枯草 10g，玄参 10g，黄芩 10g，川芎 10g，生地黄 10g，桂枝 10g，甘草 6g，茯苓 15g，柴胡 12g，鸡血藤 20g。7 剂，水煎服，每日 1 剂。

二诊：2013 年 3 月 1 日。服药后患者自述双手发凉好转，现已经没有发紫的情况出现，有时盗汗。上方去桂枝，生地黄加量为 15g，加牡蛎 15g。7 剂，水煎服，每日 1 剂。

三诊：2013 年 3 月 8 日。患者诉受凉后症状明显减轻，眼睑肿胀减轻，上方继续服用。

按语：该患者四肢末端冷凉发紫，属于中医“厥证”。患者两年间多次服用中药，多为温热药物，效果欠佳，还曾因服用虫类药出现过敏反应，引起双手皮疹及面部瘙痒，服用西药抗过敏治疗。邢月朋老师分析患者为“热深厥亦深”，热郁导致气机不能达于四末，导致四肢冷凉，治疗时给予丹栀逍遥散疏散郁热，调畅气机，并加生地黄、鸡血藤凉血通络，稍佐桂枝以引药达病所，在二诊起效后减去桂枝，避免增加温热作用而影响治疗效果。雷诺综合征治疗大多用温阳益气药物，该患者用后病情反加重，其为热深厥亦深，可见对证的把握非常重要。

十八、温阳益气、祛风通络法治疗痹症案

林某，女性，56 岁，2013 年 3 月 4 日初诊。

主诉：四肢酸痛 3 个月余。

现病史：患者于 3 个月前感冒后于诊所治疗输液，发热消失后出现阵发性四肢酸痛，以肘膝关节以上为主，劳动后上肢明显，若按摩局部则打嗝，盗汗，饮食、二便可。舌暗、苔白腻，脉沉细。血压 150/90mmHg。

既往史：有高血压、高脂血症病史。

辅助检查：血沉、类风湿因子正常。

中医诊断：痹症，证属气虚风中。

治法：温阳益气，祛风通络。

方药：制附片 3g，甘草 3g，川芎 6g，黄芩 6g，白芍 6g，麻黄 6g，桂枝 6g，防己 6g，防风 6g，人参 6g，炒苦杏仁 6g，桑枝 15g，夏枯草 10g，玄参 10g。4 剂，水煎服，每日 1 剂。

二诊：2013 年 3 月 13 日。患者诉服药后症状减轻，于 8 日自行服用原方 4 剂，现自觉四肢酸痛减，仍有出汗，打嗝。上方加地骨皮 30g、白薇 30g、刀豆 30g。7 剂，水煎服，每日 1 剂。

三诊：2013 年 3 月 20 日。患者症状均明显减轻，活动后上肢略有酸痛，上方加威灵仙 10g 续服。

按语：邢月朋老师在临床中非常重视外风的作用，认为风为百病之长，许多疾病的发生及发展变化均由风邪侵袭所致，因此创立祛风定晕汤治疗眩晕症，取得较好疗效。在治疗冠心病、心绞痛、心力衰竭效果欠佳时，若能询问到外感因素，加用祛风药常能起到好的效果。在治疗风邪侵袭的各种疼痛病症时喜用小续命汤，取得较好疗效。脑卒中，在唐宋之前多从外风论治，近年来小续命汤很少用于卒中，原因有多方面，中风发病急骤，患者多去寻求西医治疗，中医没有机会，故应用减少。除了卒中，小续命汤还可用于风湿痹痛。

十九、益气养阴、清热利湿法治疗鹤膝风

魏某，女性，58 岁，2012 年 8 月 17 日初诊。

主诉：左侧膝关节肿痛 2 个月。

现病史：患者于 2 个月前无明显诱因出现左侧膝关节肿痛，活动后疼痛明显，劳累后两侧髋关节疼痛，未经治疗。现症见：左侧膝关节肿胀疼痛，饮食可，尿频，大便可。舌尖红、苔白，脉滑细。

查体：血压 120/80mmHg，心率 76 次 / 分，心律不齐，未及杂音，双肺呼吸音清，未及干湿性啰音，左侧膝关节局部肿胀，皮色略红，皮温稍高，

下肢无水肿。

辅助检查：血沉 16mm/h。

西医诊断：骨关节病。

中医诊断：鹤膝风，证属肝肾亏虚，湿热下注。

治法：益气养阴，清热利湿。

方药：苍术 10g，黄连 10g，川牛膝 12g，丹参 12g，防已 12g，威灵仙 12g，薏苡仁 30g，黄芪 30g，老鹳草 30g，甘草 10g，土茯苓 15g，丝瓜络 20g，青风藤 20g。5 剂，水煎服，每日 1 剂。

二诊：2012 年 8 月 22 日。服药后患者左侧膝关节肿痛减轻，黄芪加量至 60g，加石斛 15g、远志 30g，5 剂，水煎服，每日 1 剂。

三诊：2012 年 8 月 27 日。服药后患者左侧膝关节肿痛明显减轻，自诉服药后微汗出，远志加量为 40g，7 剂，水煎服，每日 1 剂。

四诊：2012 年 9 月 4 日。服药后患者膝关节疼痛不明显，局部略胀，继予上方 7 剂巩固疗效。

按语：鹤膝风属于中医“痹病”范畴，病因常有禀赋不足、血气不充、肝肾亏虚、筋骨失养，或外感风湿热毒，瘀热互结于膝。故其治则不外乎滋补肝肾、祛风除湿、活血通络。患者左侧膝关节肿痛明显，正如《医宗金鉴·外科心法要诀》所云：“鹤膝风肿生于膝，上下枯细三阴虚，风湿寒邪乘虚入，痛寒挛风筋缓湿。”本患者为气虚基础上风寒湿侵袭，日久化热，故见局部红肿疼痛。方以四妙丸为主方，清利湿热，加老鹳草、威灵仙、土茯苓通利关节；黄芪补气固表，针对“邪之所凑，其气必虚”。二诊时加入石斛、远志，与黄芪、牛膝组成四神煎，四神煎首载于清代鲍相璈《验方新编·腿部门》，深受名医岳美中的推崇：“鹤膝风，膝关节红肿疼痛，步履维艰，投以《验方新编》四神煎恒效。”石斛，能行走脾、肺、肾之经，养阴清热，强腰利膝，《神农本草经》谓之“除痹下气，补五脏虚劳羸弱”。远志，性苦泄温通，疏通气血之壅滞，蠲痰消肿，豁痰强筋。故患者服之效如桴鼓。

二十、温阳益气、祛风通络、滋阴泻火法治疗痹症案

王某，女性，55岁，2013年3月15日初诊。

主诉：全身疼痛、汗出1个月余。

现病史：患者于1个月前无明显诱因出现全身关节疼痛，右下颌关节疼痛，每天疼痛，阴天明显，有时夜间睡眠因胸背疼痛而醒，持续10余分钟，凌晨3—4点汗出较多而醒，食欲欠佳，时恶心，口干，欲饮水，大便时有干燥。舌淡红、苔薄白偏干，脉沉细。

查体：血压120/70mmHg，双肺呼吸音清，心率72次/分，律齐，双下肢不肿。

辅助检查：血沉、抗链“O”、类风湿因子正常，血清总胆固醇略高。

西医诊断：风湿性关节炎。

中医诊断：①痹症，证属气虚风中经络；②汗证，证属阴虚火旺。

治法：温阳益气，祛风通络，滋阴泻火。

方药：麻黄3g，桂枝10g，防风10g，白芍10g，杏仁10g，防己10g，明党参10g，黄芩10g，川芎10g，黄连10g，当归10g，黄柏10g，甘草6g，生地黄15g，附子5g，青风藤30g，黄芪30g，龙骨30g，牡蛎30g。5剂，水煎服，每日1剂。

二诊：2013年3月20日。服药后患者全身疼痛减轻，自觉足底冒凉风，汗出减，未发胸背疼痛，饮食好转，腹部轻度胀满，舌脉同前。上方加厚朴10g，5剂，水煎服，每日1剂。

三诊：2013年3月25日。服药后患者全身疼痛减轻，足底冒凉风感减轻，汗出不明显，有时心慌，减当归六黄汤（当归、黄芩、黄连、黄柏、生地黄、黄芪），合养心定悸汤加减。药用：桂枝10g，白芍10g，知母10g，白术10g，防风10g，沙参10g，玄参10g，明党参10g，柏子仁10g，石菖蒲10g，远志10g，附子5g，麻黄5g，石斛15g，酸枣仁20g。5剂，水煎服，每日1剂。

四诊：2013年3月31日。患者全身疼痛明显减轻，偶有汗出，心慌消失。

按语：本例患者全身疼痛，查血沉、抗链“O”正常，可除外西医风湿、类风湿疾患。综合患者症状，主要为关节疼痛及汗出，中医辨证为痹症，证属气虚风中经络；辨证为汗证，证属阴虚火旺。患者盗汗多，为阴虚火旺，热迫津液外出，在腠理疏松之时，风邪侵袭，风中经络，则见全身疼痛。小续命汤出自《备急千金要方》，为治疗六经中风症的通用方，原主治外中风之口眼㖞斜、筋脉拘急、半身不遂等症。邢月朋老师多用该方治疗风邪入里中经络之身体疼痛，疗效确切。该患者口干欲饮、大便干、舌干，综合脉证考虑为阴虚火旺之盗汗，因此选用当归六黄汤治疗，该方出自《兰室秘藏》，李东垣称其为“治盗汗之圣药”，患者服用 10 剂后盗汗止。因汗多伤阴，逐渐出现心阴亏虚之心慌，加用养心定悸汤后症状减轻。

附：邢月朋名老中医传承工作室建设概况

根据国家中医药管理局2010年全国名老中医药专家传承工作室建设项目相关文件，建立了“邢月朋名老中医传承工作室”。按照全国名老中医药专家传承工作室建设项目的要求，建立了名老中医临床经验示教诊室、示教观摩室、名老中医资料室，完成了所有工作室硬件设备的工作，使工作室的各种设施及环境布置，有利于老中医临床经验的传授和学习，并进行病历讨论及经验交流，收藏、整理名老中医临床资料、论文、专著、教案、文稿等。传承工作室悬挂有邢月朋老中医手书的仿唐朝刘禹锡《陋室铭》所做《诊室铭》条幅，激励工作室成员不断努力学习传承中医学术。

邢月朋名老中医传承工作室的主要工作是开展名老中医临床经验的继承和研究，总结研究邢月朋名老中医擅长的心系疾病、肺系疾病及常见病、疑难病的诊疗经验和学术思想，形成系统的诊疗方案，并推广运用于临床；整理邢月朋老中医学术思想及理论推广应用于中医药理论研究领域，深入研究和挖掘其临床诊疗特点，研究和总结其辨证施治规律及学术思想，并发表、出版论文、论著。建设期内共整理出体现邢月朋老中医诊疗特色的5种疾病的诊疗方案，并且在我院心病专业的优势病种诊疗常规中应用，在核心期刊发表邢月朋老中医学术思想相关论文18篇，出版邢月朋老中医临床经验学术思想相关图书4部。

通过工作室的建设，培养了各类中医人才，工作室成员中先后培养出河北省名中医、石家庄市名中医、国家级优秀中医临床人才、河北省优秀中医临床人才等，在中医临床及教学中发挥着重要作用。通过工作室成员的积极工作，收集整理邢月朋老中医诊疗、教学活动的原始资料，特别是收集了很多非常珍贵的邢月朋老中医的教案手稿，整理老中医医案 106 份、老中医教案 275 篇、高徒跟师笔记 634 次、临证读书心得 128 篇，并将各种资料录入数据库。

建设期内共承担省级课题 2 项、厅局级课题 5 项。课题主要反映和体现了邢月朋老中医对于冠心病病机的心痈理论、大气理论、从风论治冠心病心绞痛、治疗心力衰竭的特色方剂葶苈生脉五苓散方、关于心脑血管疾病的气血理论等内容，从临床及基础理论方面进行了进一步探讨和研究。针对邢月朋名老中医应用补益心肺活血利水法治疗心力衰竭的经典方葶苈生脉方进行的研究课题，获河北省科技进步三等奖。总结了邢月朋老中医关于冠心病的“心痈”理论，应用清热解毒、活血祛瘀法治疗急性冠脉综合征，研制的院内制剂“解毒祛瘀颗粒”治疗冠心病冠脉支架术后病症疗效显著。

通过传承工作室的建设，传承团队的成员不断成长，并且不断扩大培养范围和覆盖面，使传承工作室成为培养中医专业人才的基地，对于促进中医药事业的发展起到了一定作用。